W0325685

Tantra Bliss

Bewusstsein, Hingabe und tantrische Glückseligkeit

Bodhi Avinasha

Tantra Bliss

Bewusstsein, Hingabe und tantrische Glückseligkeit

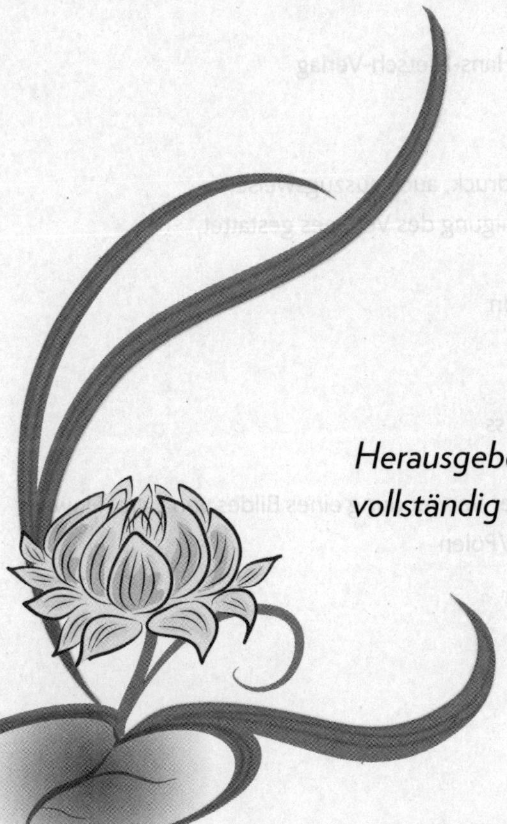

Herausgeber der ersten deutschen, vollständig überarbeiteten Auflage: Herbert Barkmann

HANS-NIETSCH-VERLAG

Ipsalu Tantrischer Kriya-Yoga ist ein System von Übungen zur Förderung der Gesundheit und des Wohlbefindens. Lass Vorsicht und gesunden Menschenverstand walten, wenn du den Vorschlägen bezüglich Essen, Bewegung, sexueller Aktivität usw. folgst. Dieser Kurs kann und will ärztlichen Rat nicht ersetzen. Falls du an Geschlechtskrankheiten oder sonstigen Erkrankungen der Geschlechtsorgane leidest, solltest du einen Arzt aufsuchen, bevor du mit dem Übungsprogramm beginnst.

Titel der Originalausgabe: *The Ipsalu Formula – A Method for Tantra Bliss*,
erschienen 2003 bei *Ipsalu Publishing*, San Francisco/USA

1. deutsche Ausgabe 2015 im Hans-Nietsch-Verlag

© Hans-Nietsch-Verlag 2015
Alle Rechte vorbehalten. Nachdruck, auch auszugsweise,
nur mit ausdrücklicher Genehmigung des Verlages gestattet.

Übersetzung: Herbert Barkmann
Lektorat: Martina Klose
Korrektorat: Petra Zwerenz
Innenlayout und Satz: Rosi Weiss
Illustrationen: Alston Anderson
Cover-Design: Rosi Weiss, unter Verwendung eines Bildes von Carol Flowers
Druck: Dimograf, Bielsko-Biała/Polen

Hans-Nietsch-Verlag
Am Himmelreich 7
79312 Emmendingen

www.nietsch.de
info@nietsch.de

ISBN 978-3-86264-367-7

Zum Titelbild

Wird eine große Metallplatte mit Sand bestreut und durch einen dauerhaften Ton in Schwingung versetzt, erzeugt die Schwingung der Platte in Resonanz mit dem Ton ein Muster im Sand (siehe Kapitel 5, „Der Himmel auf Erden", dort unter „Schwingungen bilden die Realität", Seite 122 ff.).

Der Klang *Ah* ist der Klang des Herzens, der Klang des Orgasmus. Von allen Klängen der Schöpfung ist *Ah* derjenige, der den Menschen am stärksten mit der materiellen Ebene in Verbindung bringt. Er erzeugt auf der mit Sand bestreuten Metallplatte das Bild zweier ineinandergreifender Dreiecke, die einen sechszackigen Stern bilden – im Yoga schon immer das Symbol für das Herz. Dieses Bild steht für die Vereinigung der männlichen und weiblichen Energien, für Himmel und Erde, für die Glückseligkeit durch Tantra. Im Sand entstehen zudem vollkommene Kreise, sowohl innerhalb als auch außerhalb der Dreiecke. Wir haben zudem die zwölf Blütenblätter, die in der Tradition mit dem Herzchakra in Verbindung gebracht werden, hinzugefügt.

Das Titelbild von *Juwel im Lotos* zeigt ein Paar in tantrischer Vereinigung, in einem rosafarbenen Lotos. Das Sand-Mandala auf diesem Titel zeigt in symbolischer Form dasselbe Prinzip.

Herzlich gedankt sei an dieser Stelle Carol Flowers für ihre wunderschöne und beseelte Wiedergabe dieses tief greifenden Symbols.

Vorwort des Herausgebers der deutschen Ausgabe

In seinem neuesten Buch *Der Appell des Dalai Lama an die Welt* (ein Interview mit Franz Lang vom Juli 2015, siehe „Literatur-, CD-Empfehlungen und mehr", Seite 338 ff.), fordert der Dalai Lama mit Nachdruck eine menschliche Ethik, die nicht an eine Religion gebunden ist, sondern für alle 7 Milliarden Menschen – egal ob Christen, Buddhisten, Muslime oder Hindus – gelten kann. Aus dieser Ethik kann aus seiner Sicht eine Kultur der Gewaltlosigkeit und des Dialogs entstehen, die es erlaubt, die großen Probleme der Menschheit gemeinsam zum Nutzen aller zu lösen. Zudem betont er, wie lohnend die Zusammenarbeit mit allen naturwissenschaftlichen Disziplinen und die Erkenntnisse sind, die wir aus dem Nachweis biologischer und neurologischer Prozesse im Zusammenhang mit der Praxis spiritueller Wege ziehen können.

Tantra Bliss vereint diese Aspekte auf seine ganz eigene Art und Weise und erläutert sie aus tantrischer Perspektive. Das Neue Paradigma in Kapitel 1 (Seite 20 ff.) kann ohne Weiteres als eine menschliche Ethik jenseits aller Religionen und Weltanschauungen dienen. Wo der Dalai Lama die Meditation als Methode empfiehlt, bieten die *Ipsalu ASATE*-Formel und die Kobra-Atmung ebenso praktische wie wirksame Techniken, den Geist zu klären und Mitgefühl und Verständnis zu entwickeln.

So vereint *Tantra Bliss* Themenkomplexe, die in dieser Kombination nicht allzu oft anzutreffen sind:

1. einen wissenschaftlichen Blick auf die Zusammenhänge zwischen Mensch und Welt, aber auch auf die innere Dynamik des Menschen als physisch-spirituelles Wesen (physischer, emotionaler und *Prana*-Körper; Gehirn, Herz und Bauch, Sympathisches und Parasympathisches Nervensystem; *Tantra-Yoga*-Methoden und Genetik u. v. m.);
2. Erläuterungen zur Funktionsweise der menschlichen Psyche, dazu, wie frühe Erfahrungen heutiges Erleben beeinflussen und wie wir aufgrund unserer Disposition unsere Welt kreieren, sowie

3. konkrete Vorschläge und Anleitungen, wie mithilfe einfacher Übungen die Fähigkeit und Voraussetzung zu einem Leben in Glückseligkeit geschaffen werden kann.

Der erste Aspekt bringt das traditionelle Wissen und die Methoden esoterischer Traditionen mit aktuellen Erkenntnissen transpersonaler Psychotherapie und neuesten Forschungsinhalten zum biologisch-körperlichen Nachweis mystischer Erfahrungen sowie zur Funktionsweise des Bewusstseins zusammen. Immer steht der Mensch im Fokus; Zusammenhänge zwischen Oben und Unten, Klein und Groß, Mikro- und Makrokosmos, Welt und Mensch werden auf leicht verständliche Weise dargelegt. Es wird deutlich: Wir sind nicht nur ein Körper in einer physischen Welt, wir sind auch ein spirituelles Wesen in einer spirituellen Realität.

Der zweite Aspekt macht uns klar, dass es an uns allen – an jeder und jedem Einzelnen von uns liegt –, wie wir in dieser Welt unterwegs sind, was wir erleben und welche Welt wir uns erschaffen. Das ist „radikale Selbstverantwortung", die mit der Entscheidung beginnt, dass wir uns zu einer bestimmten Zeit an einem bestimmten Ort mit eben diesen Eltern inkarnieren. Daraus folgt, dass es keine Situation und kein Schicksal gibt, dem wir hilflos ausgeliefert sind. Jederzeit können wir unser Schicksal selbst in die Hand nehmen und uns auf den Weg machen in Richtung Glück und Glückseligkeit. Wenn es gelingt, das selbstsüchtige Ego der höheren Bestimmung unserer Seele unterzuordnen, erfüllen sich unsere wirklichen Wünsche und alles fällt von selbst an seinen Platz (zurück).

Der dritte Aspekt befasst sich mit der Frage: „Was kann ich ganz konkret hier und jetzt tun, um mein Leben zu verbessern, und wie erfahre ich mehr Glückseligkeit?" Bodhi Avinasha beschreibt in *Tantra Bliss* einen Zustand des Seins, der jenseits von Bedürfnissen und der Jagd nach deren Befriedigung liegt. Mit einfachen Mitteln – Körper- und Atemübungen, Achtsamkeit, Sorgfalt in der Ernährung – können wir unser Leben so gestalten, dass Zufriedenheit,

Freude, Glück und Energie – Glückseligkeit also – von selbst auftauchen und zu unserer normalen täglichen Erfahrung werden.

Die dazu vorgeschlagene *Ipsalu ASATE*-Formel ist eine ebenso geniale wie einfache Abfolge von Körper- und Geistesübungen, die in dieser Kombination jede/n dabei unterstützen, aus der Falle des „Denkens" zu entkommen und den jetzigen Augenblick in Glückseligkeit zu genießen. Freilich gibt es viele Wege und Angebote, die *Ipsalu ASATE*-Formel ist nur eine davon. Sie ist jedoch einfach, schließt viele Aspekte des Seins ein und … sie funktioniert. Die weiterführenden Methoden des Tantrischen *Kriya-Yoga* sorgen dafür, dass diese neue Erfahrung von Dauer ist.

Letztlich ist es die tägliche Praxis, die den Unterschied macht. Ich möchte dich einladen, aus den dargestellten Methoden und Übungen die passenden für dich auszuwählen. Wenn du unsicher bist oder lieber einen Menschen als Gegenüber hast, kannst du im Anhang unter „Kontaktadressen" (Seite 348 f.) jemanden in deiner Nähe finden, der dir zur Seite steht.

Dieses Buch ist wie schon *Juwel im Lotos* von der ursprünglichen Intuition der Autorin bis hin zum Schreiben dieses Vorworts – vom Geist Mahavatar Babajis inspiriert und durchdrungen.
Möge es vielen Menschen nützlich sein.
Om namo babaji namah om.

Freiburg, im Sommer 2015
Herbert Barkmann

Zur Übersetzung

Bliss, zu Deutsch „Ekstase" oder „Glückseligkeit", hat sich während der Zeit der Arbeit an der Übersetzung immer wieder als ein schwieriger Begriff erwiesen. „Glückseligkeit" ist etwas sperrig und wird im normalen Sprachgebrauch eher selten verwendet. Beim Hören erscheint es uns leicht ein wenig altbacken, in der Bedeutung eher langweilig. „Ekstase" dagegen wird leicht mit laut, schnell, aufbrausend, überschäumend – und dabei vorübergehend – in Verbindung gebracht. *Bliss* lässt sich weder mit dem einen noch mit dem anderen Begriff vollständig und zufriedenstellend ins Deutsche übertragen. Letztlich habe ich mich meist für „Glückseligkeit" entschieden, um die nachhaltige und andauernde Qualität zu betonen, die in diesem Wort mehr als in dem Begriff „Ekstase" zum Ausdruck kommt.

Ein anderer, ähnlich anspruchsvoller Begriff ist *transmute*, zu Deutsch „verwandeln" oder „umwandeln" und damit in der Nähe von „Transformation" angesiedelt. Der englische Begriff *transmutation*, wie er im Buch verwendet wird, meint allerdings noch ein wenig mehr und ist daher wie ein Fachbegriff zu verwenden. „Transmutation" in dem hier verwendeten Sinne bezeichnet die Technik, Energie sexueller Erregung aus dem Bereich des Beckens in den gesamten Körper, vor allem aber entlang der Wirbelsäule ins Gehirn emporzuleiten. Wie das genau funktioniert, wird an verschiedenen Stellen beschrieben. Bei allen Bezügen auf diese wesentliche Technik ist durchgehend „Transmutation" verwendet. Wenn es um den Wandel von Bewusstsein, Welterleben, innerer Antriebe u. Ä. geht, ist „Transformation" die bessere Wahl.

Vorwort der Autorin

Tantra Bliss entstand nach vielen Jahren praktischer Erfahrung in der Begleitung Tausender Menschen durch die manchmal riskanten Prozesse geistig-spiritueller Entwicklung.

Mein früheres Buch *Juwel im Lotos* entstand, kurz nachdem ich meinem Mentor und Mitautor Sunyata Saraswati begegnet war. Es stellte die Methoden in den Vordergrund und steht damit für den yogischen Anteil, den er eben auch repräsentierte. Der Ansatz von *Tantra Bliss* ist im Vergleich dazu eher weiblich und berücksichtigt die enorme Bedeutung des Spürens und Fühlens auf der Herzensebene. Tantrischer *Kriya-Yoga* stellt beide Seiten zur Verfügung: Jede praktische Übung kann mit minimalen Veränderungen so verwendet werden, dass entweder mehr männliche (*Shiva*-)Energie (wie im Yoga bevorzugt) oder mehr weibliche (*Shakti*-)Energie (der mehr tantrische Ansatz) in den Körper hineinfließt.

Die Einteilung der Kapitel ist zum Teil willkürlich, sie soll weder eine Abgrenzung noch eine Abfolge darstellen – vielmehr ein Gesamtbild ergeben, in dem jedes kleine Element das Ganze widerspiegelt. Je besser das Verständnis im Einzelnen, desto besser das Verständnis des Ganzen. Zudem sind die Inhalte der einzelnen Kapitel sehr verdichtet, jedes der angesprochenen Themen könnte für sich ein ganzes Buch füllen.

Tantra Bliss steht zwar durchaus für sich allein, setzt aber die Kenntnis der in *Juwel im Lotos* vermittelten Inhalte voraus. Die grundlegende Praxis, die wir auch weiterhin empfehlen, wird dort detailliert beschrieben und hier nicht immer wiederholt. Wir beziehen uns oft auf Inhalte aus *Juwel im Lotos* und entwickeln sie weiter – ausführlicher, wissenschaftlicher, praktizierbarer.

Das Buch ist entstanden wie im Märchen. Ich selbst habe nie ein Buch über Tantra gelesen oder ein Seminar zu diesem Thema besucht. Einzelne Informationen sowie Augenblicke der Erkenntnis tauchten einfach in mir auf und wurden so zu Teilen des kosmischen Puzzles. Während der Monate, in denen ich an *Tantra Bliss* schrieb, wachte ich manchmal mitten in der Nacht auf mit Gedanken, die in mir tanzten, und notierte sie. Am folgenden Morgen entwickelte ich diese Ansätze dann weiter und fügte sie passgenau in das entstehende Buch ein.

Ich verstehe den Inhalt dieses Buches, die darin dargelegten Beobachtungen und die gezogenen Schlüsse als Angebot der Führung und Erinnerung meines Höheren Selbst an mein kleines Ich, das wieder und wieder an diese Prinzipien und Wahrheiten erinnert werden muss. Soweit ich sehen kann, gibt es immer mehr Menschen, die damit in Resonanz treten wollen, und so teile ich diese Inhalte gern.

Wann ich mich im Folgenden auf meine eigene Geschichte beziehe oder andere Menschen von ihrer berichten, *wird dies durch Kursivschrift erkennbar*.

Kalifornien, im Sommer 2015
Bodhi Avinasha

Inhalt

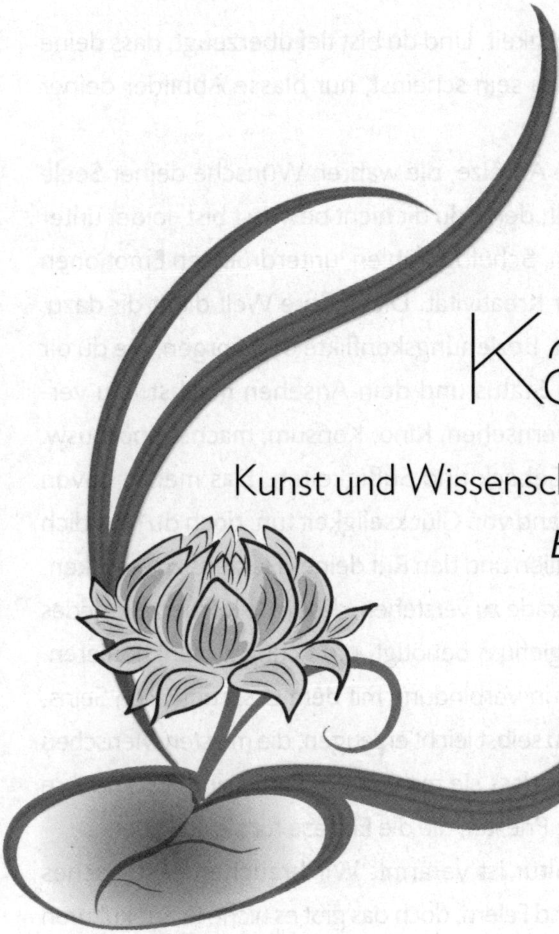

Kapitel 1

Kunst und Wissenschaft der Glückseligkeit

Einführung in Ipsalu Tantra

Die göttliche Quelle wiederfinden zu helfen ist das Bestreben der meisten spirituellen Wege. Die innere Gewissheit des Getrenntseins von deiner wahren Natur gibt dir ein Gefühl der Unvollständigkeit – das dich nach einem solchen Weg suchen lässt. Du leidest an einer unerbittlichen Sehnsucht nach dem verlorenen Paradies. Du möchtest dich mit dem universellen Herzen und Geist wiederverbinden, in höchstem Glück und vorbehaltloser

Liebe – im Zustand der Glückseligkeit. Und du bist tief überzeugt, dass deine Erfahrungen und das, was du zu sein scheinst, nur blasse Abbilder deiner Wahrheit sind.

Der Alltag bietet zahlreiche Anreize, die wahren Wünsche deiner Seele zu betäuben. Deine innere Welt, derer du dir nicht bewusst bist, leidet unter begrenzenden Überzeugungen, Schuldgefühlen, unterdrückten Emotionen und Konflikten sowie erstickter Kreativität. Die äußere Welt dient dir dazu, dich abzulenken – durch Arbeit, Beziehungskonflikte und Sorgen, die du dir um deine Gesundheit, deinen Status und dein Ansehen machst. Du vergnügst dich mit lauter Musik, Fernsehen, Kino, Konsum, machst Sport usw. Du betäubst dich mit Chips, Gebäck und Süßigkeiten. Das meiste davon könntest du auch in einem Zustand von Glückseligkeit tun, doch du hast dich daran gewöhnt, den Alltag zu füllen und den Ruf deines Herzens zu ersticken.

Die Wissenschaft beginnt gerade zu verstehen, dass jede Körperzelle, jedes Organ einen ekstatischen Energiefluss benötigt, um richtig zu funktionieren. Dieser Energiefluss steht immer in Verbindung mit dem Ursprung allen Seins. Die ekstatische Energie kannst du selbst leicht erzeugen, die meisten Menschen jedoch sind lieber Zuschauer, als dass sie mit von der Partie sind: Es sind ihre Musik-, ihre Sportstars oder ihre Priester, die die Ekstase für sie ausleben.

Dieser Bereich unserer Kultur ist verarmt: Wir brauchen ekstatisches Trommeln und Tanzen, Singen und Feiern, doch das gibt es nicht. In Subkulturen schon, aber nicht für die Allgemeinheit. Kein Wunder, dass Sex und Drogen für so viele unwiderstehlich werden – sie scheinen ein vorübergehendes Glücksgefühl zu schenken.

Vielleicht bist du davon überzeugt, dass nur andere glückselig sein können, du aber nicht. *Tantra Bliss* kann dir helfen zu lernen, in Glückseligkeit zu leben. Mystiker haben versucht, *Bliss* – Glückseligkeit – zu beschreiben, doch die meisten finden es schwierig, ihre Erfahrungen in Worte zu fassen. Schon das Wort selbst kann das eigentlich Erlebte nicht zum Ausdruck bringen. Für manche ist „Glückseligkeit" ein himmlischer, schwebender Zustand. Zusammen mit dem Wort *Tantra* wird es klarer und ausgewogener: „Tantra Bliss" – Tantrische Glückseligkeit – ist der Himmel auf Erden.

Verbinde tantrische Glückseligkeit mit einem persönlichen Erlebnis. Erinnere dich an einen Augenblick in deinem Leben, in dem du dich frei gefühlt hast, völlig aufgehoben, voll und ganz angenommen und geliebt, beglückt, grenzenlos, mit allem Lebendigen verbunden, erregt und zugleich tief entspannt. In solchen Momenten ist die Welt unfassbar schön. Vielleicht war es der Augenblick eines Orgasmus oder du warst gerade frisch verliebt. Erinnere dich an einen solchen einzigartigen Augenblick. Und mach diesen zu einer Erfahrung, an der alle anderen gemessen werden. Du weißt, dass das möglich ist. Warum willst du dich mit weniger zufriedengeben?

Du entscheidest, ob du jeden Augenblick in Glückseligkeit lebst.
Die Werkzeuge zur Verwandlung liegen vor dir.
Aber wahrscheinlich hast du Wichtigeres zu tun.

Du kamst als verkörperte Glückseligkeit auf diese Welt. Die folgenden Kapitel beschäftigen sich mit den Fragen, wie du diese innere Quelle verloren hast, und weshalb es so schwierig scheint, sie wieder aufzunehmen. Du kannst die Glückseligkeit wiederentdecken.

Tantrische Glückseligkeit entdecken

Ipsalu Tantrischer Kriya-Yoga ist ein Weg zur dauerhaften Glückseligkeit. Es ist kein Glaubenssystem, eher eine Sicht- und Verfahrensweise, und es ist einfach.

1. Mach dich mit dem Neuen Paradigma vertraut, und betrachte dein Leben einfach einmal so, als ob dieses wahr und gültig wäre.
2. Praktiziere die vorgeschlagenen Techniken, insbesondere die *Ipsalu ASATE*-Formel
3. Beobachte, was geschieht.

Die hier vorgestellten einfachen Techniken gehören zu den kraftvollsten, die die Welt kennt. Bei regelmäßiger Praxis bringen sie dich rasch mit dem Universellen Pulsschlag der Liebe, der Quelle tantrischer Glückseligkeit, in Einklang.

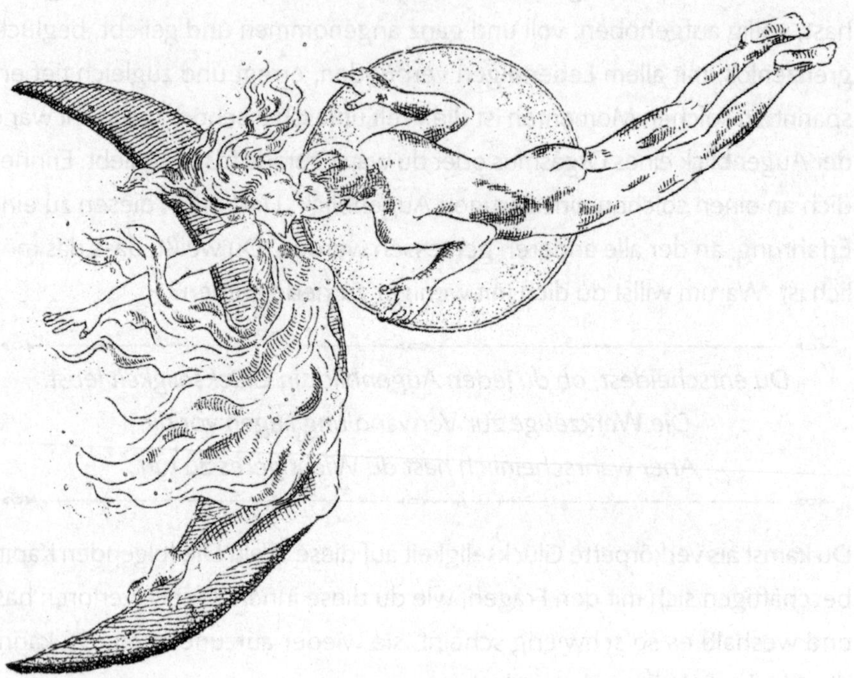

Das Neue Paradigma

Dieses Paradigma bietet dir eine neue Perspektive, von der aus du das Leben betrachten kannst, eine neue Form des konkreten täglichen Seins, eine Einladung zu forschen. Es entsteht eher durch die Erfahrungen, die du damit machen kannst, als durch Überzeugung oder erlerntes Wissen. Es erhebt keinen Anspruch auf absolute Wahrheit; die Erkenntnis macht unentwegt Fortschritte. Die vorgeschlagene Sichtweise einzunehmen verändert dein Leben. Du wirst die Glückseligkeit entdecken.

- **Selbstverwirklichung**
  Entdecke deine wahre Natur, werde dir deiner Größe bewusst, suche Führung und Weisheit in dir.
  Werde mehr und mehr eins mit deiner Seele und lass deine Geschichte und deine Persönlichkeit mehr und mehr an Bedeutung verlieren.
  Sei als Seele präsent im Körper, egal welche Schattenseiten in dir zum Vorschein kommen.
  Ehre das Göttliche in jedem Menschen, in allem, was um dich ist.
  Sieh die Göttliche Ordnung in allem, auch wenn sie sich der Ratio auf den ersten Blick nicht erschließt.
  Sei dir bewusst, dass alle Wesen miteinander verbunden sind. Trennung ist eine Illusion.
  Entdecke die Quelle unendlicher Liebe und völligen Angenommen-Seins – so, wie du bist – in dir.
  Es gibt keinen Grund dafür, Anerkennung bei anderen zu suchen.
- **Selbstverantwortung**
  Mache dir bewusst, dass du deine Erfahrungen selbst erschaffst und dass andere nur ihren Beitrag dazu leisten, um deine Erwartungen zu erfüllen.
  Du hast dich entschieden, deine Lektionen zu lernen. Sie erscheinen so lange als „Problem", bis die Lektion gelernt und integriert ist.
  Es gibt keine Opfer und keine Zufälle. Was im Außen geschieht, spiegelt deinen inneren Zustand.
  Übernimm die Verantwortung für dein Lebensdrama. Das versetzt dich in der Lage, es selbst bewusst zu gestalten.
  Das Außen muss sich nicht ändern. Durch deine innere Bewegung verändert sich alles andere von allein.
  Löse deine Probleme. Warte nicht darauf, dass andere es für dich tun.
- **Sei Beobachter**
  Verweile im Beobachterbewusstsein, das frei ist von Urteilen. Nimm all deine hellen und deine dunkleren Seiten vorbehaltlos an.

Bringe die unbewussten Prozesse ins Bewusstsein. Befreie dich Stück für Stück von der Bindung an die Vergangenheit.
Befreie dich von selbstzerstörerischen Mustern und begrenzenden Überzeugungen (*Karma*), indem du ein wohlwollender Zeuge dessen bist, was ist.
Bringe verdrängte Gefühle und überholte Überzeugungen zu einem Abschluss. (Öffne die Chakras und Energiekanäle.)

- **Erfüllung und Ermächtigung**
Sei dir bewusst, dass du die Sehnsüchte und Wünsche des Ego niemals befriedigen kannst (*Ipsalu* bedeutet „Verlangen transzendieren"). Sie sind der Versuch einer Kompensation der tief liegenden Empfindung, dass du unzulänglich und wertlos bist.
Unterdrücke das Verlangen des Ego nicht. Unterstütze dich stattdessen selbst, indem du die all die Liebe schenkst, die dir gefehlt hat.
Deine Seele hat Sehnsüchte, sie strebt danach, dem höheren Sinn deines Lebens zu folgen. Diese Ziele werden vom Sein vollkommen bejaht und getragen.
Schöpferische Kraft entsteht, wenn sich das Ego der Seele unterordnet.
Wenn sich dein Ego in deine Seele verliebt und ihr voller Hingabe dient, lebst du im kosmischen Fluss. Dein Leben wird zu einer Reihe sinnvoll-glücklicher Vorkommnisse.
Das Sein sorgt gern und mit Leichtigkeit für all deine Bedürfnisse. Deine Herzenswünsche werden wahr.
- **Erde und Körper sind eins**
Die Rätsel des Universums erschließen sich durch die Erforschung der Geheimnisse und Freuden des Körpers.
Feiere dein irdisches Dasein und öffne dich liebevoll allen Aspekten des Menschseins.
Lade die Stimme deines Herzens ein in deinen Körpertempel – zu Tanz und Lebendigkeit.

Erfreue dich an den tantrischen Künsten: Singen, Rhythmus, Tanz, Massage und Düften.
Lerne, dir den Himmel auf Erden zu schaffen.

- **Polaritäten ausgleichen**
  Ehre, bestärke, befreie und feiere die weibliche *Shakti*- und die männliche *Shiva*-Energie in gleichem Maße. *Shakti* steht für die schöpferische dynamische Lebenskraft, *Shiva* repräsentiert Klarheit und Stille. Bringe beide ins Gleichgewicht und in Einklang.
  Baust du (orgastische) *Shakti*-Energie auf, wird der Körper gereinigt, die Gefühle werden aktiviert und befreit, die Fähigkeit zu intuitiver Erkenntnis wird gesteigert.
  Mit zunehmender *Shiva*-Energie entsteht höhere Bewusstheit und süße Glückseligkeit.
  Durch Ausbalancieren dieser Energien bereitest du den Körper auf das Erwecken von *Kundalini* vor.
- **Kundalini erwecken**
  Die *Ipsalu*-Methode, die auf *Kriya-Yoga* und der Kobra-Atmung basiert, ist dazu geeignet, in deinem Körper auf sichere Weise sowohl gesteigerte Bewusstheit als auch außerordentliche Intelligenz zu erwecken. Beides schlummert bereits in dir (*Kundalini*).
  Auf die damit einhergehende deutlich höhere Schwingung musst du Körper und Geist durch spirituelle Praxis vorbereiten.
  Wenn *Kundalini* erwacht, wirst du nach und nach die folgenden Qualitäten verwirklichen:
  - ein Lebensgefühl der Glückseligkeit;
  - bisher ruhende Genialität;
  - absolute Wahrhaftigkeit sowie Integrität und
  - intuitiver Zugang zu innerem Wissen, immer neu, immer der aktuellen Situation entsprechend.

  In einer weiterentwickelten Menschheit werden diese Qualitäten zur Norm.

- **Gesundheit und ein längeres Leben**
  Sobald du lernst, in höherem Maße lebenserhaltende, feinstoffliche Energie aufzunehmen, ist dein Körper in der Lage, sich selbst zu heilen und gesund und Vitalität zu sein und zu bleiben. Die Körperenergien fließen frei von energetischen Blockaden und emotionalem Ballast durch alle dafür vorgesehenen Kanäle. Du lebst gesünder und länger.
  Wenn deine Lebensweise deine körperlichen Bedürfnisse unterstützt, wandeln die höheren Energien deinen Körper um, strukturieren die DNA neu und erschaffen auf diese Weise eine neue, weiterentwickelte Art – einen „neuen Menschen".
- **Dienst am Leben und Universelle Liebe**
  Du erfreust dich daran, dass deine eigenen Bemühungen auch für andere wertvoll sind, dass dein Sein ihnen Vertrauen schenkt und sie auf ihrem Weg zur Selbsterkenntnis unterstützt.
  Bedingungslos zu lieben, ohne je die Göttliche Essenz in allem aus dem Blick zu verlieren, das ist der größte Dienst am Leben. Im sicheren Raum solcher Liebe wird alles, was nicht Liebe ist, geheilt.
  Jeder Mensch wird an sein wirkliches, sein tiefstes Wesen erinnert, wenn er genug geliebt wird.
- **Beziehung**
  Tantrische Partnerschaft ermöglicht tiefere Intimität und ein befriedigenderes Sexualleben.
  Bringe Sex und Liebe wieder zusammen, sei mit deinem Partner ganz im Hier und Jetzt.
  Zu Beginn deines Weges suchst du dir Partner aus, die dir die Dynamik deiner Ursprungsfamilie widerspiegeln. Sie drücken alle deine Knöpfe und eröffnen so die Möglichkeit, die ungelösten Themen des Inneren Kindes zu heilen.
  Nach Abschluss dieser Phase dient die energetische Polarität der Partner unmittelbar der beschleunigten Entwicklung beider.

Erlaube dir und deinem Partner, alle eure Rollen in allen Kombinationen miteinander zu spielen: Eltern, Kinder, weise, geliebte, nährende, sinnliche Personen usw.
Schätze die liebevolle Verbundenheit mit anderen – vereint in einer gemeinsamen, auf Liebe gegründeten Vision.
Welche Beziehungsform (mono- oder polygam, hetero- oder homosexuell usw.) du auch immer wählst, das ist eine Sache deiner persönlichen Vorlieben und nicht Gegenstand des Neuen Paradigmas.

- **Spirituelle und sexuelle Energie**
  Lass die gesellschaftliche Überzeugung, dass sexuelle Energie spirituellem Wachstum im Wege steht, hinter dir.
  Nutze diese kraftvolle Energie stattdessen, um deine Entwicklung zu beschleunigen.
  Vertiefe die Wahrnehmung feinstofflicher Energien. Erschließe dir Wege in andere Dimensionen.
  Befreie deine Kreativität und übersinnliche Wahrnehmung, um dich und andere zu heilen.
  Sexuelle Begegnung wird zu einem Austausch dieser Energien, wenn zwei Liebende gemeinsam in das Göttliche Licht eintauchen.
- **Tantrische Glückseligkeit**
  Häufig Glück zu erfahren ist wesentlich für die Gesundheit jedes Menschen. Dazu müssen Geist, Körper und Seele gleichzeitig und gemeinsam aktiv sein und zusammenwirken.
  Beruhigst du den Geist, dann findest du ins Jetzt. Nur im Jetzt erschließt sich dir die Wahrheit, empfindest du Liebe, erfährst du Gott.
  Die sexuelle Energie in diese Erfahrung aufzunehmen erweitert die Stille zu dynamischer Glückseligkeit.
  Die Transmutation erhöht sexuelle Erregung auf vielerlei Weise: vom Überlebenstrieb hin zu freudigem Dienst, von bloßem Spaß hin zu Kreativität, von Kontrolle zu Hingabe.

Dankbarkeit für alles, was dir begegnet, erhält die Erfahrung der Glückseligkeit dauerhaft aufrecht.

Das Neue Paradigma verweist, einfach gesagt, auf die Realität in einer Art, wie sie aus einem glückseligen Lebensgefühl heraus wahrgenommen wird. In den folgenden Kapiteln werden die einzelnen Punkte vertieft. Nach und nach werden sich dir diese Gedanken erschließen und zur Erfahrung werden und der Zustand nachhaltiger Glückseligkeit wird in dir wachsen.

Die Ipsalu-ASATE-Formel

Die Ipsalu ASATE-Formel ermöglicht auf einzigartige Art und Weise, sich dem Zustand der Glückseligkeit anzunähern. Sie funktioniert, wenn du dir erlaubst, dich in sie hinein zu entspannen. Einander fremde Menschen finden rasch in ein liebevolles und glückliches Miteinander. Paare können sich tief verbinden, insbesondere wenn sie die *Ipsalu ASATE*-Formel mit ihrem Liebesleben verbinden. *ASATE* hilft jedem Einzelnen dabei, jederzeit und überall glückselig zu sein.

Anfangs kann es eine Stunde oder länger dauern, bis du das Glücksgefühl mithilfe der Techniken erreichst, doch bereits nach einigen Monaten regelmäßiger Praxis kannst du die Glückseligkeit in wenigen Augenblicken erfahren. In der Folge wird anschaulich und praktisch dargestellt, warum und wie die *Ipsalu ASATE*-Formel funktioniert. Diese einfachen und kraftvollen Techniken aus verschiedenen spirituellen Überlieferungen bringen Körper und Geist ganz gezielt dazu, ihr höchstes Potenzial zu entfalten.

Dies ist die Essenz der *Ipsalu ASATE*-Formel* als Zentrum deiner täglichen Praxis. Die magische Abfolge lautet:

1. Aktivierung des Körpers
2. Stillwerden des Geistes
3. Aufbau sexueller Energie
4. Transmutieren (Umwandeln) der sexuellen Energie
5. Erfreuen am tantrischen Glück

Aktivierung des Körpers. Belebe den Körper mit Techniken, die deine Lebenskraft aktivieren. Transformative, verjüngende Energie erweckt Körper, Geist und Seele. Die aktivierte feinstoffliche Energie belebt deinen physischen Körper, liefert lebenserhaltende Informationen zur Steuerung der Zellaktivitäten und stellt eine Verbindung zur Unendlichkeit her. (In *Tantra Bliss* werden die folgenden Techniken vorgestellt: *Kriya*-Stärkung, Ganzatmung, *Rishi Isometrics*, Inneres Lächeln sowie *Nauli*. In *Juwel im Lotos* findest du zusätzlich die *Kaya Kalpa*-Verjüngungsübungen [Seite 147 ff.] und das *Shakti*-Schütteln [Seite 56].)

Stillwerden des Geistes. Werden die Gedanken leiser, verliert das Ego an Dominanz und kosmische Energie/Bewusstsein können dich erreichen. Du erfährst das Ewige Jetzt – nur so werden reine Liebe und urteilsfreies Gewahrsein erlebt. Hierhin führen viele Meditationstechniken, wobei sie zudem außerkörperliche Zustände erzeugen. Ist der Körper energetisch aufgeladen, ist ein tiefer meditativer Zustand bei wachem Bewusstsein möglich, ohne die physische Ebene zu verlassen. (Zu den hier vorgestellten Techniken gehören Bezeugendes Denken, Wahrnehmung des Atems, *Hong sa*-Atem-Mantra, *Khechari Mudra* und *Trataka*.)

Aufbau sexueller Energie. In der unendlichen Ruhe geistiger Stille wird der Rhythmus der Erde wahrgenommen. Die saftig-schöpferische Le-

* Im englischen Original lauten die 5 Schritte: *Activate the Body, Still the Mind, Arouse sexual Energy, Transmute Energy, Enjoy Life*. Die Anfangsbuchstaben ergeben das Wort *ASATE*, was wiederum im Sanskrit „ununterbrochene Abfolge" bedeutet. Die deutsche Übersetzung wurde so gewählt, dass die Anfangsbuchstaben zum ursprünglichen Begriff ASATE passen.

benskraft bekommt in diesem Kontext eine besondere Qualität. Du fühlst die ursprüngliche Energie, die dem gesamten physischen Universum zugrunde liegt. (Zu den Techniken gehören *Vajroli* und *Sahajoli Mudra*, *Aswini Mudra* sowie *Mula Bandha*. In *Juwel im Lotos* zusätzlich die Sexuellen Aktivierungsmittel des *Kriya* [Seite 182 ff.].)

Transmutieren der Energie. Du erweckst und verfeinerst diese grundlegende schöpferische Energie und bringst sie in Harmonie mit der himmlischen Bewusstheit. In deinem Körper – insbesondere im Herzen – kommen Himmel und Erde zusammen. Die Mittel dazu sind Kobra-Atmung und Transmutationsatmung. In *Juwel im Lotos* findest du zusätzlich *Prana Mudra* [Seite 59 ff.]).

Erfreuen am tantrischen Glück. Singen, Trommeln, Tanzen, Massieren, Heilen und Lieben.

Sprich zu Gott und höre die Antwort. Teile das Glück mit einem Geliebten, mit Freunden.

Und weitere Möglichkeiten mit „E":

- Erweitere deinen schöpferischen Ausdruck (z. B. für dein Lieblingslied).
- Entdecke außergewöhnliche Fähigkeiten in dir.
- Erwecke die göttliche Gegenwart in dir.
- Erweitere deine Selbstwahrnehmung.
- Erlaube dir, dein Leben zu leben.
- Erlebe die Wahrheit des Seins.
- Erwecke ruhende Kräfte.
- Erwarte Wunder.

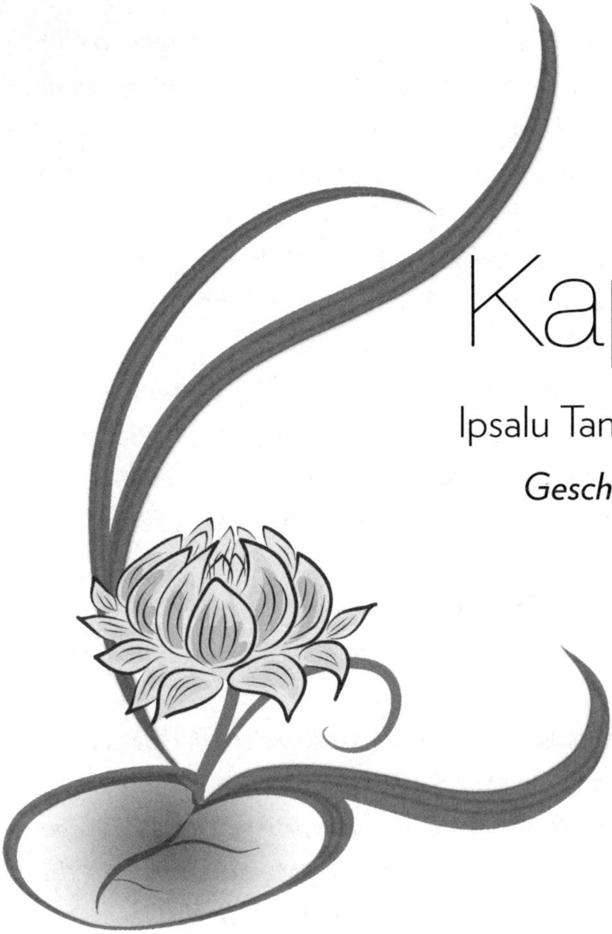

Kapitel 2

Ipsalu Tantrischer Kriya-Yoga

Geschichte und Hintergrund

Ich wurde sehr religiös erzogen, so, dass „in Gottes Augen sexuelle Versündigung einem Mord nahekommt" und eine junge Frau am besten heiratete, ohne vorher geküsst zu haben. Das Erwachen der Sexualität in der Jugend war eine große Herausforderung für mich. Die Hormone haben gesiegt und ich hatte einige Jahre wechselnde Partner und ein Jahrzehnt Schuldgefühle.

Ich war zu dem Glauben erzogen worden, es gebe keine Vergebung für sexuelle „Sünden" und meine Strafe sei, dass ich für immer von Gott getrennt sein würde. Weitaus wirklicher und bedeutsamer als jede menschliche Verbindung war für mich meine Beziehung zu meinem Himmlischen Vater. Sie war mein Lebenszentrum. So litt ich zutiefst. Ich musste mich mit einer Ewigkeit voller Verzweiflung und Einsamkeit abfinden. Rückblickend bin ich dankbar für diese konfliktreiche Zeit. Ich konnte entdecken und anerkennen, dass das Universum weit und anteilnehmend ist.

In einer Zeit intensiver spiritueller Suche kam ich Jahre später mit zwei großartigen Tantra-Lehrern, Osho (Bhagwan Shree Rajneesh) und Babaji, in Kontakt. Ich war von der Energie beider enorm beeindruckt. Zum ersten Mal sah es so aus, als ob es nicht um Sexualität oder *Spiritualität ging.*

Ipsalu ist eine Tantrische Hochzeit

Babajis Tantrischer Kriya-Yoga *und Oshos rauschende Feier des Lebens sind unterschiedliche Wege.*

Einige Formen von Kriya betonen eher die Verstandesebene und passen gut zu männlich-intellektuell orientierten Suchenden – Menschen, die fest umrissene, disziplinierte und wissenschaftliche Methoden vorziehen. Andere Wege des Kriya betonen den Aspekt der Hingabe. Sie sind für Menschen gedacht, die vor allem die Verbindung zu Gott suchen und sexuelle Energien eher meiden.

Oshos Anhänger waren körperorientiert. Osho ermunterte sie, zu spüren, zu tanzen, hemmungslos zu lieben und möglichst wenig im Kopf zu sein.

Verglichen mit den kraftvollen, aber ziemlich trockenen Methoden des Kriya sind jene von Osho expansiv, hoch spannend und lebendig. Ich hatte den Eindruck, dass beide Wege viel voneinander lernen könnten.

Die weiteren Elemente des Ipsalu-*Systems kommen im Wesentlichen aus dem Taoismus und aus tibetischen Quellen sowie aus der Schule des Lebens selbst. Gemeinsam bilden sie eine Synthese, die bestens in die einzigartige Energie unserer Zeit passt.*

Oshos Buddha-Feld

Einige Jahre war ich mit Osho, einem der größten modernen Tantriker, verbunden. Seine Mahnung: „Nimm dich selbst nicht so ernst", war für mich eine der wichtigsten Lehren. Ich war immer furchtbar streng mit mir gewesen, habe mir nicht den kleinsten Fehler erlauben wollen. Die geringste Unzulänglichkeit und jede Schwäche hat mich entsetzlich gequält. So hat mich dieser Satz enorm erleichtert.

Ein weiterer wichtiger Kernsatz von Osho war: „Lass dein Leben ein Fest sein." Ich ließ das zu und lernte bald neue Energien in mir kennen. Wogen der Ekstase fluteten von meinem Sexzentrum zu meinem Herzen, unbeschreibliche Freude und grenzenlose Liebe.

Die Lehre, die mein Leben am meisten beeinflusst hat, war: „Du bist bereits erleuchtet und tust nur so, als seist du es nicht." Bisher war ich durchs Leben geeilt, um vor dem Ende meines irdischen Daseins Vollkommenheit zu erreichen. Ich hatte gelernt, dass dies die einzige Möglichkeit sei, den himmlischen Lohn zu erlangen. Der Druck war enorm. Oshos Lehre ließ mich erkennen, dass Vollkommenheit bereits da war und darauf wartete, gesehen zu werden. Ich musste nur lernen, was diesem Erkennen im Wege stand.

Osho sprach öfter vom Beobachterbewusstsein (mehr dazu später) und betonte die Notwendigkeit, die in Körper und Geist angestauten Gefühle frei fließen zu lassen (was im Yoga nicht vorkommt). Er machte sich gern über „Heilige Kühe" lustig, egal ob es Glaubenssysteme oder Menschen waren. Es gefiel ihm außerdem, Tabus zu brechen, insbesondere sexueller Art. Die meisten Menschen, die sich in den frühen Jahren von dieser Gemeinschaft angezogen fühlten, kamen aus einem Umfeld, in dem Sexualität unterdrückt wurde. Es brauchte Dynamit, um sie aus ihrem erstarrten Sexualverhalten zu lösen. Anfangs ging es wild zu. Mit der Zeit reifte die befreite Energie der Einzelnen.

Für Osho war das Herz wichtiger als der Verstand. Diese Hinwendung zum Herzen war eine Folge jahrelanger Beobachtung der meisten spirituellen

Wege, die im Kopf beginnen und von denen kaum einer sehr erfolgreich war. Die meisten Anhänger Oshos waren schon so verkopft, dass sie zunächst einmal aus ihrem Kopf herauskommen und zu einer mehr spontanen Art des Seins zurückfinden mussten.

Gegen Ende seines Lebens legte Osho seinen Anhängern wieder die Meditationsdisziplin nahe. In frühen Reden hatte er betont, dass *Kriya* das authentischste Yoga sei. Hätte er länger gelebt, hätte er die Zusammenführung von *Kriya-Yoga* mit seiner eigenen tantrischen Lehre vielleicht selbst vollzogen.

Babaji, der unsterbliche Yogi

Der physisch unsterbliche Avatar Babaji wurde im Jahr 203 v. Chr. an der indischen Ostküste geboren. Der junge Nagaraj soll von Piraten entführt und als Sklave verkauft worden sein. Sein Herr bemerkte bald dessen besondere Gaben und schenkte dem Jungen die Freiheit. Er nutze sie und wandere durch das Land auf der Suche nach Unterweisung. Babaji erlangte als Schüler bald Ehren und wurde vom größten Lehrer der damaligen Zeit in *Kundalini-Yoga* eingeweiht. Noch bevor er zwanzig Jahre alt wurde, erreichte er die physische Unsterblichkeit durch die Praxis des *Siddha-Yoga* und mithilfe der *Siddha*-Kräutermedizin. So setzte er die Übertragungslinie von mindestens achtzehn Unsterblichen fort.*

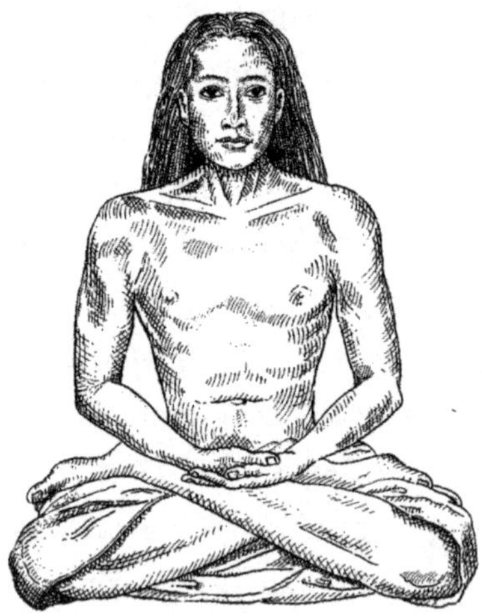

* Wie in Marshall Govindans *Babaji – Kriya Yoga und die 18 Siddhas* beschrieben, siehe „Literaturverzeichnis", Seite 341.

Ein Avatar ist eine vollkommene Manifestation des Göttlichen in einem menschlichen Körper. Avatare leben stets in vollem Bewusstsein ihrer göttlichen Natur. Sie sind ein Beispiel dafür, welche unermesslichen Möglichkeiten uns Menschen offenstehen. Krishna und Gautama Buddha sind bekannte Avatare.

Die meisten Avatare sind sterblich und verlassen ihren Körper am Ende ihrer irdischen Mission. Einige wenige erreichen körperliche Unsterblichkeit (*Soruba Samadhi*). Sie sind immer und überall präsent. Sie bewahren die Erinnerung an alle ihre bisherigen körperlichen Inkarnationen. Ihre Wahrnehmung reicht bis jenseits von Raum und Zeit, bis jenseits des Ursprungs der Schöpfung. Meist halten sie sich vor der Welt verborgen und erscheinen immer dann, wenn sie gebraucht werden.

Babaji hat über die Jahrhunderte seine Gestalt behalten. Einigen wenigen erscheint er, viele berührt er. Er wird *Mula-Guru* genannt, „Meister der Energien des *Muladhara*", des Wurzelchakras (1. Chakras), des Sitzes von *Kundalini*. Er hat die Verantwortung für die yogische Ausbildung jener Seelen übernommen, die auf diesem Planeten inkarniert sind. Seit Urzeiten hat er der Menschheit in dieser oder einer anderen Gestalt bzw. Inkarnation gedient, ermutigt und unterstützt jeden, der ihm gleich werden will.

In seiner *Autobiographie* berichtet Paramahansa Yogananda von Babaji und seinen Schülern, beispielsweise Lahiri Mahasaya, den Babaji in *Kriya-Yoga* einweihte. In dieser Übertragungslinie war es Yogananda, der *Kriya-Yoga* in den 1930er-Jahren nach Amerika brachte. Er lehrte jedoch nur den frommen (bzw. keuschen) Aspekt dieses Yoga, denn der tantrische Aspekt war für die Menschen jener Zeit zu kraftvoll und unverständlich. Er stellt die Liebe zur Göttlichen Mutter heraus, ein angenehmer Ausgleich zu der damals herrschenden protestantisch-patriarchalischen Weltsicht. Durch ihn erfuhren Zehntausende, wie die Methoden und Lehren des Ostens und des Westens harmonisch zusammenwirken können.

Die Babaji-Energie ist für viele Menschen eine wesentliche Verbindung zur spirituellen Welt. Seine Schüler berichten von lebendigen, realistischen

Träumen, in denen sie in einem Wald zu seinen Füßen sitzen, um von ihm zu lernen. Seine bemerkenswerten Gaben sind legendär. Schüler, die das Glück hatten, ihm unmittelbar zu begegnen, preisen seine erstaunlichen Fähigkeiten der Teleportation – an mehreren Orten zugleich zu sein, alle Antworten zu kennen. Seine Gegenwart bringt Trost, das tiefe Wissen, dass alles gut, dass man behütet, angenommen und willkommen ist. Das ist die Energie der bedingungslosen Liebe – tiefgründig und erfüllend.

Babaji lebt in seinem Aschram im Himalaja – einem Paradies mit Weiden und Wasserfällen, in einem idealen Klima, das an *Shangri-La* erinnert. Dort ist er mit seiner wunderschönen Begleiterin Mataji, die nach der Überlieferung ebenfalls die Unsterblichkeit erlangt hat. Meist wird sie als „seine Schwester" bezeichnet. Vor dem Hintergrund seiner tantrischen Meisterschaft erkennen wir in ihr allerdings seine Partnerin. Viele Hundert Jahre lang hat sie sich im Hintergrund gehalten, in neuster Zeit wird ihre Energie verstärkt spürbar.

Sucht Babaji den Kontakt mit einem Menschen, geschieht dies oft auf äußerst beeindruckende Weise. Ein Ehepaar in Australien beobachtete ein Buschfeuer auf einem Hügel, der in der Nähe ihres Hauses lag. Aus dem Rauch des Feuers schien sich ein Gesicht zu formen. Zuerst hatten sie beide den Eindruck, dass es das Antlitz eines Mannes sei, dann wieder schien es eher eine Frau zu sein. Klar und deutlich hörten sie, dass jemand neben ihnen sagte: „Ich werde bald mit euch sein." Einige Tage später besuchten sie ein Seminar. Als sie das Bild von Babaji auf dem Altar sahen, erkannten sie ihn sofort wieder. Beide haben in diesem Seminar einen bedeutenden Durchbruch erlebt.

Es gibt so viele Geschichten von Begegnungen mit Babaji, dass sie ein Buch füllen könnten. Babaji nimmt am Leben jedes Mitglieds seiner spirituellen Familie Anteil und steht jedem von ihnen zur Verfügung. *Babaji* heißt wörtlich übersetzt „Heiliger Vater". Diese Bezeichnung wird auch für andere spirituelle Meister verwendet, doch der unsterbliche Babaji Nagaraj ist einzigartig und unverwechselbar.

Das wundervollste meiner eigenen Erlebnisse mit Babaji hatte ich in einem Seminar in Australien. In der Gruppe entstand ein hohes Energieniveau. Am Samstagabend war ich so überwältigt, dass ich kaum Worte fand, die Sitzung abzuschließen. Wir tönten 3-mal OM. Minutenlang bewegte sich niemand. Wir waren wie erstarrt. Ich hörte mich sagen: „Wir sind nicht allein. Hier ist eine Präsenz."

Welle um Welle orgastischer Energie stieg in meinem Körper zu meinem Herzen empor. Ich war in einem Taumel höchster Freude, der eine Dreiviertelstunde anhielt. Einige aus der Gruppe, die schon eine Beziehung mit Babaji hatten, sagten, sie hätten ihn gesehen. Jeder spürte seine Energie.

Seit meiner frühesten Erinnerung war Jesus die große Liebe meines Lebens gewesen. Anfangs war ich verwirrt darüber, von einem anderen Wesen die gleiche tiefe Liebe zu spüren. Schließlich entdeckte ich, dass die Energie bedingungsloser Liebe bei beiden die gleiche und die Einstimmung auf diese Energie der Schlüssel zur Freude ist. In Jesus ist es schwieriger, die wahre und tiefe Qualität der Liebe zu entdecken, da das Bild von ihm schon so lange von Schmerz und Leid geprägt ist. Babajis Energie ist klar und der Zugang zu ihm ist einfacher.

Babaji anrufen

Wenn du dich auf Babaji einstimmen möchtest, hilft 1. *Kriya*-Praxis; 2. sein Bild auf deinen Hausaltar zu stellen und zu betrachten; 3. das *Yantra* anzusehen, das seine Energie repräsentiert, und 4. das Mantra zu sprechen, das diese Energie in dein Sein einlädt: *Om kriya babaji namah aum.* (Bild von Babaji und *Yantra* siehe Anhang, dort unter „Arbeitsmaterialien", Seite 341.)

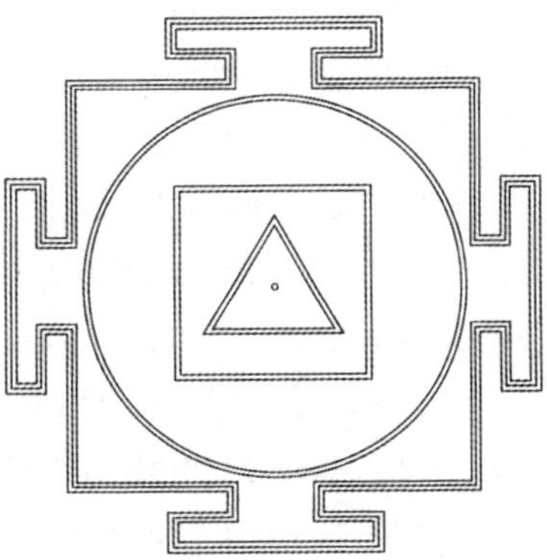

Die Kobra-Atmung

Kriya-Yoga ist die Grundlage von *Ipsalu Tantra*. Es ist die heilige Wissenschaft aus uralten bewährten Techniken, die in einem Leben zu kosmischem Bewusstsein und Selbsterkenntnis führen. Die Schlüsseltechnik, die Übung zur Transmutation sexueller Energie, ist die kosmische Kobra-Atmung. Diese mächtige und fortgeschrittene Technik ist das kostbarste Geschenk Babajis an die Menschheit.

Wenn die sexuelle Energie im Körper nach oben fließen kann, erleuchtet sie uns. In normalem Sex fließt sie üblicherweise nach unten und zehrt uns eher aus. Die Kobra-Atmung dreht diesen Energiefluss um und lässt ihn zu einer äußerst kostbaren Ressource werden, die den Körper energetisiert und verjüngt, den Geist erfrischt und uns mehr mit unserem inneren wirklichen Wesen verbindet.

Bei fortgeschrittener Praxis wird die Wirbelsäule als zentraler Energiekanal frei und durchlässig, die einzelnen Chakras werden aufgeladen und entfalten ihre ganze Kraft – die männlich-weibliche Balance in unserem Energiesystem entwickelt sich. Am Ende steht der Aufstieg der *Kundalini*-Kraft durch die Wirbelsäule und die damit einhergehende Verbindung von Becken und Kopf, *Shakti* und *Shiva*, Unten und Oben, Erde und Himmel.

Kriya-Meister haben beschrieben, dass für ein „normales" Wesen eine Million leidensfreie Lebensjahre auf diesem Planeten erforderlich sind, um das Gehirn so zu „vervollkommnen", dass es fähig ist, kosmisches Bewusstsein direkt zu erfahren. Die *Kriya*-Praxis verkürzt diese Zeit deutlich. Jeder Kobra-Atemzug entspricht einem Jahr Entwicklung. Pro Sitzung sind das 14 Jahre, 28 Jahre pro Tag, 10.220 Entwicklungsjahre pro Kalenderjahr. Die meisten Menschen, die sich auf diesen Weg machen, haben der spirituellen Entwicklung bereits viele Leben gewidmet. Sie befinden sich auf dem letzten Teil ihrer Reise. (Mehr zu Reinkarnation in Kapitel 6, dort unter „Karma", Seite 155.)

Die Kosmische Kobra-Atmung besteht aus insgesamt vier Übungen oder Stufen, wovon jede ihre ganz spezielle Aufgabe und Wirkung hat.

Auf der 1. Stufe wird das sogenannte Dritte Auge, das auf der Stirn zwischen den Augenbrauen liegt, erweckt. Dadurch nimmt unsere Fähigkeit zu, Beobachter unseres inneren Erlebens zu sein, anstatt uns mit den erlebten Gedanken und Gefühlen zu identifizieren (Beobachterbewusstsein). Aus „Ich bin ängstlich" wird „Ich erlebe Angst in mir".

Diese Fähigkeit zur Zeugenschaft ist erforderlich, wenn wir auf der 2. Stufe die nächste Etappe der Reise antreten: die Befreiung unserer unbewussten und unterbewussten Prägungen. Alles, was wir im Laufe unseres Lebens ins Dunkle, Unerwünschte, nicht Erlebte hineingeschoben haben, muss wieder ans Licht gebracht und betrachtet werden. Mithilfe des Beobachterbewusstseins, das wir durch die Praxis der 1. Stufe entwickeln, gelingt dies in liebevoller Hinwendung zu uns selbst – wobei all unsere Schattenseiten eingeschlossen sind.

Auf der 3. Stufe entwickeln wir unsere Herzens- sowie unsere Schöpfungskraft und Kreativität. Nun sind wir frei von unbewussten, boykottierenden Einflüssen und können so bedingungslos unsere Liebe verschenken und unsere Aufgabe in der Welt mit Kraft und Freude in Angriff nehmen.

Auf der 4. Stufe schließlich widmen wir uns – durch unser Scheitelchakra – der Verbindung nach oben, in grenzenlose Freude und allumfassender Verbundenheit.

Der Überlieferung nach gibt es drei weitere Stufen der Kobra-Atmung, die dem Adepten nicht durch den menschlichen Lehrer, sondern durch unmittelbare Erfahrung, z. B. im Traum, vermittelt werden.

Die Einweihung in die Kobra-Atmung

Methoden, die so kraftvoll sind wie die Kobra-Atmung, wurden traditionell nur sehr weit entwickelten Menschen zugänglich gemacht, und das auch erst nach Jahren der Vorbereitung und unter der Aufsicht eines erfahrenen Meisters. Es ist jetzt an der Zeit, diese geheimen und tief wirksamen Methoden einem größeren Kreis von Menschen zur Verfügung zu stellen. Nach wie vor sind sie geschützt durch einen Auswahlprozess: Menschen, die noch nicht bereit dafür sind, haben meist auch kein Interesse daran.

Die Einführung erfolgt mündlich. Nichts darf dabei notiert oder aufgezeichnet werden. Deshalb findest du in *Tantra Bliss* oder *Juwel im Lotos* auch keine Anleitung zur Kobra-Atmung. Bevor man sie erhält, muss man das Versprechen abgeben, sie nicht weiterzugeben. Es ist ein spezieller Rahmen nötig, damit man sie wertschätzen kann.

Die Kobra-Atmung wird auf *Ipsalu*-Wochenendseminaren gelehrt. Wer kein solches Seminar besuchen kann, hat die Möglichkeit einer persönlichen Einweihung (siehe Anhang, dort unter „Kontaktadressen", Seite 348 ff.). Es gibt eine Reihe von *Kriya*-Schulen und *Kriya*-Stilen, alle lehren ihre eigene Version fortgeschrittener Methoden. Jeder Lehrer/jede Lehrerin bevorzugt eine bestimmte Art, die ihm/ihr selbst guttut. Jede von ihnen führt zu einem etwas anderen Ergebnis. Jeder Interessierte wird sich zu einem für ihn passenden Lehrer hingezogen fühlen, mit dessen besonderer Schwingung in Resonanz gehen. Die Version, die wir lehren, zeitigt Ergebnisse, die mit den im Neuen Paradigma erklärten Werten übereinstimmen.

Viele Ausführungen und Übungen in diesem Buch verweisen auf die Kobra-Atmung als die kraftvollste Technik für die Transmutation sexueller Energie. Hast du noch keine Einführung in die Atmung erhalten, verwende stattdessen die Transmutationsatmung (siehe Anhang, dort unter „Energietechniken für dich allein", Seite 319 ff.).

Initiation, Linienhalter und Yoga-Traditionen

Früher war man der Ansicht, eine persönliche Initiation sei Voraussetzung für den spirituellen Prozess. Auch in den ersten Ausgaben von *Juwel im Lotos* wird sie empfohlen. Sie soll einen anfänglichen Energieschub geben, ein Erlebnis bieten, das später als Referenzpunkt dienen mag, eine Erfahrung, auf die hingearbeitet wird – doch der Empfänger kann das erhöhte Energieniveau meist gar nicht aufrechterhalten. Nur konsequente Praxis kann den Körper darauf vorbereiten, eine so hohe Energie aufzunehmen und dieses Niveau auch zu halten.

Der Initiationsgeber wird zum Vermittler zwischen dir und deiner Seele. Wie ein Priester, der dem Menschen die (göttlichen) Sakramente vermittelt, wird er im Außen zum Werkzeug eines inneren Ziels. Manche Menschen wünschen sich eine solche Einweihung und so bleibt sie bestehen. Du wirst jedoch feststellen, dass alle Antworten letztendlich bereits in dir sind und keine Vermittlung von außen brauchen. Bist du bereit, führt die Energie ihre eigene Initiation durch. Anstatt abzuwarten, dass ein Meister es für dich tut, praktiziere selbst. Du bist nicht abhängig von einem Guru. Dient es deinem Weg, taucht sicherlich für einzelne Schritte ein Mensch auf, der den von dir gewählten Weg bereits gegangen ist und die Fallen und Abkürzungen kennt.

In der yogischen Tradition blieben die Menschen bei ihrem Guru, bis dieser entschied, dass der Schüler nun selbst bereit sei zu lehren. Die Ära der Gurus scheint angesichts der neuen Energie dieses Zeitalters zu Ende zu gehen. Jeder kann seinen eigenen, inneren Guru finden und lernen, seiner inneren Wahrheit zu folgen. Das Konzept des Linienhalters ist zum Anachronismus geworden. Ehre diejenigen, die mithilfe des alten Systems ans Ziel gekommen sind, und sieh gleichzeitig, welch unglaublichen Möglichkeiten sich uns heute durch das neue System eröffnen.

Für viele verschiedene Yoga-Schulen, Yoga-Richtungen und yogische Denkweisen, die sich im Lauf der Zeit entwickelt haben, war Babaji eine wichtige Quelle der Inspiration. Die Menschen haben ganz unterschiedliche Temperamente und Bedürfnisse, daher ist ein Weg, der für den einen ansprechend ist, für einen anderen möglicherweise ganz ungeeignet. So hat Babaji viele unterschiedliche Formen der Yoga-Praxis inspiriert. Einige davon sind eher mental und betonen Erkenntnis und Wissenschaftlichkeit, andere eher fromm, herzzentriert und verehrend. Wieder andere sind eher materiell und auf die Vervollkommnung des Körpers ausgerichtet. Die meisten verwenden ähnliche Techniken, jedoch in unterschiedlichen Varianten und mit anderen Schwerpunkten. Du wirst dich zu der für dich passenden Praxis hingezogen fühlen.

Das Ziel fast aller Yoga-Traditionen ist die Befreiung von der materiellen Ebene. Tantra arbeitet innerhalb dieser Ebene. Es ist integrativ und bringt das körperliche Dasein mit allen anderen Dimensionen der menschlichen Natur in Verbindung. In alten Schriften wird Tantra als „höchstes Yoga" bezeichnet.

Tantra

Tantra hat seine Wurzeln in den frühesten matriachalen Religionen. Im südlichen Indien wird es bis heute praktiziert. Es beinhaltet Yoga-Übungen und setzt sie für seine eigenen Zwecke ein. Sich von den Begrenzungen des Körpers zu befreien ist eine männliche Vorliebe; Erleuchtung durch den Körper zu erreichen dagegen ist der weibliche Weg zum Erwachen.

Die hinduistische Legende berichtet, dass Tantra von Lord *Shiva*, dem König der Yogis, zuerst seiner Gemahlin *Parvati*, einer der Verkörperungen der göttlichen Mutter *Shakti*, gelehrt wurde. Die ursprüngliche Lehre ist im *Mahanirvana-Tantra* (Das Tantra der großen Befreiung) enthalten. Sie handelt von den drei Körpern: dem grobstofflichen, physischen Körper, dem feinstofflichen Energiekörper und dem kosmischen, spirituellen Körper. Durch die Praxis des Tantra kann die Anhaftung und Bindung an diese Körper aufgelöst werden, um die Vereinigung mit dem allumfassenden Bewusstsein zu ermöglichen. Das wird durch die Arbeit mit der reinigenden Schwingung von *Yantras* (heiligen Symbolen) und Mantras (besonderen Silben, die die göttliche Schwingung in verdichteter Form übertragen) erreicht.

In der *Kriya*-Tradition wird berichtet, dass die Lehre des tantrischen *Kriya-Yoga* einer spirituell hoch entwickelten Frau aus einer hohen bengalischen Kaste vermittelt wurde. Sie reiste rund 2000 Kilometer weit in den Himalaja und wurde dort von Babaji persönlich in die Kunst und Lehre des Tantra eingeweiht. Später wurde sie berühmt als *Brahmani* (Gemahlin des *Brahman*, was so viel heißt wie „jener, der *Brahma* kennt, das Höchste Selbst"). Sie wurde auch als *Bhairavi* (Gattin des *Bairab*, ein anderer Name von *Shiva*) bekannt. Unter Babajis Anleitung lehrte sie ihrerseits verschiedene andere große Meister, darunter Paramahansa Ramakrishna, einen der größten Heiligen des 19. Jahrhunderts. Viele Elemente der heutigen Tantra-Praxis stammen aus dieser Überlieferung, insbesondere die Arbeit mit *Mantras* und *Yantras* und das *Maithuna*-Ritual. Diese Elemente wurden in die *Kriya*-Tradition übernommen, die Kobra-Atmung unter der Bezeichnung „*Bhairavi*-Atmung".

Jenseits von Wissen und Methoden

Laut Osho wurde der tantrische Weg von einem Mann namens Saraha entdeckt und beschrieben. Er lebte etwa 500 n. Chr. und war das Kind einer Familie aus der Kaste der Brahmanen in einem kleinen Königreich in Indien. Schon in jungen Jahren zeigte er eine solch brillante Gelehrsamkeit, dass Scharen von Menschen auf dem spirituellen Weg zur Unterweisung zu ihm kamen. Der König war von seiner Redegewandtheit und seinem großen Wissen so angetan, dass er ihm die Hand seiner Tochter und sein Königreich anbot. Trotz allen Lobes und aller Bewunderung wurde Saraha zunehmend unzufriedener. Er erschreckte seine hinduistische Familie damit, dass er seinem bisherigen Leben entsagte und einem buddhistischen Meister folgte. Der lehrte ihn zuerst, alles zu vergessen, was er bisher gelernt hatte. Es dauerte ganze sieben Jahre, seinen Geist von der Last all dieses Wissens zu befreien.

Auf dem Marktplatz begegnete er eines Tages einer Bäuerin und fühle sich von ihr angezogen. Sie war Pfeilschmiedin und arbeitete in ihrer Marktbude, eine erleuchtete Frau. Saraha sprach sie an in der Hoffnung, sie mit seinem Verstand zu beeindrucken. Doch sie lachte ihn nur aus und sagte, er wisse gar nichts.

Sie lernten sich kennen, kamen zusammen und lebten fortan gemeinsam in der Nähe des Verbrennungsplatzes (des Platzes, an dem die Inder ihre Toten auf Holzstößen verbrennen). Trauernde Menschen, die zu den Totenverbrennungen kamen, wurden von den freudvollen Tänzen und Feiern des tantrischen Paars angesteckt. Sie erforschten gemeinsam jeden Aspekt von sexueller Energie und Beziehung. Die Kunst und Wissenschaft des Tantra nahm Form an. Durch seine Hingabe an das immerwährende Jetzt erfuhr Saraha schließlich Erleuchtung. Das ist ein Beispiel dafür, wie der tantrische Weg von spirituell fortgeschrittenen Frauen und ihren Partnern entwickelt und ausgebaut wurde.

Formen tantrischer Praxis

Tantra hat in fast jeder Kultur und Epoche der Erde viele unterschiedliche Ausdrucksformen gefunden. Zu Geschichte, Mythologie und Praxis gibt es umfassende Literatur. Sie zu kennen wird jedoch weder dein Bewusstsein verändern, noch kann sie eigene Erfahrung ersetzen. Wir wollen im Folgenden die historische Dimension beleuchten und einige Formen vorstellen:

Hinduistisches Tantra. Hier geht es um die Verehrung von *Shiva* und *Shakti*, die Vergöttlichung der männlichen und weiblichen Prinzipien. Männliche und weibliche Geschlechtsorgane (*Lingam* und *Yoni*) wurden in Ritualen und künstlerischen Darstellungen geehrt und gefeiert. Die Tantriker waren davon überzeugt, dass sie durch tantrische Rituale mithilfe sexueller Energie die Befreiung aus *Moksha*, aus dem Kreislauf aus Geburt und Tod, erreichen können.

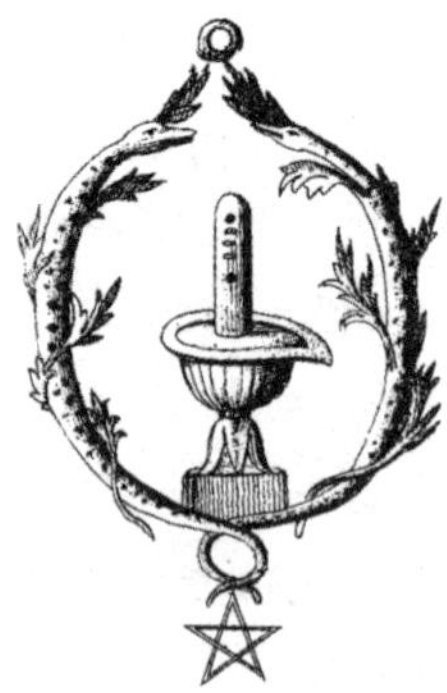

In der Frühzeit des Christentums gewann Tantra an Popularität. Von 700 n. Chr. bis 1300 n. Chr. war es in Asien weit verbreitet und hat den Hinduismus, den Buddhismus und andere Religionen durchdrungen. Seine Attraktivität lag darin, Befreiung durch freudige Rituale statt durch lebenslange Askese zu versprechen. Diese Ausprägung des Tantra ist praktisch verschwunden. Wenn wir heute in Indien auf die Suche nach „authentischem Tantra" gehen, werden wir nichts finden. Soweit überhaupt noch vorhanden, wird es heimlich praktiziert und ist Besuchern nicht zugänglich.

Anmerkung: Im weiteren Text werden die Begriffe *Shiva* und *Shakti* als Archetypen verwendet, als Symbole polarisierter Energie und als solche stellen sie Aspekte jedes einzelnen Menschen dar. Sie werden wie alle kosmischen Prinzipien geehrt, jedoch niemals als personifizierte Gottheiten angebetet.

Rotes Tantra. Historische tantrische Schriften berichten von Ritualen, in denen alle Regeln aufgehoben waren und jedes Verhalten als heilig betrachtet wurde. *Maithuna* und *Chakrapujas* wurden abgehalten, es wurde Fleisch gegessen, Wein getrunken, hemmungslos geliebt und das *Soma* des Mohns konsumiert. All diese Dinge waren in der damaligen Gesellschaft streng verboten. Im 18. Jahrhundert nahmen einige Gemeinschaften, die sich dem *Vama Marga*, dem linkshändigen Weg, verschrieben hatten, die Vorgaben der Schriften durchaus wörtlich. Ihre Rituale verkamen häufig zu ausschweifenden Gelagen und Orgien.

Heutige Nachahmungsversuche verfehlen bedauerlicherweise den ursprünglichen Zweck. Heute haben wir eine völlig andere Kultur mit anderen Werten und Ansichten. Was heute als „rotes Tantra" gilt, wird allzu häufig zu Orgien, ohne den eigentlichen spirituellen Inhalten gerecht zu werden. Solche Praktiken sind nicht Gegenstand des *Ipsalu Tantra*.

Weißes Tantra. Einige Tantriker, die sich dem *Dakshina Marga*, dem rechtshändigen Weg, verschrieben hatten, legten die tantrischen Schriften eher symbolisch aus. Ihre Praxis war mehr abstrakt und geistig orientiert. Männer und Frauen meditierten gemeinsam auf höchst disziplinierte Weise, lebten jedoch zölibatär. Die *Kundalini-Yoga*-Lehre von Yogi Bhajan ist hier zu nennen. Sie ist noch heute recht weit verbreitet.

Kriya Tantra. *Ipsalu Tantrischer Kriya-Yoga* geht einen Mittelweg zwischen „rotem" und „weißem Tantra". Es geht nicht darum, Regeln zu brechen, um Konditionierungen zu sprengen. Außerdem versucht man nicht durch strenge zurückgezogene Praxis den Versuchungen des Lebens aus dem Weg zu gehen. Stattdessen geht es bei dieser Form des Tantra darum, mehr in die Herzensenergie zu gelangen, sich der bedingungslosen Liebe hinzugeben (siehe Kapitel 3, Seite 57 ff.). Paare können diese Reise gemeinsam machen, aber sie ist auch für jeden Einzelnen von unglaublichem Wert.

Schwarzes Tantra – Sexualmagie. Durch tantrische Rituale wurden in Indien oft „dunkle" Energien beschworen – die unbewusste schöpferische Kraft, die in sexueller Erregung zugänglich wird. Heutzutage wird „Tantra" in Indien geradezu mit Schwarzer Magie gleichgesetzt, haben sich doch viele Praktizierende auf der Suche nach Macht verstrickt, verführt durch die enorme kreative Kraft sexueller Energie.

Das Potenzial der Sexualmagie wird zudem von einigen westlichen Tantra-Lehrern erschlossen. Diese Magie kann ein großartiges Instrument persönlicher Entwicklung sein, kann aber auch leicht missbraucht werden, wenn sie zur Ausübung von Macht oder zur Durchsetzung eigener Wünsche eingesetzt wird. Das fördert ein kleinliches, ichbezogenes Denken, statt die Menschen zu ermutigen und zu ermächtigen, sich auf ihre Großartigkeit zu besinnen.

Herzmagie – Synergie. Wenn du in deinem Herzen zu Hause bist, wünschst du das Beste für alle, denn du weißt, dass du mit allen eins bist. Du stellst dich als Werkzeug zur Verfügung, um Veränderungen in Übereinstimmung mit dem göttlichen Willen zu ermöglichen. Hier beginnt die Magie tatsächlich (siehe Kapitel 4, Seite 89 ff.).

Bist du in Einklang mit der Existenz, trägt sie dich ganz und gar.
Ohne Anstrengung kommt alles, was du brauchst, zu dir.

Heiliger Sex* ist heute die bekannteste Form tantrischer Praxis. Die meisten westlichen Menschen sind im Ausdruck ihrer Sexualität derart eingeschränkt, dass sie einen großen Heilungsbedarf haben: Sie müssen lernen, Hemmungen zu überwinden, mit Schuld und Missbrauch umzugehen, Energien, die ein ganzes Leben lang unterdrückt waren, wieder in Bewegung zu bringen. Durch diese Prozesse zu gehen ist jedoch nur der Ausgangspunkt für die tantrische Praxis. Man sollte dies eher „sexuelle Heilung" oder „Beziehungstherapie" nennen statt „Tantra". Dabei werden die vorhandenen Störungen beseitigt, um die Voraussetzungen für die wirklich heiligen Praktiken zu schaffen.

Viele westliche Menschen fühlen sich von Tantra angezogen, weil sie glauben, diese Praxis würde ihre sexuelle Befriedigung erhöhen. Das stimmt zwar – und sogar auf eine Weise, die jenseits deiner wildesten Träume liegt –, aber nicht in der Form, dass es dir mehr vom bereits Bekannten bringt. Es eröffnet dir vielmehr eine gänzlich neue Erfahrungsebene. Im alten Indien war tantrische Praxis aus hedonistischen Gründen verpönt. In der modernen Gesellschaft können die Menschen oft nicht mehr als diesen sexuellen Aspekt daran wahrnehmen und verstehen. Es ist der Anfang. Bleib hier nicht stecken!

Was ist Ipsalu Tantra?

1. **Tantra ist Befreiung durch Ausdehnung.**
   Das Wort *Tantra* entstammt zwei Sanskritworten, die „Befreiung" und „Ausdehnung" bedeuten. Das bedeutet, du kannst dich befreien, indem du dein Bewusstsein ausdehnst. Du lebst in einer sehr kleinen Wirklichkeit. Du definierst dich durch deine Grenzen: diejenigen, die von der Gesell-

* Im Original heißt es *Sacred Sex*, (*sacred* bedeutet „heilig, sakral, geistlich"), was einen Umgang mit Sexualität meint, in dem die Wahrheit des Augenblicks und die Verehrung der göttlichen Essenz des Partners im Vordergrund stehen, nicht die körperliche oder hedonistische Lustbefriedigung.

schaft vorgegeben wurden, und diejenigen, die dir in der frühkindlichen Entwicklung anerzogen wurden. Dazu kommen die auf deinem bisherigen Lebensweg getroffenen Entscheidungen. Wenn du dich in einer erweiterten Wirklichkeit siehst, beginnst du freier zu leben. In einem „ausgedehnten" Zustand findest du dein wahres Selbst.

Freiheit von Scham. Tief in den meisten Persönlichkeiten findet sich ein Gefühl von Scham, von Wertlosigkeit (siehe Kapitel 3, Seite 57 ff.). Dir wurde beigebracht, dich für deinen Körper und seine natürlichen Funktionen zu schämen. So lernst du deinen Körper nicht wirklich kennen, kannst ihn nicht ganz erfahren, dich an deiner körperlichen Erscheinung nicht vorbehaltlos erfreuen. Wenn du erkennst, dass der Körper ein vollkommener Spiegel deines eigenen Selbstverständnisses ist, siehst du ihn in all seinen Teilen und Funktionen als Gelegenheit, etwas über dich selbst als einen heiligen Ausdruck des Göttlichen zu erfahren. Dann findest du Gefallen an deinem Körper, kannst ihn genießen und spielerisch Körperbeherrschung entwickeln.

Keine Angst vor Intimität. Aus Angst, dein inneres Selbst könnte abgewiesen werden, erlaubst du dir nicht, gesehen zu werden. Du siehst dich nicht einmal selbst vollständig, vielleicht weil du deine Großartigkeit nicht annehmen könntest. Du hast Angst, allein zu sein, fürchtest aber die Verletzlichkeit, die Voraussetzung für wirkliche Nähe ist. Du wirst erkennen, dass die Gefühle von Einsamkeit und Fremdsein, die die meisten Menschen quälen, Illusion sind. Sie existieren, weil die Menschen daran glauben und darin eine gewisse Sicherheit finden. In Momenten der Ausdehnung erlebst du die Einheit aller Wesen.

Freiheit von Anhaftung an „positive" Eigenschaften. Auch positive Eigenschaften wirken zuweilen begrenzend, denn schon die Entscheidung, sie „positiv" zu nennen, beinhaltet ein Werturteil. Jedes Werten aber schließt die Wahrheit der Seele automatisch aus. Du kannst eine Eigenschaft einer anderen vorziehen und gesunde Entscheidungen treffen, solltest jedoch die Alternativen nicht geringschätzen oder dich darüber erhaben fühlen.

Freiheit von gesellschaftlichem Druck. Du spielst eine Rolle, tust das, von dem du meinst, dass es von dir erwartet wird. So bist du nicht authentisch. Du hast gelernt, dich nach den anderen zu richten, bei ihnen Liebe und Wertschätzung zu suchen. Wenn du die Quelle der Liebe in dir selbst findest, brauchst du keine Anerkennung mehr von anderen. Du folgst deiner inneren Führung. Meinungen und Erwartungen anderer Menschen werden unwichtig. Sie sehen dich ohnehin nicht, sondern nur ihre eigenen Projektionen. Deine Beziehungen grenzen dich weder ein, noch definieren sie dich endgültig.

Freiheit von Grenzen. Irgendwann nimmst du wahr, dass du zwar einen physischen Körper hast, jedoch nicht darauf beschränkt bist. Du hast Gefühle, aber du bist nicht deine Gefühle. Du lebst in einer gemeinsam mit anderen erfahrenen Realität, bist jedoch nicht auf diese Perspektive beschränkt. In Wahrheit hast du dir deine Grenzen selbst geschaffen und verwendest sehr viel Energie darauf, sie aufrechtzuerhalten. Ist dir das erst einmal bewusst, kannst du solche Hilfskonstruktionen aufgeben. In höchster sexueller Ekstase bist du so grenzenlos wie das Sein selbst. Du verschmilzt mit dem Göttlichen und erlebst All-Eins-Sein. Schließlich lernst du, diese Erfahrung auch außerhalb des Schauplatzes der Sexualität zu verwirklichen.

2. **Tantra ist eine Verflechtung von Elementen.**

   Eine andere Bedeutung des Begriffs *Tantra* ist „Webstuhl, Gewebe, verweben". Eine tantrische Ausrichtung führt zur Anerkennung und Freude an all deinen körperlichen, emotionalen, spirituellen und sexuellen Aspekten. Tantra verbindet die Energien deiner verschiedenen banalen, erotischen und tiefgründigen Bewusstseinsebenen zu einem komplexen Gewebe. Tantra strebt nach den Sternen, um dann zum Fluss des Lebens zurückzukehren. Es schwingt mit den feinstofflichen kosmischen Energien und ist zugleich tief in der Erde verwurzelt.

Auf dieser Reise lernst du,

- **gegenwärtig zu sein.** Welcher Aspekt deines Menschseins oder deiner Göttlichkeit sich auch gerade ausdrücken möchte: Nimm ihn einfach ohne Bewertung wahr;
- **die Sinne zu befriedigen.** Die meisten Yoga-Stile arbeiten an einer Abtrennung von den Sinnen. Der Tantriker erreicht das gleiche Ziel durch Überladung der Sinne, indem er sie bis zur vollständigen Sättigung befriedigt. Dann betritt er den Raum jenseits der eigenen Grenzen, erweitert sein Wahrnehmungsvermögen um das normalerweise Ungesehene, Ungehörte, Unbekannte;
- **die Sexualität zu ehren.** Du kannst Liebe und Sex wieder miteinander verbinden und sexuelle Energie als einen Ausdruck höherer Bewusstheit ansehen (*Kundalini*). Eine sexuelle Begegnung wandelt sich, wenn du sie als Ausdruck des Göttlichen betrachtest, das die Erfahrung von Leben in einem Körper macht. Nur wenige Augenblicke im Leben ist das Göttliche zur Teilnahme eingeladen. Letztendlich bist du nicht mehr getrieben und besessen von sexuellen Gelüsten;
- **unterdrückte Gefühle zu erfahren.** Du hast gelernt, die Bandbreite deiner Gefühle einzuschränken. Oft verlierst du völlig den Kontakt zu ihnen. Mit fortschreitender Ausgeglichenheit lernst du, alle in dir auftauchenden Gefühle wahrzunehmen, sie zu ehren, anzunehmen und zu genießen. Gefühle bringen Vielfalt in die Ausdrucksmöglichkeiten, die dir für deine Lebensgestaltung zur Verfügung stehen. Du stellst fest, dass deine Fähigkeit zu Liebe und Freude weitaus größer ist als deine Furcht, dein Schmerz oder dein Groll (siehe Kapitel 6, Seite 135 ff.);
- **den Körper zu feiern.** Im Tantra ist der Körper ins spirituelle Erwachen eingeschlossen. Aus tantrischer Perspektive stehen alle esoterischen Symbole in Beziehung zu Körperprozessen. Alles in der Schöpfung findet sich im Körper wieder. Eine gesunde innere Einstellung

zu deiner physischen Existenz unterstützt dich darin, diese Ebene ganz und gar zu durchdringen (siehe Kapitel 5, Seite 109 ff.).

„Eine Rose ist eine Gelegenheit für die Schönheit, sich auszudrücken. Der Körper ist eine Gelegenheit für die Liebe, erfahren zu werden. Tantra ist eine Gelegenheit für Gott, sich durch uns auszudrücken, damit wir, als begrenzte Wesen, an der Ekstase des Universums teilhaben können."

Osho

3. **Tantra ist der Ausgleich von Gegensätzen.**
   Die oben genannten „Elemente" (Sinne, Sexualität, Gefühle und Körper) werden oft als weibliche Aspekte betrachtet. Unter Anerkennung der dualen Erscheinung der Welt ehrt und bestätigt Tantra das weibliche Prinzip in Harmonie und Ausgleich mit den männlichen Prinzipien (siehe Kapitel 8, Seite 189 ff.).
4. **Tantra erkennt die Göttlichkeit in allen Menschen und Wegen an.**
   Hingabe und Meditation sind nicht vom Leben getrennt. Jeder Augenblick, jede Begegnung, jede Erfahrung ist ein einzigartiges Juwel von großem Wert, das es verdient, genossen und geschätzt zu werden. „Das Göttliche in mir erkennt und ehrt das Göttliche in dir. *Namasté*."
   Viele spirituelle Wege sind derart in ihrer Form gefangen, so institutionalisiert, dass ihre Hauptsorge mittlerweile der Erhaltung der Institution gilt. Das geschieht, indem man die Suchenden davon überzeugt, dass dies der einzige Weg sei, ihre wahre Natur wiederzufinden. Tantra erkennt alle Wege an, sogar solche, die gar nicht als Weg erscheinen. Jede Seele strebt ihrer eigenen Entfaltung entgegen. Ist die Zeit reif und bist du offen dafür, kommen alle Bedingungen und Voraussetzungen für dein Wachstum wie von selbst – manchmal sogar in Situationen, in denen du es am wenigsten erwartest.

5. **Tantra ist das Yoga des erweiterten Sexus.**
   Sex ist der Ausgangspunkt dieses Weges, jedoch nicht sein Ziel. Außerdem ist Tantra kein Weg, um seine Genusssucht zu leben. Es ist ein glorreicher Weg, um sexuelle Freude und die Erfüllung der Sinne zu genießen, aber eben nicht nur das. Tantra ist eine Art der Meditation, die sexuelle Energie verwendet – die stärkste Kraft, die einem Menschen in seinem jetzigen Entwicklungsstand zur Verfügung steht. Sie ist der Treibstoff auf dem direkten Weg zu Selbsterkenntnis und Erleuchtung (siehe Kapitel 12, Seite 287 ff.).
6. **Tantra ist ein Weg der Hingabe.**
   Statt sich zu bemühen, die eigenen niederen Triebe zu unterdrücken, vermittelt Tantra die Sicherheit und Liebe, die das Ego braucht, um sich seiner höheren Natur hinzugeben. Durch Selbstachtung und Eigenliebe werden die niederen Triebe transformiert und ein direkter Weg zu höherem Bewusstsein eröffnet.
7. **Tantra arbeitet mit feinstofflichen Energien.**
   Das ist das Herzstück deiner tantrischen Praxis. Bei den meisten anderen Aspekten des Tantra geht es um Veränderungen der inneren Einstellung. Die folgenden Fähigkeiten werden durch das Praktizieren der überlieferten Techniken entwickelt. Mit der Zeit wirst du
   - mehr Energie im Körper erzeugen und halten können (Kapitel 5, Seite 109 ff.);
   - lernen, Energien gezielt zur eigenen Verjüngung und Heilung und zur Heilung anderer einzusetzen (Kapitel 5, Seite 109 ff.);
   - innere Blockaden abbauen, den freien Fluss der Lebensenergie in dir anregen (Kapitel 5, Seite 109 ff.);
   - sexuelle Energie zu höheren Schwingungen transmutieren können (Kapitel 9, Seite 221 ff.);
   - durch Vertrauen in innere Impulse und intuitives Wissen übersinnliche Fähigkeiten entwickeln (Kapitel 9, Seite 221 ff.) und

- die feinstofflichen Körper als Vorbereitung auf das Erwachen von *Kundalini* reinigen (Kapitel 9, Seite 221 ff.).

Der Wert regelmäßiger Praxis

Wer auf seinem spirituellen Weg voranschreiten möchte, muss wissen, was er dafür braucht. Die heutige Generation ist ein wenig verwöhnt, weil die meisten Dinge in ihrem Leben sich so ohne Anstrengung ergeben. Auf einem Autoaufkleber habe ich gelesen: *Instant gratification is too slow!* (Belohnung jetzt, das ist mir zu langsam!). Du willst die Erleuchtung sofort, durch einen Guru oder Retter, der sie dir überreicht.

„Ich habe das Licht gesehen", beschreibt einen wunderbaren Ausgangspunkt und ist kein Endergebnis. Die großen Traditionen aller Kulturen – der Griechen, der Römer, der Hindus und der Taoisten – nennen das Heilige Arbeit. Um die schlafende Energie zu wecken, um dir jeden Moment all deiner Gedanken, Handlungen und Gefühle vollständig bewusst zu sein, ist eine konsequente Praxis dieser einfachen Techniken erforderlich. Das ist die einzige „Arbeit", die noch verrichtet werden muss.

„Nach Selbstverwirklichung zu streben
ist die höchste Berufung eines jeden menschlichen Wesens.
Alle anderen Verpflichtungen sind zweitrangig."
Anandamayi Ma, 1896–1982

Erleuchtung entsteht nicht durch das Studium von Büchern. So erwirbst du Wissen, doch die Fähigkeit, Energie zu halten, wird nicht entwickelt. Tantra geschieht nicht im Kopf. Du musst dich und deinen Körper kümmern und ihn auf eine neue Art des Seins vorbereiten. Es reicht nicht, eine neue Technik ein paarmal auszuprobieren und sie dann wieder zu vergessen.

Regelmäßige Praxis verändert die Frequenz deiner Schwingung.
Glückseligkeit hat eine eindeutig feststellbare Frequenz.
So sicher, wie du ein Radio auf einen bestimmten Sender einstellen kannst,
kannst du auch deinen Körper
auf die Frequenz der Glückseligkeit einstimmen.

Wenn du praktizierst, nimmt deine Energie zu und bestimmte Themen beginnen an die Oberfläche deines Bewusstseins zu steigen. Bleibe in diesem Energiefeld, spüre es, beobachte, was aufsteigt. Suche nicht nach Ausreden, um deine Praxis zu unterbrechen, wenn es unbequem wird. Im Tantra geht es darum, das Wesentliche zu erleben. Praktizierst du bereits andere Techniken aus anderen Traditionen, willst du diese vielleicht eine Weile ruhen lassen, um dich ein paar Monate ganz der hier vorgestellten Arbeit zu widmen. Prüfe selbst, ob dir die Ergebnisse zusagen. Ein Schüler schrieb mir: *Den Großteil meiner tantrischen Erfahrung erlebe ich durch meine eigene Praxis. Meine Sexualkraft wurde zu einem Tor, einer Leiter zur ekstatischen Verbindung mit dem Göttlichen. Diese Übungen sind äußerst kraftvolle, freudvolle, glückselige Hilfsmittel.*

Die Technik des *Kriya-Yoga* ist bemerkenswert facettenreich. Im Aschram musste ein Schüler früher viele Körperstellungen und Atemtechniken lernen, musste jahrelang hart an sich arbeiten, bevor er eine tantrische Einweihung empfing. Die Technik der Übungen kann die Tür zu neuen Horizonten öffnen und umgekehrt formt und inspiriert das erweiterte Bewusstsein die Praxis. Es ist eine aufwärts führende Spirale. Letztendlich jedoch sind es die Liebe und das Vertrauen deines Herzens, die dir den Reichtum des Lebens erschließen.

Die Herausforderung heutzutage ist nicht, möglichst viele Techniken zu beherrschen. Es geht vielmehr um die Bereitschaft, tief in das eigene Unbewusste einzutauchen. Und das ermöglichen dir diese einfachen Techniken. Wer bei der Innenschau präsent bleibt, egal was sie zutage fördert, wird schließlich zu ekstatischem Bewusstsein gelangen.

Zur Vertiefung

1. Lies in *Juwel im Lotos* Lektion 1, „Erleuchtung durch tantrischen Kriya-Yoga" (Seite 19 ff.).
2. Genug der Worte. Es ist Zeit für Erfahrungen. Die ersten beiden Schritte der *Ipsalu ASATE*-Formel legen den Grundstein, um Erweiterung und Transzendenz zu erleben. Nimm dir jeden Tag 20 Minuten Zeit, am besten immer zur gleichen Uhrzeit, und praktiziere die folgenden Techniken:*
   - **Aktivierung des Körpers**
     Vitalatmung, *Kriya*-Stärkung
   - **Stillwerden des Geistes**
     Bezeugendes Denken
3. Halte das Beobachterbewusstsein den ganzen Tag hindurch, in allen Situationen.

Vitalatmung führt zu gesteigerter Lebenskraft in deinem Körper. Sie zu üben verlängert das Leben und erhöht deine Vitalität. Die Studien von Guru Janardan Paramahansa im Rahmen des *Ajapa-Yoga* (siehe Anhang, dort unter „Literatur-, CD-Empfehlungen und mehr", Seite 338 ff.) beweisen das.

1. Atme tief durch die Nase ein. Beim Ausatmen flüsterst du immer wieder den Laut *Sa, sa, sa*, bis keine Luft mehr übrig ist. Mit jedem Laut findet eine kleine Kontraktion des Zwerchfells statt und die Energie wird zum Nabel (*Manipura-Chakra*) hinabgeführt. Kontrahiere deinen Bauch nicht aktiv, sondern lass die natürliche Atembewegung einfach geschehen. Sie

* Von Kapitel zu Kapitel werden die Elemente der täglichen Praxis immer weiter ausgebaut, bis die ASATE-Formel, wie in Kapitel 1 (Seite 26 ff.) beschrieben, vollständig ist.

bewirkt eine sanfte innere Massage und erweckt die Lebenskraft. Wenn du die Übung richtig ausführst, mag der Eindruck entstehen, als hörtest du Vogelgezwitscher.

2. Mit fortschreitender Praxis wirst du in der Lage sein, den *Sa*-Laut fast unhörbar zu flüstern und die Stoßbewegung noch feinstofflicher werden zu lassen. Es ist sogar möglich, diese Übung nur im Geist durchzuführen – vorausgesetzt, dass du auf diese Weise eine winzige Stoßbewegung im Solarplexus erzielst. Diese Übung verlängert erwiesenermaßen bei regelmäßiger Praxis das Leben und schenkt die mehr Energie und Vitalität.
3. Nach Beendigung dieser Übung gehst du deinen Körper durch: Nimm alle Empfindungen wahr. Du wirst ein Pulsieren spüren. Wenn du einatmest, wirst du alle positiven und negativen Ionen aus der Luft direkt ins dein Drittes Auge fließen lassen, wo sie eine pulsierende Empfindung hervorrufen. Wenn du mit dem *Sa*-Laut ausatmest, rufst du eine pulsierende Empfindung im *Manipura-Chakra* hervor.

Die Kriya-Stärkung ist eine kraftvolle Methode, um deinen Körper energetisch aufzuladen, dein Empfinden für feinstoffliche Energien zu sensibilisieren und deren Bewegung zu lenken. Sie stimuliert den gesamten Körper und bringt jeden Energiepunkt (Akupunkturpunkt) zum Leuchten. Die *Nadis* (feinstofflichen Energiekanäle) werden gereinigt, *Kundalini* wird stimuliert und dein gesamtes Energiefeld erweitert.

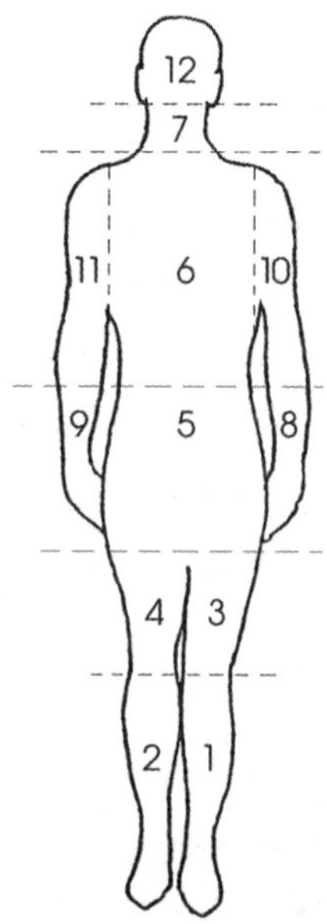

In dieser Übung unterscheiden wir 12 Teile deines Körpers:

1. linker Unterschenkel
2. rechter Unterschenkel
3. linker Oberschenkel
4. rechter Oberschenkel

5. unterer Rumpf (Becken- und Bauchraum)
6. oberer Rumpf (Brustkorb)
7. Hals
8. linker Unterarm
9. rechter Unterarm
10. linker Oberarm
11. rechter Oberarm
12. Kopf

Lege dich in einer bequemen Stellung auf den Rücken, die Hände liegen entspannt neben deinem Körper, Handflächen nach oben. Spüre ein „Inneres Lächeln" (siehe Kapitel 5, Seite 116 f.) im hinteren Bereich der Kehle. Spanne in der oben genannten Reihenfolge jeden Teil deines Körpers an und lass ihn sich anschließend wieder entspannen. Beim Anspannen atmest du durch die Nase ein und beim Entspannen durch den Mund aus; stell dir dabei vor, wie Energie von der *Medulla oblongata* („verlängertes Mark"; am weitesten unten gelegener Teil des Gehirns an der Stelle der Schädelbasis, wo das Rückenmark auf das Gehirn trifft) zum betreffenden Körperteil fließt. Wenn du diese Technik beherrschst, kannst du zwei einander gegenüberliegende Körperteile gleichzeitig anspannen, zum Beispiel den rechten und den linken Unterschenkel.

Du kannst diese Anspannungs-Entspannungs-Technik dazu verwenden, dich selbst zu heilen. Spanne beim Einatmen einen beliebigen Bereich deines Körpers an, der Heilung benötigt; beim Ausatmen entspannst du ihn wieder und stellst dir vor, wie *Prana* durch die *Medulla oblongata* in deinen Körper hinein und von dort an die betroffene Stelle fließt. Du kannst diesen Vorgang wiederholen, sooft du willst, um die betroffenen Körperteile zu heilen.

Besonders kraftvolle und energiegeladene Erfahrungen erreichst du, indem du 2-mal kurz durch die Nase einatmest und anschließend 2-mal durch den Mund mit einem stimmlosen *Hu, hu* ausatmest (das klingt wie ein gehauchtes Pfeifen). Gehe dabei schnell von einem Körperteil zum nächsten. Diese Übung kannst du im Stehen machen.

Bezeugendes Denken bedeutet, deinem „inneren Radio" zu lauschen. Versuche dich vom ständigen Fluss der Gedanken ein wenig zu lösen, und werde dir klar, dass du von ihnen getrennt bist. Beobachte, wie das „Radio" automatisch leiser und leiser wird. Manchmal schaltet es sich dann sogar ganz aus. ... Wie fühlt es sich an, in Stille zu sitzen?

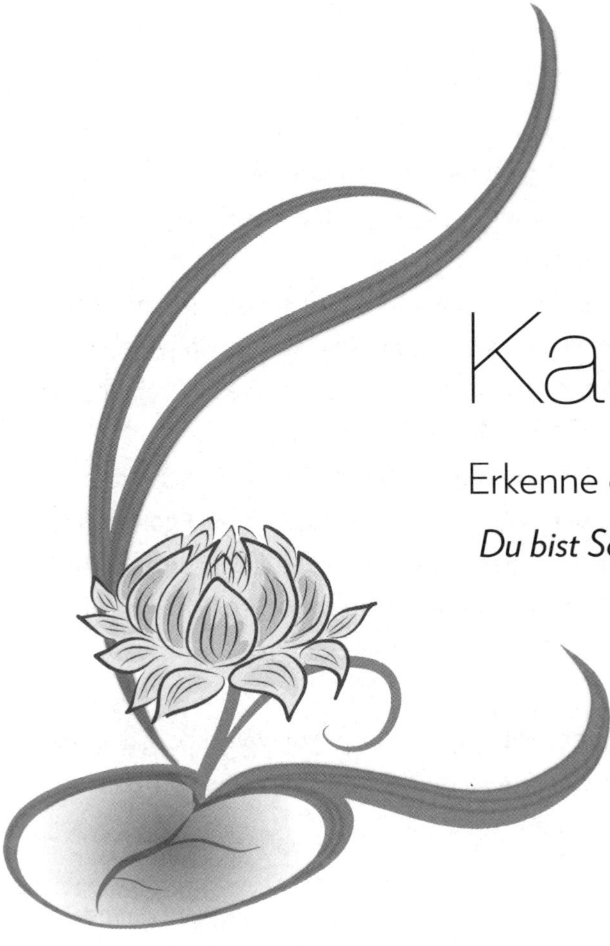

Kapitel 3

Erkenne deine wahre Größe

Du bist Schöpfer deines Lebens

Die wichtigsten Ergebnisse spiritueller Praxis sind, dass du deine Bewusstheit erweckst und dich daran erinnerst, wer du wirklich bist. Die beiden folgenden Kapitel untersuchen die Beziehung zwischen dem physischen Körper-Geist-System und der Seele. Diese Beziehung gut zu entwickeln dient der notwendigen inneren Vorbereitung auf eine tantrische Beziehung mit einem Anderen und ist wesentlich für ein Leben in tantrischer Glückseligkeit.

Die drei Körper

Buddha sprach von 3 Körpern:

1. **dem Materiellen Körper** – dem Ego, mit dem du dich identifizierst. Er besteht aus deinem physischen und dem emotionalen Körper, hier herrscht das Begrenzte Bewusstsein;
2. **dem Körper der Glückseligkeit** – der Individuellen Seele, jenem Gottesaspekt, der in dir als einzelnem Wesen gegenwärtig ist; dem Höheren Selbst, dem unendlichen Unbegrenzten Bewusstsein; der Inneren Geliebten; der Göttlichen Gegenwart, Existenz, der Quelle, und
3. **dem Kausalkörper** – der Universellen Seele, dem unterschiedslosen Einen, dem Tao, ohne Absicht, ohne Gedanken. Das Ich, als Ego, kommuniziert nicht direkt mit der Universellen Seele. Letztere existiert außerhalb unseres (Ich-)Verständnisses. Gottverwirklichung wird erst erreicht, wenn die Individuelle Seele in der Universellen Seele aufgeht.

Das Ego bittet um Führung vom Mittler, dem Körper der Glückseligkeit, und erhält sie von dort. Du hast allerdings das Gefühl, als sei dieser getrennt von dir – etwas, was außerhalb deines Selbst liegt.

Selbstverwirklichung wird erreicht, wenn das Ego sich immer weniger mit seiner Geschichte und seinen Glaubenssätzen identifiziert und stattdessen das Höhere Selbst immer mehr an Bedeutung gewinnt.

Ego – Begrenztes Bewusstsein – Materieller Körper

Ego ist lateinisch und bedeutet „Ich bin". Das Ego umfasst deinen physischen Körper, deine Gefühle und den Teil von dir, der denkt. Es erschafft deine Selbstbestimmung und die Vorstellung von dir selbst, die dich von anderen trennt und unterscheidet. Das Ego ist deine Interpretation deiner Geschichte und der Umwelt und wie du dort hineinpasst. Es befasst sich mit der Umsetzung deiner Pläne, deinem Handeln und den Dramen, in die du dich selbst verstrickst. Es schließt deine Träume und Neigungen mit ein, deine Verletzungen und Enttäuschungen und die Veranlagungen, denen der genetische Code zugrunde liegt. Es beinhaltet deine Ansichten, deine Überzeugungen und wie deine Glaubenssätze sich in deinem Verhalten zeigen. Das Ego stellt ein begrenztes Bewusstsein dar, das sich auf die Kenntnisse beschränkt, die von Eltern und Lehrern, von gesellschaftlichen und religiösen Glaubenssystemen übernommen wurden, und auf eigenen Erfahrungen und den daraus gezogenen Schlüssen beruht. Das Ego existiert, da es sich selbst erschuf, und es besteht, weil du ihm Energie gibst. Das Ego könnte auch als „Identität", „Niederes Selbst" oder „Persönlichkeit" bezeichnet werden.

Das Ego bezieht sich auch auf Anlagen durch astrologische Einflüsse und Nicht-Abgeschlossenes aus früheren Leben (*Karma*) – wobei die in einem Leben entwickelten Qualitäten (Können, Mitgefühl und Weisheit) Einfluss auf die im nächsten Leben von der Seele geschaffenen Anlagen haben.

Seele – Unbegrenztes Bewusstsein – Körper der Glückseligkeit

Das Höhere Selbst ist ein Teil von Gott – ewig und grenzenlos. Und die Universelle Seele hat sich selbst in einzelne Individuelle Seelen gespalten, damit diese miteinander spielen können, um das große Ganze besser zu verstehen und wertschätzen zu können. Um die Erfahrung von Trennung und Dualität zu machen, mussten die Seelen ihre Herkunft eine Weile vergessen. Das Spiel besteht darin, zwischen Licht und Schatten zu tanzen, die universelle Bewusstheit wiederherzustellen und schließlich den Weg zum Einssein zurück zu finden und im All-Einen aufzugehen. „Erleuchtung" ist lediglich ein Sich-Erinnern, um was es in diesem Spiel geht und wer du wirklich bist.

Das Unbegrenzte Bewusstsein ist die Intelligenz, die das gesamte Sein durchdringt. Es ist die Quelle aller Weisheit und aller Erkenntnis. Es ist bedingungslose Liebe in unermesslicher Tiefe; ehrfürchtige Stille; tiefgründiger und vollkommener Friede jenseits aller Vorstellung. Es ist dein wahres Wesen, unbegrenzt und rein, jenseits von Raum und Zeit, jenseits aller Grenzen.

Jedes Ego wird von einer Seele gelenkt. Unterschiedliche Seelen drücken jedoch verschiedene Stufen von Bewusstheit aus, haben unterschiedlichen Zugang zur Unbegrenzten Weisheit, sie können ein Spektrum vom Bewusstsein eines bloßen Steines über das von Naturgeistern, Tieren und Menschen bis hin zum Christusbewusstsein umfassen. Wenn du *Tantra Bliss* liest, bist du auf der Reise bereits ein Stück vorangekommen und auf dem Weg in die Zielgerade.

Osho sagte, dass die meisten Menschen ihre Seele noch nicht entdeckt haben. Die meisten haben aber schon einmal einen flüchtigen Eindruck davon bekommen. Die Seele drückt sich etwa in wahrhaftiger und meisterhafter Musik oder anderer Kunst aus. Wenn die Seele sich direkt in einer meisterhaften Darbietung offenbart, ist das erregend und überwältigend. Dann beginnen die Tränen beim Chor des Halleluja zu fließen oder die Nackenhaare stellen sich auf, wenn Poesie der Wahrheit sehr nah kommt.

Unsere hoch technologisierte Kultur schätzt den Kopf und fördert die Entwicklung des Verstandes weit mehr als spirituelles Erwachen, vermutlich weil die spirituelle Erziehung vergangener Zeiten uns heute bedeutungslos erscheint. Aus diesem Ungleichgewicht entspringen jedoch die meisten Probleme auf der Welt. Viele Menschen haben einen unglaublich stark entwickelten Intellekt, während das spirituelle Bewusstsein oft verkümmert ist.

Spirituelle Entwicklung hat nichts zu tun mit institutionalisierter Religion. Es geht in der Spiritualität darum, die Welt – objektiv und subjektiv – zu verstehen. Es geht darum, das Nervensystem darauf einzustimmen, um die Fähigkeit des Bewusstseins zu entwickeln, mit höheren Stufen der Schöpfung in Resonanz zu gehen.

Das Begrenzte Bewusstsein kann zu jedem Zeitpunkt entscheiden, seinen erleuchteten Wesensteil aufzufordern, sich auf der physischen Ebene zu zeigen.

Die Seele wartet geduldig auf diese Gelegenheiten. Das Sein ist bereit, sich all denen öffnen, die seine Sprache verstehen. Diese Sprache wird uns immer verständlicher, je mehr sich die spirituelle Bewusstheit entfaltet. Der Göttlichen Gegenwart Raum zu geben schafft Glückseligkeit.

Fege die Kammern deines Herzens aus.
Bereite es vor. Bereite es vor,
Die Wohnstatt des Geliebten zu sein.
Wenn du ausziehst, zieht Liebe ein.
In dir, leer von dir,
erscheint Gott in seiner Pracht.

Aus einem Lied des Sufi-Mystikers Shabistar aus dem 13. Jahrhundert
(aus dem Englischen übertragen)

Das Begrenzte Bewusstsein überwinden

Osho sagte, dass du bereits erleuchtet bist, und nur so tust, als seist du es nicht. Das Ego ist nicht bereit, die Erleuchtung seiner Seele anzuerkennen, und unterstützt das Abgetrenntsein von diesem Licht. Die Psychotherapie widmet sich meist der Stärkung eines vernunftbetonten, funktionstüchtigen Ego – eine hoffnungslose Aufgabe, da es das Ego nicht wirklich gibt. Diese Unstimmigkeiten können nur durch die Rückverbindung mit seiner erleuchteten Quelle geheilt werden.

Im Yoga wird die Persönlichkeit als Illusion betrachtet, als ein feindliches Konstrukt, das bezwungen, sogar „getötet" werden muss, um höhere Bewusstheit zu erfahren. Das führt zu einem inneren Kampf. Die Betonung im Yoga liegt auf Willenskraft und Selbstdisziplin, die nötig sind, um die niederen Triebe zu überwinden. Der physische Körper wird durch endloses Üben und asketische Praxis unterworfen. Die emotionalen und sexuellen Energien werden erstickt, unterdrückt, verstoßen.

Der tantrische Weg unterscheidet sich von anderen spirituellen Wegen insofern, als er den physischen Körper, die Sinne, die Gefühle und die sexuelle Kraft verehrt und feiert. Durch die volle Erfahrung dieser Aspekte des Seins können sie integriert und ihre Begrenzungen überwunden werden. Zwischen deiner niederen und deiner höheren Natur kann eine harmonische Beziehung entstehen.

Was aber steht der Selbstverwirklichung im Weg? Warum steckst du in diesem begrenzten Zustand fest? Um dich über die Illusionen des Ego zu erheben, musst du lernen, zwischen Bewusstsein und Ego zu unterscheiden. Mach dir klar, dass das Ego deine eigene Erfindung ist. Es ist eine wunderbare Gelegenheit, Menschsein zu erfahren, aber es ist nicht, was du eigentlich bist.

Das Begrenzte Bewusstsein kümmert sich wie ein Computer um deine physische und emotionale Bedürftigkeit und Sicherheit. Dein Göttliches Wesen benötigt eine Persönlichkeit, um im dreidimensionalen Raum zu funktionieren, um eine physische Realität zu erschaffen, in der das höhere Bewusstsein zu Hause ist. Auf dem tantrischen Weg wird das Ego nicht bezwungen, seine Bedürfnisse werden vielmehr durch liebevolle Akzeptanz erfüllt. Ist das Ego genährt und fühlt es sich sicher, wird es in seinen Strategien weicher und seine unverzerrte, kindhafte Unschuld kommt wieder zum Vorschein. Sicherheit empfinden wir nur, wenn Liebe bedingungslos ist.

Ego und Seele unterscheiden lernen

Es gibt vier miteinander verwandte Eigenschaften, die zu erkennen dabei hilft, herauszufinden, ob ein bestimmter Gedanke oder Impuls vom Ego stammt oder von der Seele. Es handelt sich hier gleichzeitig um elementare Methoden des Ego, die sicherstellen sollen, dass seine vermeintliche „Realität", das Gefühl des Getrenntseins, aufrechterhalten wird.

1. **Kritikverhalten.** Das Ego vergleicht sich, andere Menschen und Situationen ständig mit Vorbildern. Es kritisiert, urteilt, beschuldigt und macht unentwegt Vorwürfe. Beobachte deine Gedanken über einen längeren

Zeitraum, und du wirst feststellen, wie viele deiner Gedanken kritisierend sind. Die Seele allerdings beobachtet lediglich neutral, was im Augenblick geschieht, und verlangt nicht, dass es anders sei.

2. **Schuld und Scham.** Das Ego verurteilt sich heimlich selbst und gibt sich laufend die Schuld für dies und das, was es getan oder versäumt hat. Es lebt in einer tiefen, untergründigen Scham dafür, wer und was es ist. Es sehnt sich nach Vergebung, vergibt sich aber selbst nicht. Es verweigert die Fülle von Liebe und Segen, die da sind, weil es sich ihrer nicht wert fühlt. Die Seele erkennt einen Lernprozess und anerkennt, dass alles in Göttlicher Ordnung ist. Aus kosmischer Perspektive warst du nie ohne Vergebung.
3. **Umgang mit der Zeit.** Der Schlüssel zur Überwindung des Begrenzten Bewusstseins ist der jetzige Augenblick. Das Leben ist eine Illusion, wenn es sich in Erinnerung an Vergangenes und in ihre Projektion in Zukünftiges erschöpft.
   Das Ego kennt nur das ewige Wiederaufbereiten der Vergangenheit und das Fantasieren über die Zukunft. In dem Glauben, die Zukunft werde von der Vergangenheit bestimmt, erinnert es sich an angenehme Erlebnisse und möchte sie wiederholen. Es erinnert sich an schmerzhafte Ereignisse und versucht, sie zu vermeiden. Es kann nicht in der Gegenwart leben. Setz dich einen Augenblick hin und beobachte die Gedanken, die durch dein Bewusstsein ziehen. Erkenne ihre Ausrichtung an der Vergangenheit oder Zukunft. Allerdings hast du jetzt schon die Perspektive verändert: Du befindest dich in der Gegenwart und beobachtest die Gedanken zu Zukunft und Vergangenheit. Die Seele allerdings kennt kein Konzept von Vergangenheit oder Zukunft, sie ist immer im Jetzt. Hier und jetzt anzukommen öffnet einen Raum jenseits von Illusion und Urteil. Dieser Raum ist jederzeit da, er war schon immer da. Die Wahrheit kann nur im Ewigen Jetzt gefunden werden.
4. **Die Stille.** Das Ego kennt nur sein ununterbrochenes „Plappern" im Geiste. Die innere Stimme ist Tag und Nacht aktiv, sie teilt ihre Meinungen mit, rechtfertigt ihre Positionen und probt ihre Vorträge. Du wirst feststel-

len, dass dieses Geplapper niemals endet. Die Seele lebt in tiefer Stille, die nur wahrgenommen werden kann, wenn das Begrenzte Bewusstsein ruhig ist. Setz dich für eine Weile hin, und achte darauf, wie dein Atem in dich hinein- und wieder aus dir herausfließt. Beobachte, wie still dein Geist wird. Ein wesentlicher Teil der täglichen Praxis besteht darin, zu diesem Ruhepunkt zu gelangen, von dem aus du Zugang zu anderen Dimensionen hast.

In einem Gebet geht es meist um das Verlangen des Ego nach emotionalen oder physischen Dingen oder Hinweisen. Ist die Bitte formuliert, wendet sich das Ego wieder seiner Beschäftigung zu. Gehst du in die Stille jenseits des Geplappers deines Ego, kannst du die Antwort auf deine Fragen wahrnehmen und die Führung finden, die du suchst, um zur inneren Quelle deiner schöpferischen Kraft zurückzukehren.

Unter „Zur Vertiefung" am Ende dieses Kapitels (Seite 81 ff.) und im Anhang unter „Energietechniken für dich allein" (Seite 319 ff.) sind kraftvolle Methoden beschrieben, die dir helfen, deinen Geist in den Raum der Stille zu geleiten.

Selbstverantwortung

Nehmen wir an, die Seele habe einen bestimmten Plan für eine Lebenserfahrung. Nehmen wir weiter an, sie könne zwei andere Seelen aufgrund ihrer individuellen Eigenschaften und ihrer Beziehungsdynamik als Eltern aussuchen; sie könne außerdem die Erbanlagen so festlegen, dass eine für die betreffende Persönlichkeit geeignete physische Gestalt entsteht. Nehmen wir an, sie könne zudem Geburtstag und -zeit so bestimmen, dass die entsprechende astrologische Konstellation unterstützend wirkt und den passenden kulturellen Rahmen als Schauplatz für den Ablauf dieses „Lebensdramas" schaffen. Was wäre, wenn das für alle Menschen auf dem Planeten Erde gälte, wenn deren Lebensdramen vortrefflich und auf perfekte Weise zusammenspielen? Es geht ein bisschen weit, sich dieses Szenario vorzustellen: Welche Intelligenz, welche Präzision läge darin?! Doch das macht Tantra aus: über das Gewöhnliche hinauszugehen.

Wenn du dich zunehmend mit deiner Individuellen Seele, dem Körper der Glückseligkeit, identifizierst, wird dir klar, dass du dein Lebensdrama als eine Facette der Schöpfung selbst erschaffen hast. Die Seele erschafft das grundlegende Szenario. Das Ego baut auf dieser Basis eine fiktive Persönlichkeit, mit deren Hilfe es die Situationen, denen es ausgesetzt ist, bewältigt und überlebt. Diese gemeinsame Kreation von Ego und Seele setzt sich ununterbrochen fort.

Dein Leben ist ein Film

Du bist der perfekte Regisseur. Du hast ein großartiges Drehbuch geschrieben – voller Konflikte, voller Pathos – und dir die ideale Besetzung für deine Inszenierung ausgesucht – Helden und Schurken, alles dabei. Die Leute in deinem Film finden schnell in ihre Rollen: Willst du das Opfer spielen, finden sich viele, die froh sind, dich zu schikanieren. Bist du ernsthaft bereit, zu lieben und geliebt zu werden, taucht ein Partner auf, um das mit dir zu teilen. Was auch immer du erfahren möchtest, stets sind unterstützende Mitspieler da.

Die Kunst besteht darin, dass du dir bewusst wirst, dass du das alles selbst gestaltest. Bist du dir bewusst, dass du es bist, der diesen Film dreht, dann macht es Spaß. Bist du dagegen in das Drama verstrickt und denkst, das Leben wird dir angetan, ist es eine Qual. Geh davon aus, dass deine Seele jede größere Erfahrung bereits geplant hat, bevor du dich in dieses Leben hinein inkarniert hast. Du hast zugestimmt, diese oder jene Rolle zu spielen, um im

Drama anderer Seelen mitzuspielen. Du ziehst irgendetwas an, so wie Gleiches sich zu Gleichem gesellt, um davon zu lernen oder damit zu spielen.

Verstehst du die Welt als objektiv, d. h. als unabhängig von einem Subjekt und dessen Bewusstsein existierend, so erscheinen Trennung und Vereinzelung wirklich und der eine kann den anderen bestrafen, schikanieren und zum Opfer machen. Erkennst du, dass jeder selbst Schöpfer ist und dass es keine Trennung gibt, kann niemand ein Opfer sein. Niemand hat dir jemals etwas ohne deine Zustimmung angetan. Du kannst niemals das Opfer von irgendetwas außer deiner eigenen Unbewusstheit sein. Es gibt keine Zufälle.

Die Menschen geben nur ungern zu, dass sie ihr Lebensdrama selbst gestaltet haben. Sie hängen sehr an der Rolle des hilflosen Opfers. Wenn du dich wieder auf deine schöpferische Kraft besinnst, ist das ein gewaltiger Schritt in Richtung „Bewusstheit". Verantwortung für dein Leben zu übernehmen ist etwas anderes, als Schuld auf dich zu nehmen. Siehst du jede Erfahrung als eine Gelegenheit, zu lernen und zu wachsen, bleibt kein Raum für Schuldgefühle.

Zugegeben, es kann nicht bewiesen werden, dass diese Betrachtungsweise „wahr" ist. Wenn du jedoch dein Leben so lebst, als sei diese Anschauung richtig, nimmt deine Lebensqualität deutlich zu. Statt auf die überprüfbare „Wahrheit" zu warten, lohnt es sich, mit einer guten Hypothese zu arbeiten.

Im Außen spiegelt sich das Innere

Ein wunderbares Mantra an die Göttliche Mutter als Kuan Yin lautet: *Om namo, quan shri yin, pu sa.* Es lässt sich so übersetzen:

Ich ehre die edle Kuan Yin, Göttin der mitfühlenden Weisheit,
die die Tränen und das Lachen der Welt hört,
die die größte aller Täuschungen durchschaut –
die Vorstellung, das Außen sei anders als das Innen.

Die Erfahrungen, die du in der Außenwelt machst, sind lediglich ein Spiegel deiner Innenwelt – deiner inneren Haltung und deiner Erwartungen. Das Sein versucht deine Aufmerksamkeit auf das zu lenken, was in deinem Unbewussten vor sich geht. Betrachte die Welt als Spiegel. Wenn es dir so vorkommt, als ob dir „jemand etwas antut", versuche, zu verstehen, wie du selbst es in Wirklichkeit dir selbst und anderen zufügst.

Nachdem ich viele Jahre auf die althergebrachte uneffektive Art an meinen Emotionen gearbeitet hatte, empfand ich mich klar und frei. Doch noch immer spürte ich Ärger und das brachte mich dazu, eine Liste zu erstellen mit all den Menschen, auf die ich noch immer ärgerlich war. Auf der Liste standen dreiundneunzig Namen!

Ich stellte fest, dass die meisten von ihnen eine Vereinbarung nicht eingehalten oder ein Versprechen gebrochen hatten. Im Lichte des Spiegel-Prinzips erkannte ich plötzlich, dass ich mir damals vermutlich selbst dreiundneunzigmal versprochen hatte, Diät zu halten, sorgfältiger zu sein oder gewissenhafter zu praktizieren – Versprechen, die selten gehalten wurden. Wenn ich meine eigenen Versprechen nicht einhalte, werden andere das, was sie mir versprechen, auch nicht halten. Offensichtlich lernte ich langsam, doch das Sein ist ein unnachgiebiger Lehrer. Als ich das verstanden hatte, hielten die Menschen um mich herum ihre Versprechen weitaus häufiger ein als vorher.

Ich sehe jetzt den tieferen Sinn dieser Lehre: Wenn ich jemandem zürnte, missachtete ich ihn. Wichtiger noch, ich verurteilte mich selbst dafür, dass ich Versprechen gebrochen, Ziele nicht verfolgt, meinen Erwartungen selbst nicht genügt hatte. So betrachtet, habe ich Liebe und Mitgefühl von mir ferngehalten. Ich habe mich selbst missachtet. Das ist es, was diese dreiundneunzig Leute mir widerspiegelten. Alles, was da ist, ist Liebe, doch wenn du sie dir selbst nicht schenkst, behandelt dich das Leben lieblos.

Das Spiegel-Prinzip steht für die Reifung und Verfeinerung des eher primitiven Konzepts der Vergeltung – „Auge um Auge, Zahn um Zahn", „Wie man in den Wald hineinruft, so schallt es heraus" oder „Wie du mir, so ich dir". Es geht nicht darum, dass du „kriegst, was du verdienst". Vielmehr gibt dir das Leben immer das, was du dir selbst zugestehst.

Mehr zum Thema „Ego"

- Deine Identität ist von sich selbst begeistert, von ihrer Geschichte, ihren Sorgen, ihrem Lebensdrama. Unglücklicherweise ist niemand sonst so sehr davon begeistert wie du, es sei denn, deine Darstellung passt zu seinem/ihrem Drehbuch.
- Deine Geschichte ist zum größten Teil erschwindelt. Du nimmst eine Situation durch deine Brille wahr und interpretierst sie im Lichte deiner Erfahrung. Deine Version eines Ereignisses sieht ganz anders als die einer anderen Person, die dieselbe Situation erlebt hat.
- Dein Gedächtnis ist kreativ. Es erinnert sich selektiv und gleicht an. Es ist wichtiger, dass alles in Ordnung ist, als dass eine akkurate Erinnerung abgespeichert wird.
- Der Verstand arbeitet problemorientiert, dafür wurde er geschaffen. Gibt es keine realen Probleme, die er lösen kann, so schafft der Verstand neue ... einfach, damit er beschäftigt ist. Der Verstand will weiterhin an der Macht bleiben.
- Wenn es dein größtes Vergnügen ist, dich auf zukünftige Ereignisse zu freuen, verpasst du die Freude in all den gerade erlebten Augenblicken, einschließlich des jetzigen. Quält dich die Furcht vor Zukünftigem, vergiftest du ebenfalls die Gegenwart. Liebe und Freude geschehen immer im Jetzt. Der Rest ist Fantasie. Selbstentwicklungsprogramme ermuntern die Menschen dazu, das Leben von Tag zu Tag zu leben. Tantra fordert dich auf, von Augenblick zu Augenblick zu leben.
- Die Anliegen des Ego sind die Hauptthemen der unteren 4 Chakras:
  Das 1. Chakra (Wurzelzentrum) betrifft das Überleben: Das Ego ist ein Mechanismus, darauf programmiert, das Überleben des Körper und

des Begrenzten Bewusstseins mit seinen Gewohnheiten, Haltungen und Strategien zu sichern. Sein Interesse gilt der Sicherheit.

Das 2. Chakra (Sexualzentrum) korrespondiert mit der Suche nach Vergnügen und der Vermeidung von Schmerz: Das Ego findet Gefallen an verzerrter Liebe und hat vergessen, dass es noch etwas anderes gibt. Es bevorzugt *Taubheit* vor intensivem Fühlen, egal ob angenehm oder schmerzhaft.

Das 3. Chakra (Machtzentrum) entspricht Eitelkeit und Macht: Das Ego versucht ständig, das Gefühl von Wertlosigkeit und Unangemessenheit zu kompensieren. Es muss recht haben, es rechtfertigt jeden Gedanken, jedes Gefühl und jede Tat vor sich selbst und verurteilt jeden anderen Standpunkt. Es hat lieber recht, als dass es glücklich ist. Es sucht Akzeptanz und Bestätigung, indem es die Erwartungen anderer erfüllt. Es möchte besonders und anderen überlegen sein, für seine besonderen Fähigkeiten bewundert werden. Es sucht die Macht, die jeweilige Situation zu beherrschen, damit seine Bedürfnisse erfüllt werden. Das Ego erfährt sich als getrennt, vergleicht sich laufend mit anderen und verurteilt sich und andere für Fehler und Schwächen.

Das 4. Chakra (Herzzentrum) wird mit Liebe in Verbindung gebracht: Das Ego sucht unentwegt nach Liebe und Anerkennung, normalerweise ohne Erfolg. Seine Erfahrungen mit Liebe orientieren sich an Bedingungen, Forderungen und verweigerter oder verzerrter Liebe.

Die Entwicklung des Begrenzten Bewusstseins

Ein vierjähriger Junge bekam ein Geschwisterkind. Die Mutter war besorgt, weil der Junge so viel Zeit beim Baby verbrachte, und sie fragte ihn, warum er das tue. Der Kleine antwortete: *Ich frage das Baby, wie es sich anfühlt, mit Gott in Verbindung zu sein, denn ich beginne es zu vergessen.*

Als du in dieses Leben kamst, warst du dir deiner bewusst. In den Augen eines Neugeborenen spiegelt sich die Unendlichkeit. Als Kind hast du wenig

Unterstützung für deine angeborene Bewusstheit bekommen. Deine Eltern haben dich nicht als göttliches Wesen gesehen. Sie sahen lediglich ihre Ängste, Erwartungen und Verantwortlichkeiten. Du bist zum Überleben völlig abhängig von deinen Eltern, und je mehr die Klarheit deiner Wahrnehmung schwand, desto mehr hast du ihre Ansichten übernommen. Wie eine Geisel Verständnis für die Handlungen ihres Peinigers entwickelt, übernahmst du die Sichtweise deiner Eltern über das Leben, darüber, wer du bist, wie du hineinpasst in diese Welt, wie du dich verhalten solltest ... Solange wir darüber keine Bewusstheit haben, übernimmt jede Generation (ob durch Anpassung oder in Rebellion dagegen) die Illusionen der vorhergehenden Generation.

Ohne es zu wollen, brechen Eltern ihre Kinder, um die Kontrolle zu behalten, so wie sie von ihren Eltern gebrochen worden sind. Nachdem die Eltern jahrelang eine Lüge lebten, können sie es nicht ertragen, an die Unschuld erinnert zu werden, die sie vor langer Zeit aufgegeben haben.

Konditionierung

Der Prozess der Konditionierung ist einfach: Verhalten A bringt die angenehme Belohnung B, bleib also bei A. Verhalten C erzielt das schmerzhafte Ergebnis D, lass C also lieber bleiben. Viele deiner unbewussten Verhaltensweisen sind Ergebnisse dieses Prozesses. Ein primitiver und doch nützlicher Mechanismus. Ratten lassen sich auf die gleiche Weise konditionieren. Interessanterweise haben Ratten ausreichend Gespür, um irgendwann doch zu merken, dass ein bestimmter Weg nicht zum Käse führt, und gehen diesen Weg dann nicht weiter. Menschen scheinen die gleiche unnütze Strategie ungleich viel länger fortzusetzen. Manchmal finden sie tatsächlich heraus, dass da kein Käse ist. Scheinbar muss ein Weg ohne Belohnung so oft gegangen werden, bis er langweilig wird. Ohne Bewusstheit dauert es lang, bis dieser Punkt erreicht ist. Wird der Prozess jedoch bewusst erlebt und wie ein Film betrachtet, taucht die Langeweile viel schneller auf. Wie oft macht Wiederholung Spaß?

Es ist kein Problem, wenn die Dekonditionierung eine ganze Weile dauert. Wie lange es auch immer dauert: Wir haben genug Zeit, die Lektion zu lernen. Das Sein hat es nicht eilig, es ist gründlich. Könnte die Lektion schneller gelernt werden, so würde das auch schneller passieren. Lässt du diese erfolglose Strategie los, findest du einen Weg, der dich zufriedener macht, einen Weg auf der Grundlage bedingungsloser Liebe.

Werden einem Kind Geschichten erzählt, beispielsweise die Geschichte vom Weihnachtsmann – Wenn du brav bist, bringt der Weihnachtsmann dir Geschenke, und wenn du nicht lieb bist, bekommst du keine Geschenke, oder, noch schlimmer, wirst du bestraft –, möchte es die Geschichten glauben, weil es sich auf die Belohnung freut. Würde es nicht daran glauben, müsste es befürchten, dass ihm die Belohnung durch die Lappen geht.

Ich habe in Deutschland viele Kurse gehalten und festgestellt, wie gewissenhaft die Teilnehmer waren, fast besessen von Akribie und Präzision, da war kein Platz für Fehler. Ich verstand diesen Charakterzug, als ich von der Geschichte hörte, die Kindern in Deutschland erzählt wurde, dass ungehorsame Kinder von Knecht Ruprecht bestraft werden.

Kindern werden außerdem Dinge erzählt wie, dass sie in den Himmel kommen, wenn sie das tun, was der Pfarrer sagt, und dass sie in die Hölle kommen, wenn sie „böse" sind. Obwohl hier keine unmittelbare Belohnung in Aussicht gestellt wird, sind Kinder bereit, diese Geschichte zu glauben. Vielleicht erzählt man ihnen später, dass es ihre vaterländische Pflicht ist, in den Krieg zu ziehen, und dass nur Feiglinge sich weigern, das zu tun. So nehmen die Kirche und die Regierung die Kinder in die Pflicht.

In der Geschichte gab es immer eine herrschende Klasse und institutionalisierte Religionen, die die Massen beherrschten, sie in einem beschränkten Weltbild gefangen hielten, ihre Ressourcen und Energien ausbeuteten. Das setzt sich bis heute fort – in unserer Zeit sind es die Massenmedien, die die Menschen mit den Geschichten füttern, die sie für die Herrschenden gefügig machen.

Die gesellschaftliche Realität besteht auf ihrer unbewussten Sicht der Wirklichkeit. Wer davon abweicht, dem droht Strafe – sie soll jeden Zweifel an der offiziellen Variante im Keim ersticken.

Nur wenn du es zulässt, kannst du Opfer sein.
Gibst du deine Macht ab, um zu einer Gruppe zu gehören,
bist du leichte Beute für diejenigen, die gern herrschen.

Die Mystiker haben das Leben stets als Illusion betrachtet. Illusion ist das, was du als Realität akzeptierst, ohne es infrage zu stellen. Tantra ist für diejenigen Menschen gedacht, die den Mut haben, an ihrer inneren Sichtweise festzuhalten, auch wenn die Gesellschaft andere Wege geht. Viele spirituell Suchende werden von ihren Familien für verrückt erklärt, manchmal sogar verleugnet. In jedem Moment deines Lebens hast du die Wahl, die kollektive Illusion zu unterstützen oder eben nicht.

Glaubenssysteme – begrenzende Entscheidungen

Aus deinen Beobachtungen und Erfahrungen ziehst du einige grundsätzliche Schlüsse über dich und deine Welt. Du akzeptierst oder übernimmst die Glaubenssysteme deiner Eltern bezüglich der Erwartungen, die an dich gestellt werden. So hoffst du zu bekommen, was du zum Überleben brauchst. Sind diese Glaubenssätze erst einmal verinnerlicht, siehst du durch ihre Filter nur noch, was sie bestätigt und verstärkt. Der Verstand funktioniert wie ein Betriebssystem, starr in seinen programmierten Abläufen. Er fühlt sich sicher, solange er sich in einer klar definierten Welt bewegt, in einer Welt, in der er sich kompetent fühlt. Doch diese Sicherheit hat ihren Preis: Du verlierst den Zugang zu den größeren Möglichkeiten, die außerhalb deiner Komfortzone liegen.

Du schaffst dir also Lebenssituationen, die deine Haltung bestätigen. Beispielsweise verlässt ein Vater seine Frau und seine kleine Tochter. Das

Kind zieht den Schluss: „Wenn man einen Mann liebt, verlässt er einen." Später wird die junge Frau in einer Reihe von Beziehungen immer wieder verlassen. Sie wirkt auf Männer mit dieser Neigung anziehend, und diese behandeln sie dann genau so: Sie gehen. Treue Männer langweilen sie. Sie hat lieber recht und sieht ihre Haltung bestätigt, als eine liebevolle Beziehung zu genießen.

Ermahnungen der Eltern

Die meisten grundsätzlichen Überzeugungen entstehen vor dem 4. Lebensjahr. Sie basieren auf dem, was die Eltern sagen, und – noch wichtiger – auf dem gelebten Beispiel der Eltern. Kinder haben wunderbare übersinnliche Fähigkeiten. In der vorsprachlichen Entwicklung fühlt ein Kind genau, was bei den Eltern los ist, ohne dass es Wörter braucht. Die unausgesprochenen Ermahnungen und das emotionale Klima zu Hause werden sehr früh als Realität abgespeichert.

*Die Antwort deiner Mutter wird zur Antwort der Welt –
denn genau das erwartest du und erschaffst du dir.*

Hier ein paar der unbewussten Haltungen, die unausgesprochen in der Atmosphäre vieler Elternhäuser herrschen. Vielleicht fühlst du dich durch die eine oder andere an deine Kinderstube erinnert oder sie erzeugt dir eine Spannung im Bauch. Prüfe, welche der folgenden Haltungen dein Leben noch heute bestimmen:

- Tu anderen einen Gefallen, dann mögen sie dich.
- Geh kein Risiko ein.
- Deine Meinung spielt keine Rolle.
- Wahre den Schein.
- Wenn du krank bist, hast du meine Aufmerksamkeit.
- Vertraue niemandem.

- Ohne dich wäre mein Leben besser.
- Folge deinen Impulsen nicht.
- Vermeide Nähe und engen Kontakt.
- Du musst dir meine Liebe verdienen. Du musst etwas dafür tun, dass ich dich liebe.
- Es ist falsch, glücklich zu sein.
- Liebe ist gefährlich.
- Du bist ein Versager.
- Ich will nicht leben.
- Erst die Arbeit, dann das Vergnügen.
- Ich hab keine Zeit für dich.
- Keinen kümmert es, was du willst.
- Andere sind besser als du.
- Deine Gefühle sind unwichtig/lächerlich.
- Wärst du doch nie geboren worden.
- Wenn du mich liebst, verhältst du dich so, wie ich es will.
- Sei so wie die anderen.
- Was sollen die Leute denken?
- Du musst dich „richtig" entscheiden.
- Wenn du keinen Erfolg hast, werde ich gehen.
- Sei nie besser als ich.
- Egal was du tust, es ist nie genug.
- Liebe mich und verlass mich nicht.
- Sei so, wie andere dich haben möchten.
- Ein Mann weint nicht.
- Das ist Männersache/eine Frauenangelegenheit.
- Unterwirf dich Autoritäten.
- Du hast nichts zu melden.
- Erwarte nicht, dass man dich sieht.
- Sei nicht vertrauter mit anderen Männern/Frauen, als du mit mir bist.

Manche Ermahnungen sind positiv. Hier die Geschichte, die ein Nobelpreisträger einmal erzählt hat: Als kleines Kind hatte er versucht, Milch in ein Glas zu gießen und dabei war ihm die Milchflasche heruntergefallen. Der Küchenboden war voller Milch. Die Mutter kam, um nachzuschauen, was passiert sei. (Versuche dir jetzt vorzustellen, wie deine Mutter reagiert hätte.) Sie sah die „Bescherung", setzte sich mit ihm auf den Boden und sie spielten beide mit der Milch, spritzten sich gegenseitig nass, lachten, sie hatten große Freude dabei. Nach einer Weile sagte die Mutter zu ihrem kleinen Sohn: „So, die Milch muss jetzt aufgewischt werden. Es gibt drei Möglichkeiten: Ich mache das oder du machst es oder wir beide wischen gemeinsam. Wie sollen wir es machen?" Der Sohn bat sie, ihm zu helfen, und sie machten gemeinsam sauber. Über das Ganze wurde nie mehr gesprochen. Wie viel anders wäre dein Leben, wenn so viel Platz für Fehler gewesen wäre?

Verzerrte Liebe

Als du noch klein warst, hast du deine Eltern absolut und vorbehaltlos geliebt. Du konntest dir nicht vorstellen, dass sie Fehler machen oder Probleme haben könnten. Ist nun etwas zu Hause nicht im Lot, ist beispielsweise die Mutter unglücklich, so nimmt das Kind unweigerlich an, dass es selbst die Ursache dafür ist. Deine Wirklichkeit könnte auf der Vorstellung beruhen, dass die Menschen, die du am meisten liebst, durch deine Anwesenheit in ihrem Leben verletzt werden bzw. dass sie ohne deine Gegenwart glücklicher wären.

Haben deine Eltern Freude abgelehnt („Ich verdiene es nicht besser"), hast du als Kind diese Haltung wahrscheinlich übernommen, um deine Eltern zu unterstützen. Das ist ebenfalls ein Beispiel für verzerrte Liebe.

Da niemand genug Liebe bekommt, ziehst du unweigerlich den Schluss,
dass mit dir etwas nicht stimmt,
dass du es nicht wert bist, geliebt zu werden.

Ein Kind kann nicht verstehen, dass ein Elternteil keine Liebe zulässt, unfähig ist, Liebe zu geben oder zu empfangen. Dein gesamtes Sein in der Welt gründet sich letztlich auf den Erfahrungen, die du im Kontakt mit verzerrter Liebe gemacht hast.

Ein australischer Kursteilnehmer hatte eine Beziehung mit einer reizenden jungen Frau. Sie war frustriert, weil er nicht mit ihr zusammenleben wollte, obgleich er sie von Herzen liebte. Wir durchleuchteten seine Kindheit und entdeckten, dass seine Mutter noch ein Kind bekommen hatte, als er zwei Jahre alt war, und nach der Geburt depressiv geworden war. Da sie zum Teil sogar gewalttätig wurde, sorgte sie sich um die Sicherheit ihrer Kinder und ließ sich in die Psychiatrie einweisen. Der kleine Junge nahm nun an, dass er es war, der die Not der Mutter verursacht hatte. Er schloss daraus, dass jeder, den er richtig liebte, ein schreckliches Schicksal erleiden würde. Die Ablehnung von Nähe war seine Methode, seine Geliebte vor Schlimmerem zu schützen. Denn würde er ihr wirklich nahe kommen, würde es ihr bald schlecht gehen, das war seine unbewusste Überzeugung. Nachdem er sich dessen bewusst geworden war und ihm klar war, dass die Krankheit seiner Mutter nicht in seiner Verantwortung gelegen hatte, heirateten er und seine Freundin. Es soll ihnen heute gut gehen.

Nur wenn du anerkennst, dass du die Situation selbst geschaffen hast, hast du auch die Macht, sie zu verändern.

Sei dir bewusst, dass du zur inneren Dynamik deiner Familie selbst beigetragen hast. Vielleicht hast du entschieden, dir Liebe zu verweigern, um neu zu entdecken, was Liebe ist. Wärst du ständig von Liebe umgeben, könntest du sie nicht im gleichen Maße wertschätzen. Würdest du den Fisch fragen, wie sehr es ihm gefällt, im Wasser zu schwimmen? Da er nie ohne Wasser war, wird er dazu keine Meinung haben (falls Fische überhaupt Meinungen haben).

Sich wiederholende Verhaltensmuster

Hat sich das System von Glaubenssätzen und Überzeugungen in dir erst einmal festgesetzt, entwickeln sich Strategien und Verhaltensmuster, die durch bestimmte Trigger-Situation immer in derselben Weise ausgelöst und abgespult werden. Diese Muster liegen völlig außerhalb deiner Kontrolle, da sie aus dem Unbewussten kommen. Sie wurden ohne Zutun des Bewusstseins entwickelt und funktionieren reflexartig, ohne dass dein Verstand dazwischengeschaltet wäre.

- Überzeugungen entstehen in Abhängigkeit von der individuellen Umgebung in der Herkunftsfamilie.
- Um dieser „Realität" gerecht zu werden und um die eigenen Bedürfnisse zu befriedigen, werden passende Strategien entwickelt.
- Diese Strategien führen zu irrationalen Verhaltensweisen.

Ein Beispiel: Du hast viele Geschwister und bekommst deshalb wenig Aufmerksamkeit.

Überzeugung: Wer ich bin, bringt mir nicht die von mir erwünschte Aufmerksamkeit.

Strategie: Wenn ich krank bin, wendet sich mir meine Mutter vollständig zu.

Verhalten: Chronische Krankheiten, immer wieder Kranksein, deutliche Verletzungsneigung, simulierte Krankheiten.

Erkenne und akzeptiere deine Muster. Manche sind derart vielschichtig, dass sie fast als Teilpersönlichkeiten gelten können. Gib ihnen einen liebevollen Namen.

Erinnere dich an die Geschichte von Schneewittchen und den sieben Zwergen. Jeder hat seine verborgenen Teilpersönlichkeiten. Lerne deine eigenen kennen und anzuerkennen: den Brummbär in dir oder den Arzt, den Kritiker, die Hexe, das Opfer, den Kindischen, den Retter, den Verlierer, den Nachgiebigen, den Märtyrer, den Kontrollsüchtigen, den Wissenden, die Sorgende, den Patienten, den Vampir, den Betrüger usw.

Das Esoterische Bewusstsein

Das Esoterische Bewusstsein ist die letzte Entwicklungsstufe des Begrenzten Bewusstseins und zugleich die herausforderndste. Wer sich der Transzendenz ohne bedingungslose Liebe nähert, den trügt das Ego. Es spricht in schönen Worten und beschreibt eine Wirklichkeit, die es gar nicht kennt. Mit Fantasie tut es so, als sei es die Seele. Es überzeugt sich und andere davon, dass es sich eine andere Dimension erschlossen habe. Doch tatsächlich ist es nur das schlafende Ego, das träumt, wach zu sein. Das ist die Wahrheit hinter manchen „spirituellen Lehrern", speziell solchen, die keine Liebe ausstrahlen.

Je mehr sich das Begrenzte Bewusstsein entwickelt, desto intensiver wird das Verlangen nach Erleuchtung. Fühlt sich jedoch ein Teil des Bewusstseins bedroht, wird es alles Bemühen sabotieren und Irrlichter und Ablenkungen schaffen. Das Ego kooperiert beim spirituellen Wachstum bis zu einem gewissen Punkt, doch letztendlich möchte es überleben und die Macht behalten, seine geheimen Pläne weiterverfolgen. Es ist nicht davon zu überzeugen, dass seine Bedürfnisse am besten erfüllt werden, wenn es sich der Seele hingibt.

Vielleicht praktizierst du gewissenhaft, erwartest dafür Belohnung: Du willst als besonders heilig anerkannt und bewundert werden, den perfekten Partner finden, in deinen wichtigen Bedürfnissen unterstützt werden usw. Das ist allerdings ein Tauschgeschäft, keine Hingabe. Bekommst du keine Belohnungen, gibst du die spirituelle Praxis vielleicht auf. Das Ego behält bei seinem Handeln immer seine Ziele im Auge. Am besten ist es, wenn die Praxis ihre eigene Belohnung ist und dir die Glückseligkeit des gegenwärtigen Augenblicks schenkt.

Da es keine Liebe bekommt, möchte das Ego durch spirituelle Energie und Heilkräfte etwas Besonderes sein. Wenn die Chakras sich öffnen, stehen übersinnliche Fähigkeiten zur Verfügung. Das ist eine sehr verlockende Falle und du bist von deinen neu erworbenen Fähigkeiten schnell begeistert.

Große Lehrer warnen vor ihr. Ausdruck solcher Eitelkeit sind beispielsweise: die Welt retten zu wollen (Messiaskomplex), die vollkommene menschliche Erscheinungsform erreichen zu wollen, die Ambition, einer der wenigen Besonderen zu sein, die Erleuchtung erlangt haben.

Das Ego weist Liebe zurück, da es sich selbst für unwürdig hält. Die Seele schuf die Erfahrung von Trennung und vorenthaltener Liebe, um ihre eigene Großartigkeit deutlicher zu erfahren.
Irgendwann wird das Ego aber ohne jeden Zweifel erkennen müssen:

Die Seele kann bedingungslose Liebe jederzeit erfahren.
„Wert" und Anerkennung sind unwichtig,
denn Liebe ist alles, was du wirklich brauchst.

Das Beobachterbewusstsein

Das einzige Mittel gegen Dunkelheit ist es, das Licht anzuschalten. Das einzige Mittel, um Erinnerungen zu heilen, die ohne Teilhabe des Bewusstseins gespeichert wurden, ist es, diese Bilder und Gefühle wieder ins Bewusstsein zu holen, während du völlig wach und präsent dabei bist. Das Bewusstsein hat stets die Wahl, entweder wegzulaufen, bis der Sturm vorüber ist, oder gegenwärtig zu bleiben und das Geschehen als stiller Zeuge zu beobachten. Läufst du weg, verpasst du die Gelegenheit, etwas Wesentliches zu lernen. Dann muss das Sein eine andere, ähnliche Situation schaffen, um dir erneut eine Gelegenheit zu bieten. Bleibst du präsent, beginnt die Heilung. Es gibt keinen anderen Weg. Jeder Meister hat das Prinzip des Beobachterbewusstseins gelehrt.

Aus der Perspektive des Beobachters oder Zeugen siehst du das Begrenzte Bewusstsein als solches. Du beobachtest es in Aktion und lernst seine

Muster und Absichten kennen. Mach dir klar, warum du gewählt hast, die Erfahrung dieser speziellen Illusion zu machen. Verzichte zugunsten des Seins auf deinen Drang, die Kontrolle zu behalten, und vertraue darauf, dass alles in Göttlicher Ordnung ist.

Sei von Augenblick zu Augenblick Zeuge, sei Beobachter. Wenn du dir einen gut gemachten Film ansiehst, dann tauchst du in dessen Realität ein und vergisst völlig, dass es noch eine andere gibt. Bei einem schlechten Film weißt du, dass du im Kino sitzt. Du selbst bist ein äußerst geschickter Regisseur, denn der Film deines eigenen Lebens ist unglaublich fesselnd. Doch du darfst nicht vergessen, dass es bloß ein Film ist.

Das Beobachterbewusstsein ist eine Fertigkeit, die leicht zu erlernen ist und deine Entwicklung enorm fördert. Lerne, dich weit genug zurückzuziehen, um aus dem Trugbild, dem Drama herauszukommen, aber nicht so weit, dass du dich davon abspaltest.

Wenn Emotionen in dir wach werden, nimm sie bis in die Tiefe wahr, während dein Höheres Selbst dabei ganz präsent ist. Wenn du zur gleichen Zeit völlig subjektiv und völlig objektiv sein kannst, wirkst du als ganzheitliches Wesen.

Achte darauf, wie dein Verstand dich zu täuschen versucht. Der Verstand kann sich selbst spalten, sich beobachten, vorgeben, er sei der Zeuge. Wenn dein Zeuge wertet oder urteilt, ist er ein Hochstapler. Der wahre Zeuge hat keine Meinungen, keine Erwartungen, kein Urteil. Er sieht einfach, was ist – im gegenwärtigen Augenblick.

Das Beobachter- oder Zeugenbewusstsein bringt dich in eine neutrale Position, weg von einer negativen Haltung der Schuldzuweisung, des Klagens, des Beurteilens oder Vermeidens, hin zu einem neutralen Ort der objektiven und wohlwollenden Beobachtung. Mit mehr Erfahrung wirst du dich sicher genug fühlen, auch diesen neutralen Ort zu verlassen, sodass du zu einer positiven Haltung des Mitgefühls und der Anerkennung gelangst, letztendlich sogar zu wirklicher Liebe und Dankbarkeit.

Zur Vertiefung

1. Lies in *Juwel im Lotos* Lektion 2 und 3 (Seite 47 ff.).
2. Untersuche deine wiederkehrenden Muster mit Beobachterbewusstsein. Schreibe deine Erfahrungen mit ihren Höhen und Tiefen in ein Tagebuch.
   - Gibt es in deinem Leben bestimmte Situationen, die eine vorhersagbare Reaktion auslösen? (Die Beziehung läuft gut, aber ich bin ruhelos und beende sie.)
   - Gibt es in deinen inneren Dialogen eine Strategie, die dein Verhalten erklärt? (Ich verlasse ihn, bevor er mich verlässt.)
   - Kannst du sie zurückverfolgen? Gibt es eine ihr zugrunde liegende Überzeugung, die von dieser Erfahrung bestätigt wird? (Wenn du jemanden liebst, wird er/sie dich verlassen.)
   - Welche Muster sind vielschichtig genug, dass sie eine Teilpersönlichkeit sein könnten? Beschreibe sie in deinem Tagebuch. Kannst du liebevolle Namen für sie finden?
   - Wenn dich ein anderer Mensch beschreiben würde, welche Eigenschaften würde er/sie besonders herausstellen?
3. Lass die Konditionierung hinter dir. Die Umlaufzeit des Saturns beträgt ca. 29 Jahre. Kommt er wieder in die Position, auf der er zur Zeit deiner Geburt stand, bekommst du einen starken Energieschub, der dich zu größerer Veränderung antreibt. Das könnte etwa im Alter von 28 bis 30 Jahren sein: Jetzt interessierst du dich weniger dafür, was deine Familie und Freunde von dir erwarten, und versuchst eher herauszufinden, wer du sein willst und was du mit deinem Leben anfangen willst. Eine weitere Gelegenheit, ein erneuter kosmischer Weckruf kommt im Alter von 58 bis 60 Jahren. Schau, ob das mit deiner persönlichen Geschichte oder der deiner Freunde übereinstimmt.

4. Gehe in die Stille, wann immer du nicht denken musst. Probiere Folgendes:
   - **Den Atem wahrnehmen.** Diese einfache Technik ist ein guter Anfang. Du kannst schnell lernen, Zeuge, Beobachter zu sein, wenn du still sitzt und dich auf deinen Atmen konzentrierst. Achte darauf, wie dein Atem in deinen Körper hinein- und wieder aus ihm herausfließt. Versuche nicht, ihn zu beeinflussen. Mach dir keine Gedanken darüber, wie er sein sollte. Nimm den Atem ein paar Minuten lang einfach nur wahr, wie er ist.
   - **Das Hong-sa-Atem-Mantra.** Wenn du auf den Atem achtest, kannst du seinen kosmischen Klang hören. Beim Einatmen ist *Hong* zu hören, beim Ausatmen *sa*. *Hong sa* zuzuhören beruhigt das Denken und bringt dich in die Gegenwart. Praktiziere das Atem-Mantra nur bei der Meditation, denn es trägt dich aus deinem Körper heraus.
   - **Das Khechari Mudra.** Wird die Zungenspitze zum Gaumen gebracht, beruhigt sich das Denken (zur *Khechari Mudra*-Technik allgemein siehe *Juwel im Lotos*, Seite 167 ff.). Wenn der Verstand plappert, sprichst du all diese Worte zu dir selbst. Ruht die Zunge ruhig am Gaumen, endet das Denken von selbst.
5. Setz deine alltägliche Praxis fort. Sei dir der Empfindungen und Gefühle beim Praktizieren bewusst. Der Ablauf könnte jetzt folgende Form haben:
   - **Aktivierung des Körpers**
     Die Ganzatmung (statt Vitalatmung), *Rishi Isometrics* (statt *Kriya*-Stärkung)
   - **Stillwerden des Geistes**
     Den Atem wahrnehmen (alternativ zu Bezeugendem Denken, siehe oben)

Die Ganzatmung ist die Grundlage dafür, den Atem zu meistern, denn sie lässt dich dein gesamtes Lungenvolumen ausschöpfen und dabei sehr langsam atmen. Beim yogischen Atmen werden die Lungen vollständig gefüllt und anschließend wieder ganz geleert. Dieses Atmen lässt dich ganz und gar ruhig werden und entspannen und ist zudem belebend. Es kann im Alltag jederzeit angewendet werden, wenn du Spannungen im Körper fühlst. Es sollte bewusst und mit viel Ruhe durchgeführt werden und nicht mechanisch, mit gerader, aufgerichteter Wirbelsäule, Hals und Kopf befinden sich in einer Linie. Setz dich in Meditationshaltung auf den Boden (in Schneider- oder Lotossitz) oder auf einen Stuhl. Schließe die Augen und konzentriere dich auf dein Kreuzbein. Nimm wahr, wie es sich beim Atmen bewegt und aufwärmt. Sei dir der Verbindung zwischen dem Kreuzbein und dem Dritten Auge gewahr.

1. Atme durch die Nase ein – fülle die Lunge zu etwa drei Vierteln –, und nimm wahr, wie sich dabei der Bauch (a) und dann der Brustkorb (b) ausdehnen, als würde man einen Ballon aufblasen. Ziehe die Schultern nach oben und nach vorn, damit sich auch die Spitzen deiner Lungenflügel füllen können (c).

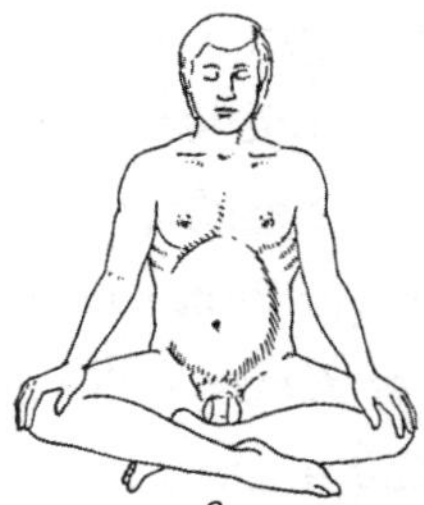

a

2. Spanne alle Muskeln einschließlich der Gesäßmuskulatur an. Halte diese Anspannung so lange, wie es dir ohne Anstrengung möglich ist.
3. Hole mit einem kurzen, schnellen Atemzug ein wenig Luft. Das löst die Anspannung und erleichtert es dir, langsam auszuatmen.

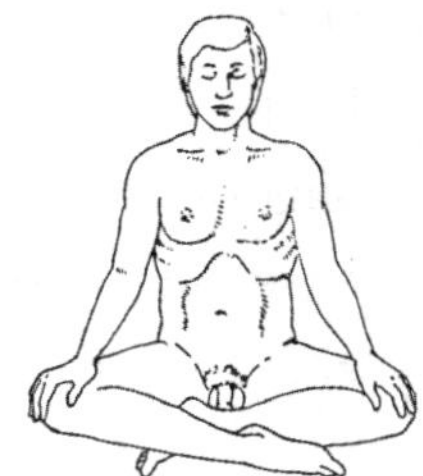

b

4. Atme durch den Mund aus, entspanne dich dabei langsam. Ziehe den Bauch ein, um die Lunge dabei zu unterstützen, ganz leer zu werden. Schaukele sanft auf dem Kreuzbein nach vorn und zurück, um das Wurzelchakra zu massieren.

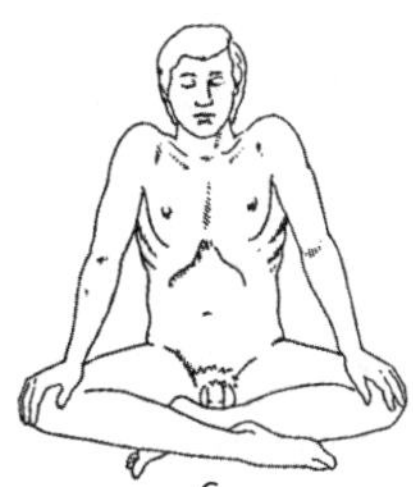

c

Wiederhole die Übung 7- bis 9-mal.

Warnung: Überanstrenge dich nicht. Lass dir sehr viel Zeit für jeden Atemzug. Wenn du unter hohem Blutdruck leidest, halte den Atem nicht an.

Rishi Isometrics

Um den Wert dieser großartigen Bewegungen zu würdigen, empfiehlt es sich, in *Juwel im Lotos* Lektion 3, „Asanas – Den Körper mit Prana aufladen" (dort Seite 69 ff.), zu lesen. Vor der Meditation helfen sie, den Körper zu entspannen, zu stimulieren und auf die Meditation vorzubereiten. Jeder Atemzug sollte achtsam und bewusst genommen werden. Bleib mit der Aufmerksamkeit bei der Bewegung, bei der Dehnung, beim Atem und bei der Energie, die entsteht. Führe die Bewegungen langsam und anmutig aus. Jeder Teil der Übung sollte 3-mal durchgeführt werden. Atme durch die Nase ein, durch den Mund aus. Bei hohem Blutdruck: den Atem nicht anhalten. Die Füße stehen parallel, Ober- und Unterkiefer sind entspannt.

Bitte beachte: Falls du Herzprobleme oder hohen Blutdruck hast, steigere die Anzahl der Wiederholungen nur sehr langsam.

***Teil A**. Dehnung nach oben*

1. Den vorderen Teil der Lunge öffnen: Führe die Arme zur Seite und dann über den Kopf, während du durch die Nase einatmest. Strecke dich und stell dich auf die Zehenspitzen. Dehne die Wirbelsäule, mach dich ganz lang. Drücke die Handflächen zusammen, um eine dynamische Spannung in den Armen und Achselhöhlen zu erzeugen. (Lerne jeden Muskel deines Körpers anzuspannen.) Halte den Atem und die Spannung einige Sekunden an. Lass die Arme wieder seitlich sinken, während du durch den Mund ausatmest. Wiederhole das Ganze mindestens 2-mal.

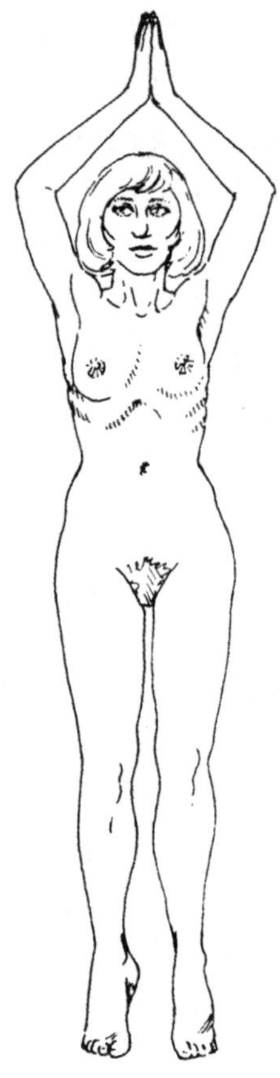

2. Die Rückseite der Lunge öffnen: Atme ein und strecke dich wie zuvor, drücke aber diesmal die Handrücken über dem Kopf zusammen. Spüre die Spannung in den Schultern. Halte den Atem und die Spannung einige Sekunden an, atme dann aus und entspanne dich. Wiederhole diesen Teil der Übung ebenfalls mindestens 2-mal. Entspanne dich und spüre, wie die Energie deine Arme und Schultern belebt.

Teil B. *Seitbeuge*

1. Die linke Seite dehnen: Stell die Füße etwas weiter (gut schulterbreit) auseinander. Strecke mit dem Einatmen (durch die Nase) die Arme über den Kopf und hake die Daumen ineinander. Ziehe dabei beide Daumen auseinander, um eine dynamische Spannung zu erzeugen. Neige dich beim Ausatmen (durch den Mund) langsam zur rechten Seite. Halte die Ellbogen dabei auf Höhe der Ohren. Lass den Kopf zur rechten Seite sinken. Spüre die Spannung, die auf der linken Seite von der Außenseite des Fußes bis zu den Fingerspitzen reicht. Spüre die Spannung in der Leistengegend. Halte die Atemleere und die Spannung einige Sekunden an. Richte dich beim Einatmen (Nase) wieder auf, die Arme sind über dem Kopf, Spannung halten. Wiederhole den Ablauf mindestens 2-mal. Löse die Spannung beim letzten Ausatmen.

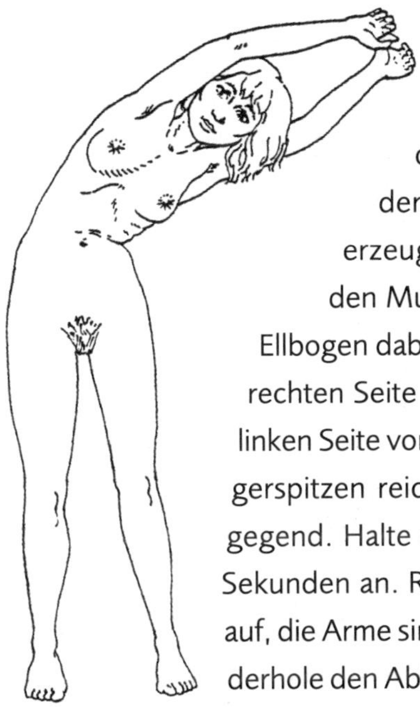

2. Die rechte Seite dehnen: Strecke die Arme über den Kopf und hake die Daumen jetzt andersherum ineinander. Ziehe sie auseinander, um Spannung zu erzeugen, und neige dich langsam zur linken Seite. Fahre fort wie oben beschrieben.
3. Lass die Arme entspannt zur Seite sinken. Konzentriere dich auf den Energiefluss in deinem Körper.

Teil C. *Vorwärtsbeuge*

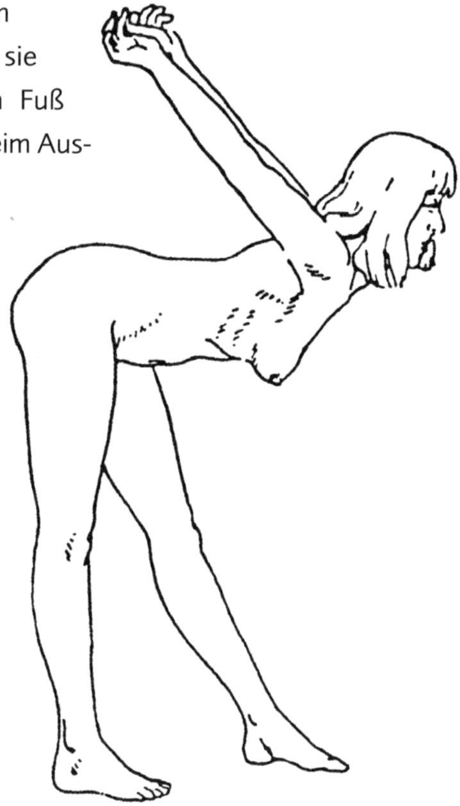

1. Hake die Daumen hinter deinem Rücken ineinander und ziehe sie auseinander. Setz den linken Fuß leicht nach vorn. Beuge dich beim Ausatmen (durch den Mund) mit geradem Rücken nach vorn, während du gleichzeitig die Arme hinter dem Rücken so weit wie möglich nach oben führst. Hebe das Kinn, sodass du die Spannung im Hals wahrnimmst. Spüre die Spannung in der Leistengegend. Wenn nötig, kannst du das vordere Knie ein wenig beugen. Spüre den Zug vom Kreuzbein bis zur *Medulla* (verlängertes Mark). Halte die Spannung einige Sekunden lang. Richte dich beim Einatmen (durch die Nase) wieder auf, lass die Daumen ineinander verhakt und lockere die Spannung. Wiederhole den Ablauf noch 2-mal. Dann lass die Arme zur Seite sinken, stell die Füße nebeneinander und entspanne dich ganz.
2. Hake die Daumen jetzt anders herum ineinander und ziehe sie auseinander, um eine Spannung zu erzeugen. Setz den rechten Fuß nach vorn. Fahre fort wie oben beschrieben.
3. Nimm dir einen Augenblick Zeit, um deine Aufmerksamkeit auf den inneren Energiefluss zu richten.

Teil D. Rückwärtsbeuge

1. Stell deine Füße parallel nebeneinander. Führe beim Einatmen (durch die Nase) deine Handflächen vor dem Körper zusammen und hebe die Arme bis über den Kopf. Halte den Atem an, beuge dich in einem Bogen so weit wie möglich nach hinten und halte dabei die Spannung in den Armen. Spanne den gesamten Körper an und konzentriere dich auf dein Kreuzbein. Halte Atem und Spannung.

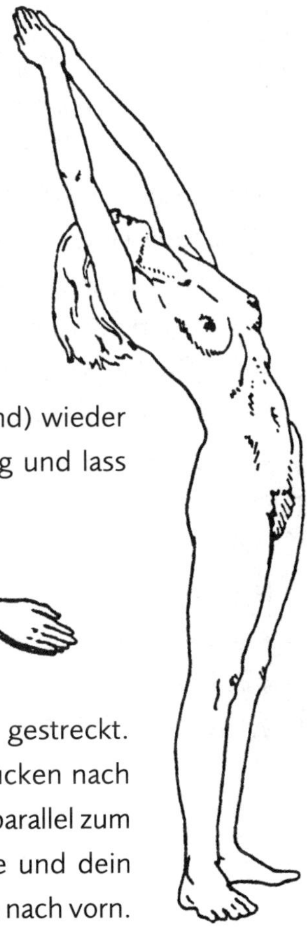

2. Richte dich beim Ausatmen (durch den Mund) wieder auf, löse die Spannung und lass die Arme über den Kopf gestreckt. Beuge dich mit geradem Rücken nach vorn, Rumpf und Arme sind parallel zum Boden. Strecke deine Arme und dein Rückgrat so weit wie möglich nach vorn. Du wirst spüren, wie die Energie durch deine Wirbelsäule nach oben schießt. Wiederhole den Ablauf noch 2-mal.

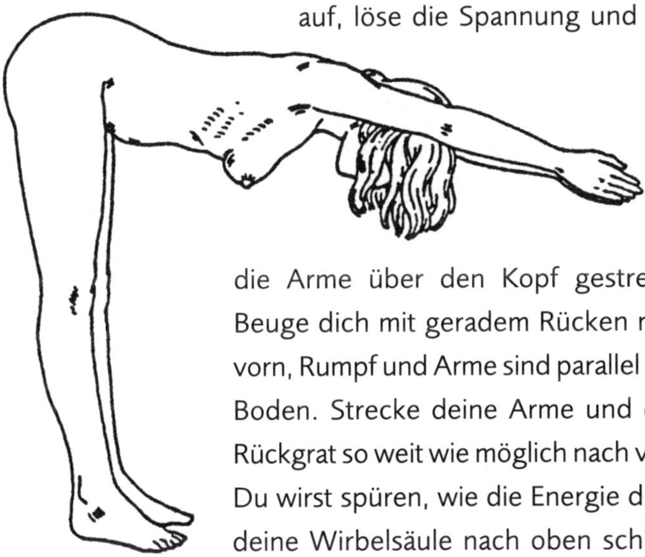

3. Lass deinen Oberkörper nach dem letzten Ausatmen nach vorn fallen und Kopf und Arme locker und entspannt hängen. Richte dich beim Einatmen langsam wieder auf.

***Teil E.** Drehübung*

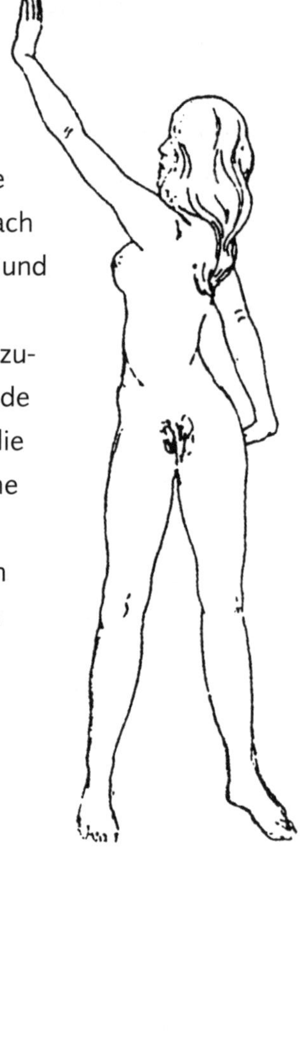

1. Du stehst aufrecht, die Füße sind schulterbreit auseinander. Drehe beim Ausatmen Rumpf und Kopf langsam so weit wie möglich nach rechts und hinten, wobei die rechte Handfläche zur Erde, die linke diagonal nach oben zeigt. Halte die Atemleere, dehne dich und zähle dabei langsam bis 4.
2. Drehe dich beim Einatmen langsam zur Mitte zurück, löse die Spannung und bringe die Hände auf Taillenhöhe so vor den Körper, dass die Handflächen einander zugewandt sind, ohne sich zu berühren.
3. Drehe beim Ausatmen den Körper nun nach links, die rechte Handfläche zeigt jetzt zum Himmel, die linke zur Erde. Dehnen und die Atemleere halten, dann beim Einatmen entspannt zur Mitte zurückkehren.
4. Wiederhole die Schritte 1 bis 3 noch 2-mal.

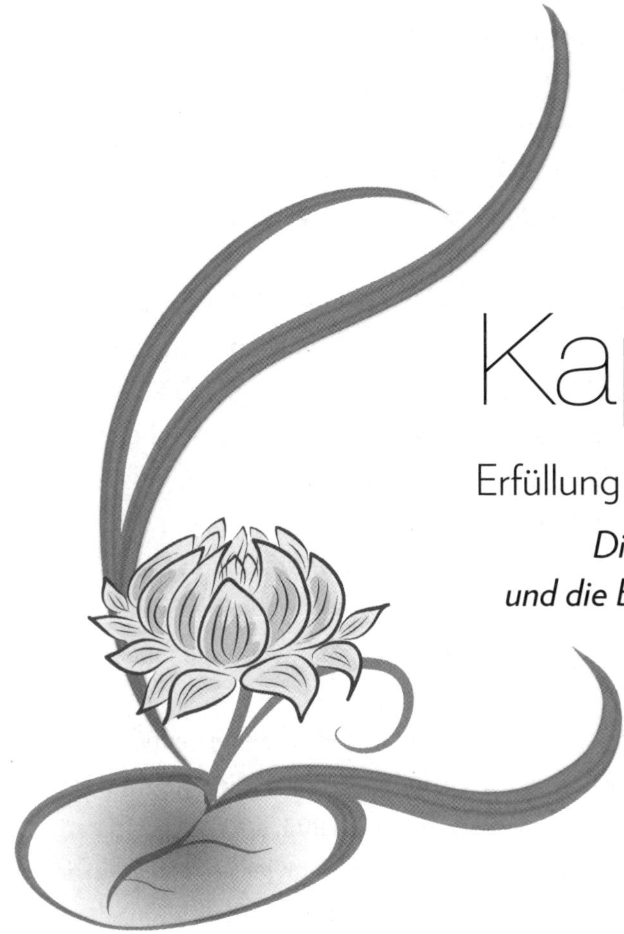

Kapitel 4

Erfüllung und Ermächtigung

Die Bedürfnisse des Ego und die Bestimmung der Seele

Erlebte Enttäuschungen lassen dich aus der Erfahrung der Glückseligkeit fallen. In diesem Kapitel lernst du diese Probleme so zu nutzen, dass sie dich zur Glückseligkeit zurückführen.

Der Name, der dieser „neuen" Übermittlung des Tantra gegeben wurde, lautet *Ipsalu*. Dieses Wort entpuppte sich später als Sanskritbegriff, der „Überwindung des Verlangens" bedeutet. Dieses Wort ist durch Pendeln entstanden, und seine Bedeutung fühlt sich zunächst wie eine Kriegserklärung an den Körper und seine grundlegenden Energien an. Bedeutet das, dass wir als nach Erleuchtung Strebende niemals wieder das Feuer in den Lenden spüren sollen, uns niemals mehr dem Entzücken einer Berührung, eines Kusses oder eines Orgasmus hingeben dürfen? Und was ist mit dem Verlangen nach Dingen oder Erfahrungen jenseits der Sexualität?

Verlangen ist letztendlich „ein Wunsch oder Sehnen, Sehnsucht" – alles Geistestätigkeiten, die mit dem Körper wenig zu tun haben. Sich etwas zu wünschen, von dem man sich vorstellt, dass es einem Vergnügen bereitet; sich nach etwas sehnen, was geschehen wird; etwas noch einmal erleben wollen ... das alles sind in die Zukunft oder in die Vergangenheit gerichtete Geistesaktivitäten. Auch „Hoffnung" kettet dich an den Glauben, dass das Glück von etwas abhängig sei, was momentan nicht verfügbar ist. Diese Verstandesspiele halten dich vom Ewigen Jetzt fern. Wahre Leidenschaft entsteht in der Gegenwart, im Energiefluss des Körpers, wenn die Gedanken ruhig sind.

„Überwindung des Verlangens" bedeutet nicht, dass deine Sexualität erstickt wird. Es bedeutet einfach: Hingabe an den Augenblick, die einzig wirklich existierende Zeit. Wenn dich sexuelle Energie übermannt, erfreue dich daran. Ist die Energie da und kein Partner, um sie zu teilen, dann lerne, dich allein an ihr zu erfreuen, anstatt dir Fantasien über Sex mit einem Partner zu machen. Bring den Kopf zum Schweigen und sei ganz gegenwärtig mit der Energie. Nach und nach wird sie da sein, wenn du es willst, sie wird dich jedoch nicht länger dominieren.

Haben wollen

Unser Verlangen beruht auf der Annahme des Ego, dass du glücklich sein wirst, sobald du etwas Bestimmtes hast oder sobald du dich einer bestimmten Sache entledigt hast oder sobald du etwas Bestimmtes tun kannst. Was dem Ego am wichtigsten ist, sind Überleben (Sicherheit), Freude (Zufrieden-Sein) und Eitelkeit (Rechthaben). Durch dein Verlangen versuchst du, diese Ziele zu erreichen. Umgekehrt gilt natürlich, dass du dich nicht sicher, zufrieden oder im Recht fühlen kannst, solange diese Verlangen unerfüllt sind. Das Ego klammert sich an diesen Trugschluss (Glück durch Erfüllung des Verlangens), um sein Programm zu rechtfertigen.

Das Ego schätzt Besitz, Ruf, Fähigkeiten, Rang, Macht, Anerkennung usw. Es erwartet Befriedigung von der Erreichung dieser Ziele. Die Kluft zwischen dem, was du dir wünschst, und dem, was du tatsächlich hast, führt zu großer Anspannung und Sorge. Um dich von diesem Druck zu befreien, kannst du dich entweder noch mehr bemühen, das Ziel zu erreichen, oder es aufgeben, resignieren und dich geschlagen geben.

Letztendlich bescheren allerdings die Objekte der Begierde, auch wenn das Ziel erreicht ist, meist keine anhaltende Befriedigung. Also setzt sich das Ego neue Ziele, schafft größeres und/oder anderes Verlangen. Es begreift die Sinnlosigkeit dieses ganzen Prozesses nicht. (Willst du Gott zum Lachen bringen, dann erzähl ihm von deinen Plänen.)

Die Sehnsüchte des Ego sind meist ein Versuch,
die tief verwurzelten Gefühle von Wertlosigkeit und Unzulänglichkeit
– Glaubenssätze aus der frühen Kindheit – zu kompensieren.

Die einzige Quelle wirklicher Zufriedenheit ist die, dich wieder mit dem Inneren Geliebten zu verbinden. Das gibt dir das Gefühl, dass alles in Göttlicher Ordnung ist, dass nichts verändert werden muss, dass nichts mehr fehlt. Deine Wirklichkeit verändert sich dabei, wird fließend, ist zu jeder Zeit vollkommen in Ordnung, wie sie gerade ist. Getragen von der Seele, fühlst du dich vollkommen geschützt, glückselig und dein Tun ist zutiefst stimmig. Um in diesen wundervollen Zustand zu gelangen, musst du lediglich deine innere Einstellung ändern. Dann ist das ganze Spiel mit dem Verlangen zu Ende.

Buddha lehrte, dass unser Verlangen die Ursache für unser Leiden ist. Der Schlüssel zur inneren Ruhe sei es, das Verlangen loszulassen, nicht auf Wirkung oder Ergebnis zu achten. Bei allem Respekt für diese meisterhafte Lehre bist du vielleicht nun reif genug, weitere Möglichkeiten in Betracht zu ziehen. Du kannst das Verlangen des Ego als Schlüssel nutzen, um herauszufinden, was dich wirklich beschäftigt, wonach dein Inneres geradezu schreit.

Die Bestimmung der Seele

Es wurde bereits angedeutet, dass die Herausforderungen, die du zu meistern hast, die Aufgaben, die von dir zu lösen sind, von deiner eigenen Seele geschaffen wurden. Es ist wie eine Schatzsuche, auf der du immer wieder neue Hinweise erhältst.

Deine Seele hat einen Plan – sie führt dich in Erfahrungen,
in denen du lernst, etwas erschaffst, etwas Wichtiges erlebst.
Das ist dein Dharma, deine Bestimmung.
Dieser Plan deiner Seele wird vom Sein voll und ganz unterstützt.

Du hast alle Fähigkeiten, um diese Ziele zu erreichen. Alle Hilfe, die du dafür brauchst, wird dir zuteilwerden. Sich zur Bestimmung seiner Seele zu bekennen schafft ein tiefes Gefühl von Vollständigkeit und Erfüllung. Es ist etwas ganz anderes, als die aussichtslosen Versuche des Ego, Befriedigung durch Kompensation zu erfahren.

Menschen, die regelmäßig meditieren, beantworten die Frage nach ihren tiefsten Verlangen meist mit dem Wunsch nach einer tiefen Beziehung, nach Fülle, spirituellen Durchbrüchen, danach, die Zielsetzung ihres Lebens zu finden, nach erfüllendem Sex, Gesundheit und Vitalität, mehr Freude, kreativer Leistungsfähigkeit in Kunst oder Literatur. Diese Qualitäten sind womöglich auch Teil der Bestimmung deiner Seele. Offenbaren sich diese Erfahrungen nicht, kannst du erkunden, warum das so ist.

Ein altes Rätsel lautet: „Wenn Gott allmächtig ist – kann Er dann einen Fels schaffen, der so groß und schwer ist, dass Er selbst ihn nicht hochheben kann?" – „Ja. Dieser Fels ist das Ego." Im Folgenden ist beschrieben wie du als Ego deiner göttlichen Bestimmung entgegenwirkst:

- Du folgst einem Muster wiederkehrender und *selbstzerstörerischer Verhaltensweisen*: eine ruppige oder abwertende Art, die andere Menschen abweist; Lebensmittel oder Drogen, die dich betäuben; anderen nicht dabei zuhören, wenn sie erzählen, was für sie schiefgelaufen ist; das Offensichtliche leugnen; kurz vor dem Erfolg Mist bauen ... mit anderen Worten: *Du tust alles, um Sicherheit, Betäubung und Trennung aufrechtzuerhalten.*
- Diese Verhaltensweisen erwachsen aus deinen *selbstbeschränkenden Überzeugungen*: „Es wäre ohnehin nicht gut genug." „Sie würden mich sowieso nicht mögen." „Das funktioniert bei anderen, aber bei mir nicht." „Das ist unsicher. Ich werde mich lächerlich machen."
- Diese Überzeugungen werden durch emotional geladene Erinnerungen, die in den Körperzellen und Energiekanälen gespeichert sind und den Energiefluss stagnieren lassen, im System festgehalten. Sie wirken als *Energieblockaden*: Angst vor Zurückweisung und Erniedrigung, der Schmerz über den Verlust einer geliebten Person, Wut, weil frühere Versuche erfolglos waren. Stets wird unterstellt, dass die Zukunft so sein wird wie die Vergangenheit, und eine Wiederholung erlebter Traumata darf nicht stattfinden (siehe Kapitel 6, Seite 135 ff.).

Du kannst ein „Problem" analysieren und seine Komplexität begreifen, doch Heilung beginnt erst, wenn du an den Nerv gehst, an jene Stelle im Körper, an der die eingefrorene Emotion lebt. Du musst diese alte Angst, den Schmerz oder die Wut wiedererleben, diesmal mit Bewusstsein. Du musst dir deine Anhaftung an die Situation mit all den positiven Effekten, die sie für dich hat, eingestehen, selbst wenn es wider alle Vernunft erscheint.

Das Programm aus ungesunden Überzeugungen kann auf unzählige verschiedene Weisen aufgebaut und gestartet werden. Manche Menschen kreieren entsetzliche Kindheitserfahrungen. Andere haben scheinbar eine glückliche Kindheit, doch selbst in der perfektesten Familie gibt es zuweilen einen unglücklichen Moment, in dem ein Elternteil ein Trauma schafft, das bedeutend genug ist, um das Kind lebenslang zu verletzen. So weit der Job der Eltern. Die Wunde benötigt vielleicht ein ganzes Leben zur Heilung, doch während dieses Prozesses bringt sie alle notwendigen und erforderlichen Erlebnisse zustande, die wir für die bestmögliche Entwicklung unseres Selbst benötigen.

Das Spock-Syndrom

Viele Menschen, die in den 1940er- bis 1960er-Jahren geboren wurden, Millionen aus der Zeit der geburtenstarken Jahrgänge in den USA (ich gehöre dazu), wurden nach dem Buch über Babys von Dr. Benjamin Spock (siehe Anhang, dort unter „Literatur-, CD-Empfehlungen und mehr", Seite 338 ff.) *aufgezogen. Ich möchte meine eigenen Erfahrungen mitteilen und viele Menschen aus meiner Generation werden die gleichen gemacht haben. So hielt Dr. Spock die Mütter warnend an, das Baby nur zu bestimmten, von den Müttern festgelegten Zeiten zu füttern und in den Arm zu nehmen. (In späteren Jahren widerrief er diese Haltung, nachdem das Unglück in unzählige Leben gebracht hatte.)*

Als Kind hatte ich einen etwas schnelleren Stoffwechsel als andere und so brauchte ich häufiger etwas zu essen als das vorgesehen war. Man ließ mich vor Hunger schreien, und ich hatte das Gefühl, vor Hunger sterben zu müssen, während meine gutmeinende Mutter dabeistand und ängstlich auf die Uhr sah.

Ich mag als Baby liebevolle Zuwendung oder Nahrung gebraucht haben oder wollte einfach gehalten werden (das konnte ich damals nur durch Schreien äußern). Meine Mutter wollte das „Richtige" für ihr Baby tun und es nicht „verwöhnen", und so ließ sie mich schreien, ohne zu reagieren.

Aus dieser Situation heraus entwickelten sich unterschiedliche Glaubenssysteme in mir rund um das Gefühl, nicht unterstützt zu werden und hilflos zu sein, Systeme der Zwanghaftigkeit rund um Nahrung und Sex. Diese Überzeugungen haben das Verlangen in meinem späteren Leben, sogar die Bestimmung meiner Seele, beeinflusst. Schau, wie du mit einem inneren Dialog die Überzeugungen, die dich lähmen, erforschen kannst, und beginne, über ihre Begrenzungen hinauszugehen.

Ein Absichtsvoller Dialog

Thema: Die Lebenssorge – Das Gefühl, nicht unterstützt zu werden

Was ist dein *gegenwärtiges Verlangen* nach etwas, was du ganz stark begehrst und nicht erreichen kannst?

Ich möchte eine Organisation gründen, um die Lehren des Tantra weiterzuverbreiten. Das fühlt sich so an, als sei es die Bestimmung meiner Seele.

Was *offenbart sich gegenwärtig* in deinem Leben?

Die Leute begeistern sich eine Weile dafür und möchten helfen, aber das hält nicht lange an. Meist bringen sie mit allem, was sie tun, nur ein großes Durcheinander an, und ich muss es dann korrigieren.

Bist du bereit, die *Verantwortung zu übernehmen*, anstatt dich selbst als Opfer zu betrachten, zu erkennen, wie du diese Situation erschaffst und aufrechterhältst?

Ich bin nicht überzeugt, aber gut, ich versuche es.

Welche *Verhaltensweisen* tauchen bei dir deiner Meinung nach automatisch auf?

Wenn ein Assistent etwas gut macht, ist das für mich selbstverständlich. Das ist ja sein Job. Was mir mehr ins Auge fällt, sind Fehler, und manchmal rege ich mich darüber dann richtig auf.

Wahrscheinlich ziehst du Menschen an, die von ihrer Mutter immer wieder den Satz gehört haben: „Egal was du tust, es ist nie gut genug." Sie sind für diese Rolle wie geschaffen. Was ist deine *Strategie*, mit dieser Situation umzugehen?

Damit alles richtig gemacht wird, muss ich es selbst tun.

Wiederhole dieses Mantra ein paar Mal: „Ich fühle mich gern allen überlegen."

Ich fühle mich gern allen überlegen. Ich fühle mich gern allen überlegen. Ich mag dieses Gefühl wirklich richtig gern.

Angenommen, deine Strategien und Verhaltensweisen wären der Stamm oder die Blätter eines Baumes. Welche *Überzeugung* läge an der Wurzel?

Denen, die mich unterstützen sollten, kann ich nicht trauen.

Versetz dich in deine frühe Kindheit. Wie fühlt sich das in deinem Körper an?

Ich bin zornig, wenn ich ignoriert werde, statt Hilfe zu bekommen. Ich bin traurig, dass mich niemand genug liebt, niemand nimmt wahr, was ich brauche, und kümmert sich um mich. Ich fürchte, ich muss sterben.

Das sagt dein Verstand. Gehe tiefer und sprich von der Stelle in deinem Körper, an der diese Gefühle leben und wo sie sich in diesem Augenblick noch immer ereignen.

Da ist eine Spannung in meinem ganzen Bauch.

Sage das noch einmal von dort aus.

(Wiederhole den wesentlichen Satz so lange und so oft, bis deine Stimme zittert oder bebt, bis du die eingefrorene Emotion spürst.)

Der Dialog geht so lang, bis die Wahrheit enthüllt ist, die *Veränderung* möglich macht.

Es war mir wichtig, mich allen überlegen zu fühlen. Das wollte meine Mutter so von mir, und ich fühlte mich gezwungen, dieses Affentheater fortzusetzen, um ihr zu gefallen, um ihr Interesse an mir wachzuhalten und ihre Unterstützung zu bekommen. Ich vergab meiner Mutter, dass sie versucht hatte, ihren Ehrgeiz durch mich auszuleben.

Ich lernte, ihr und anderen Fehler zuzugestehen, ohne Urteil oder Strafe. Offenbar spiegelte das meinen inneren Prozess wider, sodass ich mir selbst erlauben musste, Fehler zu machen. Sehr bald tauchten Menschen mit großen Fähigkeiten auf, hochbegabt, die gern etwas für mich tun wollten.

Als ein Freund von mir dies las, ging er mit der Situation in Resonanz und entdeckte dabei seine persönliche Überzeugung: „Wenn ich jemanden liebe, kümmert er sich nicht um meine Bedürfnisse." Liebe wird gleichgesetzt mit unerfüllten Bedürfnissen. Und seine Strategie war es, dass er sich eine Partnerin ausgesucht hatte, die seine Bedürfnisse nicht erfüllte. Und wenn sich doch jemand um ihn kümmerte, hinterfragte er die Gültigkeit ihrer Liebe.

Jeder derartige Prozess klärt eine *Lektion*. Da niemand wirklich nur Opfer ist und das Spock-Syndrom von so vielen Seelen gewählt wurde, ist davon auszugehen, dass darin ein großes Lernpotenzial steckte.

Für mich bestand ein bedeutender Teil des Potenzials in diesem Fall darin, auf dem Weg zur bedingungslosen Liebe zunächst Toleranz und Mitgefühl zu lernen. Über die Leistung anderer zu urteilen spiegelte einfach meine Urteile über mich selbst, nämlich die Überzeugung, dass Liebe durch Leistung verdient werden muss.

Ich begriff, wie sehr meine eigenen Themen sich der Bestimmung meiner Seele entgegenstellten und wie sich mein Bewusstsein erweiterte, wenn ich diesen Themen gegenüber aufmerksam und wach war. Zu verstehen, wie es nicht funktionierte, half mir dabei, das zu schätzen, was funktioniert. Die Arbeit, die meiner Bestimmung entspricht, geht mir nun viel besser von der Hand.

Die Unsicherheit, die das Spock-Syndrom hinsichtlich Ernährung und körperlicher Berührung geschaffen hatte, bedeutete für mich – und unzählige andere Menschen – lebenswichtige Herausforderungen rund um Suchtverhalten bei Ernährung (sich abwechselnd vollstopfen und erbrechen) und Sexualität (Zyklen von promiskuitivem und zölibatärem Verhalten). Meine

Strategie hieß: „Nimm, was du kriegen kannst, wer weiß, wann es wieder was gibt."

Bei dieser Lektion ging es darum, Bewusstheit und Liebe in die Prozesse und Konzepte rund um die Themen „Ernährung" und „Sexualität" zu bringen. Früher legten spirituell Suchende Armuts-, Keuschheits- oder Gehorsamsgelübde ab. Die Strategie hieß Vermeidung. Heute können wir mit klarem Bewusstsein kluge Entscheidungen treffen und benötigen diese Begrenzungen nicht mehr.

Zusammenfassung

Der Absichtsvolle Dialog hilft, verschiedene wesentliche Elemente klar zu erkennen:

- Verlangen – Was willst du?
- Was offenbart sich gegenwärtig? – Was hast du?
- Bereitschaft, Verantwortung zu übernehmen – Was hast du erschaffen?
- Wiederkehrende unerwünschte Verhaltensweisen – Was tust du?
- Zugrunde liegende Strategien – Was hoffst du, mit diesem Verhalten zu erreichen?
- Tiefe Überzeugungen – Welche Entscheidungen hast du getroffen?
- Eingefrorenes Gefühl – Wo in deinem Körper lebt es und wie fühlt es sich an?
- Die Bedeutung des beschränkenden Standpunkts – Er unterstützt dich, indem er Trennung, Sicherheit und Betäubung verstärkt, Druck nimmt und Abenteuer ohne zu viel Risiko ermöglicht.
- Lektion – Was willst du aus dieser Situation lernen oder erfahren?
- Veränderung – Welche Verhaltensweise muss sich ändern, damit du dieses Muster loslassen kannst?

Solche Dialoge zu deinen Themen sind sehr aufschlussreich. Jeder kann hierbei nur gewinnen. Jeder Mensch hat andere Themen. Diese Themen können erforscht werden, indem wir tiefgründig die Hintergründe unserer unerfüllten Verlangen untersuchen.

Die Antworten in diesem Dialog kommen möglicherweise nicht sofort, denn Strategien und tiefe Überzeugungen sind tief im Unbewusstsein vergraben und dort sehr gut geschützt. Die tägliche Praxis kann die Themen ins Bewusstsein holen, wo sie (an)erkannt, zu Ende gebracht und losgelassen werden. Die alten Gefühle wurden in der Vergangenheit eingefroren und sind noch heute spürbar. Wenn du ins Jetzt kommst, wirst du damit konfrontiert. In *Ipsalu*-Kursen wird emotionale Befreiungsarbeit in der Gruppe unter Anleitung in einem geschützten Raum geübt, außerdem bieten ausgebildete Trainer Einzelsitzungen an.

Veränderung entsteht, wenn du dir eingestehst,
wie sehr du die Situation, gegen die du dich so auflehnst, liebst,
genießt und an ihr hängst. Schau, auf welch wundervolle Weise
sie dir dient – selbst wenn dein Verstand gerade widerspricht.

Wirkungslose Strategien

- *Um zu* – Soll das Objekt der Begierde ein Mittel sein, *um* ein anderes Ziel *zu* erreichen, ist das eine Ego-Verfälschung. „Ich sehne mich nach einem tollen Auto, um Frauen zu erobern."
- *Vergangenheit oder Zukunft* – Wenn das Ziel etwas beinhaltet, was nicht im Jetzt liegt, verliert es an Kraft. Du kannst nur den gegenwärtigen Augenblick beeinflussen und künftige Augenblicke werden sich gestalten, wie sie es eben tun. „Ich will bis zu einem bestimmten Datum 15 Kilo abnehmen. Aber jetzt reich mir bitte die Eiskrem."
- *Abhängigkeit* – Wenn sich etwas außerhalb von dir oder jemand anderem ändern muss, damit dein Wunsch wahr werden kann, hast du schon verloren. Verändert sich etwas in dir, kommt alles um dich herum von

allein in Bewegung. Die Veränderung im Außen direkt bewirken zu wollen funktioniert nicht. „Ich will, dass meine Frau weniger kritisch ist."

- *In Ordnung bringen* – Wirst du angetrieben von einem Gefühl, dass irgendetwas nicht stimmt, dann wird die Gegenwart durch das darin enthaltene Urteil abgelehnt. „Ich möchte selbstbewusster sein."
- *Nicht wollen* – Konzentriere dich auf das, was du willst, nicht auf das, was du nicht willst. „Ich will keine Verwicklungen mehr mit Männern, die schon vergeben sind."

Göttliche Führung oder neurotischer Zwang?

Um deine Sehnsüchte und Absichten umzusetzen, musst du Entscheidungen treffen und handeln. Du hast plötzlich eine Idee, und du fragst dich, ob du ihr nachgehen sollst. Wie kannst du feststellen, ob sie ein Hinweis deines Höheren Selbst ist oder ob es das Ego ist, das danach strebt, eine seiner sinnlosen Strategien zu verwirklichen?

Das Leben ist die Hölle, wenn du weißt, dass es nur eine Frage der Zeit ist, bevor du in den nächsten Schlamassel gerätst (ohne zu verstehen, warum das so ist). Das Leben ist himmlisch, wenn du im göttlichen Fluss, jeden Augenblick erfüllt von Leichtigkeit und Gnade, friedvoll und in Harmonie bist.

Wer sich noch nicht mit sich selbst auseinandergesetzt hat, dessen Handlungen werden zum größten Teil von den Strategien seines Ego getrieben sein. Je mehr du mit diesen Mustern vertraut bist, desto besser kannst du die immer wiederkehrenden altbekannten Auslöser erkennen und dich entscheiden, nicht auf sie zu reagieren.

Mit der Zeit erlebst du mehr und mehr Augenblicke des Seins in Selbstlosigkeit und Liebe. Du lernst, deine innere Stimme zu erkennen, deinem Herzen zu folgen und solchen Impulsen zu vertrauen, selbst wenn sie zunächst unvernünftig erscheinen. In ihnen liegt eine eigene Intelligenz, die jenseits der Vernunft ist. Du erfährst mehr und mehr die Weisheit des Körpers und schließlich die kosmische Weisheit.

In vielen Momenten erscheint es jedoch völlig unklar, was dich antreibt. Gehe in einem solchen Fall noch einmal die Liste im vorhergehenden Abschnitt unter "Wirkungslose Strategien" (Seite 99) durch.

Die folgenden Kriterien können dir ebenfalls helfen zu entscheiden, ob du einem Impuls folgen und trauen willst oder nicht:

- Fühlst du dich im Recht oder überlegen, machst du jemand anderen klein oder setzt du ihn ins Unrecht?
- Fühlst du dich durch dein Handeln mehr getrennt oder mehr verbunden mit dem Sein?
- Respektierst du die Beteiligten tatsächlich, ohne versteckte Pläne und Hintergedanken?
- Respektierst du dich mit einer solchen Handlung selbst, bedingungslos?

Nimm dir einen Augenblick Zeit, um deinen Geist zur Ruhe kommen zu lassen (siehe Kapitel 3, Seite 82 ff.). Fülle dein Herz mit Dankbarkeit. Bitte um Klarheit. Meist zeigt sich dir nicht sofort das „ganze Bild", du kannst immer nur den nächsten Schritt erkennen. Fühlt sich dieser Schritt richtig an, dann stimme ganz zu. Schau, wo du dann bist, und warte auf das, was als Nächstes kommt.

Latihan (Body Flow)

Latihan ist ein wunderschöner Prozess, der dich lehrt, deine innere Stimme zu erkennen und ihr zu folgen. Osho betrachtete ihn als *Maha Mudra*, die großartigste energieverstärkende Bewegung. Die Bezeichnung *Body Flow* ist zeitgemäßer und beschreibt ihn besser. Stell ihn dir als bewegte Meditation vor, die die Inspiration und Führung in dir dazu einlädt, sich zu zeigen.

Geh in die Stille, lass deinen Geist zur Ruhe kommen. Warte auf einen Impuls, eine Bewegung oder einen Ton zu machen. Bist du dir des Impulses nicht sicher, warte ein wenig ab, ob er sich noch einmal zeigt. Die Bewegung oder der Ton kommen nicht willentlich. „Es" scheint außerhalb deines Tuns zu geschehen, direkt aus deinem Sein zu kommen.

In der Natur und für dich allein wird dieser Prozess zu einem wunderbaren Tanz mit den Elementen. Beim Liebesakt fördert er Spontaneität und Frische. Im Rahmen einer Gruppe führt er oftmals in heilende Situationen. Letztendlich könnte er zu einer Lebensweise werden. Versuch es!

Was dir hilft, deine Wünsche zu erfüllen

Manchmal wartet das Sein nur darauf, dass du dir klar wirst, was du willst, und dich in diese Richtung bewegst. Nimm an, dein Wunsch sei rein, keine Kompensation, nichts, was du willst, um etwas anderes zu bekommen. Er sei einfach etwas, was zu tun oder zu haben dir gefallen würde. Wenn du keine Strategie, keine Richtung hast, wird sich der Wunsch wahrscheinlich nicht erfüllen.

Vielleicht ist die Idee die gemeinsame Schöpfung eines bewussten Ich und der göttlichen Führung. Irgendetwas in dir möchte auf die Welt gebracht werden. Versteife dich nicht auf deinen Plan. Möglicherweise muss er beim Voranschreiten verändert werden.

Hier findest du einige kraftvolle yogische Methoden, um nicht fokussierte schöpferische Energie einzuladen, sich zu manifestieren. Allerdings funktioniert keine dieser Methoden, wenn dein Überzeugungssystem keinen Erfolg oder keine Befriedigung erlaubt. Deine Überzeugungen sind stärker als deine Vorhaben. Wenn die Methoden nicht funktionieren, dann mach dich auf die Suche nach dem, was dir im Weg steht, wie es im vorstehenden Absichtsvollen Dialog (Seite 95 ff.) vorgeschlagen wurde.

Der Prozess des **Yoga Nidra** ist eine kraftvolle Methode, um die Überzeugungen deines Ego umzuprogrammieren. Es erschafft einen Zustand wachen Träumens, einen Zustand höchster Beeinflussbarkeit, in dem du Entscheidungen und Absichten in dein Unbewusstes einpflanzen kannst. Das ist viel tief gehender als Selbst-Hypnose.

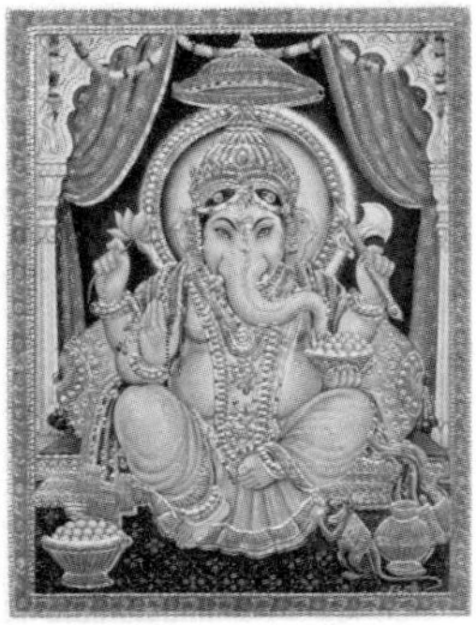

Die Hindu-Gottheit **Ganesha** ist dafür bekannt, dass er Hindernisse aus dem Weg räumt. Millionen gläubiger Hindus beten diese Gottheit an und opfern ihm, in der Hoffnung, seine Hilfe bei der Lösung ihrer Probleme zu bekommen.

Bildlich wird er als plumper Mann mit einem Elefantenkopf dargestellt. Das Mantra, das seine Hilfe herbeiruft, lautet *Om gam ganapataye namaha.* Ausgesprochen wird es so: Om gahm gah-nah-pah-tah-yay nah-mah-hah.

Der Klang jeden Vokals stimuliert ein bestimmtes Chakra und mit dem Klang *ah* geht das Herzchakra in Resonanz. In diesem Mantra kommt *ah* sehr häufig vor. Wenn du es eine längere Zeit rezitierst, wird sich dein Herz öffnen. Im Herzensraum verschwinden die Hindernisse. Das hat vermutlich gar nichts mit einem mystischen Götterbild zu tun, aber die Mythologie wirkt bezaubernd und berührt das Unbewusste. Für manche Menschen ist es einfacher, eine Gottheit zu lieben und ihr zu vertrauen, als sich selbst zu lieben und zu vertrauen.

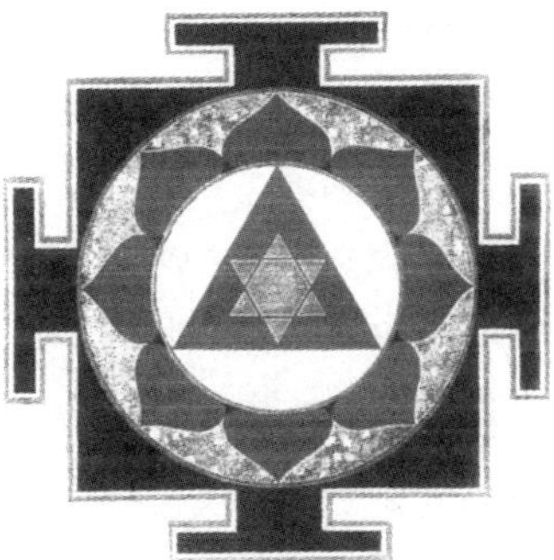

Ein **Yantra** stellt ein Mantra bildlich dar. Das *Yantra*, das dem *Ganesha*-Mantra zugeordnet wird, zeigt im Zentrum einen sechseckigen Stern, der das Herzchakra symbolisiert (*Anahata-Chakra*, Wohnstatt der Seele), und darum ein Dreieck, das das Solarplexuschakra symbolisiert (*Manipura-Chakra*, Zentrum des Ego). Das soll ausdrücken, dass es keine Hindernisse mehr gibt, wenn das Ego sich der Seele dienend ergibt.

Die Sexualmagie beim Orgasmus. Eine fortgeschrittene Technik verwendet Visualisierungen der Sexualmagie. Näherst du dich einem Orgasmus, so rufe dir ein Bild dessen ins Gedächtnis, was du dir wünschst, und gib der

Vision Kraft mit der Energie des Orgasmus. Lass das Bild in deiner Vorstellung lebendig werden, in Farbe, viel größer als im Leben, stell es dir bis ins kleinste Detail vor. Hauche ihm aus der Intensität dieser höchsten energetischen Aufladung Leben ein und entlasse das Bild dann im Augenblick des Orgasmus in den Kosmos. Deine Vision wird sich sicherlich manifestieren. Lass dich von der Magie nicht so sehr in den Bann ziehen, dass du darüber vergisst, dass der Liebesakt ein Ausdruck der Liebe selbst ist.

Doch: Vorsicht bei Sexualmagie! Magie wird von Aleister Crowley als eine Lehre definiert, die beabsichtigt, Veränderungen in Übereinstimmung mit dem Willen des Ausführenden herbeizuführen. Magische tantrische Rituale sind zielorientiert. Sie arbeiten mit der Energie persönlicher Macht des 3. Chakras. Bei diesen Praktiken besteht keinerlei Notwendigkeit, Liebe für den Ritualpartner zu empfinden. Fortgeschrittene Magier versuchen möglicherweise, den Einsatz magischer Mittel mit dem Wunsch zu rechtfertigen, spirituelle Ziele zu erreichen. Ist Erleuchtung das Ziel, das du anstrebst, kann dieses Ziel nicht erreicht werden, bis du das Interesse an Kontrolle verlierst und einen Zustand der Hingabe erreichst. Die Wirksamkeit wahrhaft tantrischer Rituale ist abhängig von der Liebe, die du deinem Partner – als einem Symbol des Göttlichen – gegenüber empfindest. In diesem Zusammenhang ist Magie einfach unpassend.

Sexualmagie ist wahrscheinlich die kraftvollste Art von Selbsthypnose. Sie ist so wirkungsvoll, weil du dich in diesen Augenblicken in einem außerordentlich sensiblen und beeinflussbaren Zustand befindest. Solche magischen Augenblicke kannst du nutzen, um etwas zu visualisieren, was du manifestieren willst. Du kannst die gleiche Kraft jedoch auch dazu einsetzen, um dich in Liebe deiner Vereinigung mit dem Göttlichen hinzugeben. Du hast immer die Wahl.

Mit einem Orgasmus eine Affirmation zu formulieren, um innere Widerstände zu klären, ist in Ordnung. In Ordnung ist es auch, wenn du etwas erschaffst, einfach weil du es erschaffen möchtest. Nicht in Ordnung ist jedoch, wenn andere Menschen oder Situationen zum eigenen Vorteil manipuliert werden. Sei achtsam, dass deine Vorstellung sich nicht auf die Selbstbestimmung anderer auswirkt, selbst wenn du versuchst, zu helfen. So zeitigst du wahrscheinlich unliebsame Ergebnisse.

Herzmagie. Bist du in deinem Herzen, gilt dein Verlangen nicht in erster Linie deiner eigenen Befriedigung. Du wünschst dir das Beste für alle und nimmst wahr, dass du eins mit allem bist. Im Dienste des großen Geistes stehst du als Werkzeug zur Verfügung, mit dem Veränderungen geschaffen werden können. Wahre Befriedigung entsteht, wenn das Ego der Seele seine Vorstellungen unterordnet.

Wenn sich dein Ego hingibt, wenn dein Herz in Einklang mit der Unendlichkeit schwingt, befindest du dich ganz selbstverständlich an einem magischen Ort. Vielfach manifestieren sich deine Gedanken fast augenblicklich in der Wirklichkeit. Du denkst an jemanden und schon klingelt das Telefon oder du triffst denjenigen ganz unerwartet. Du stellst fest, dass du irgendeine Sache brauchst und schon bietet jemand sie dir an. Kleine Wunder geschehen so häufig, dass du sie mehr und mehr für selbstverständlich hältst. Die Magie geschieht nicht, weil du dich anstrengst, dem Sein deinen Willen aufzuzwingen, sondern vielmehr, weil du eins bist mit dem Sein und das Sein dich völlig trägt.

Hingabe verlangt großes Vertrauen,
die Gewissheit, dass das Sein dir immer gibt,
was zu deinem Besten ist,
auch wenn es nicht das ist, was du zu brauchen glaubst.
(You can't always get what you want ... but you will see ...
that you get what you need!)

Zur Vertiefung

1. Erforsche die Kräfte, die dich antreiben. Untersuche dein Verlangen. Mache eine Liste der Dinge, die du in deinem Leben haben willst.
2. Überprüfe jedes Verlangen darauf, ob du nicht glücklich sein willst oder kannst, bis es erfüllt ist. Kannst du nicht trotzdem glücklich sein? Erkenne: Was du nicht haben willst, das wird bei dir bleiben. Sich mit der Situation anzufreunden mag der einzige Weg sein, sie zu verändern.
3. Gestehe dir die Tatsache ein, dass du das Verlangte schon hättest, wenn dein Verlangen echt wäre.
4. Finde heraus, was dir im Weg steht. Nimm den Absichtsvollen Dialog zu Hilfe, der in diesem Kapitel (Seite 95 ff.) vorgestellt wurde. Bitte einen Freund, ihn mit dir zu führen, oder schreibe alles in dein Tagebuch.
   - Was wünschst du dir gegenwärtig, kannst es aber nicht bewirken?
   - Was zeigt sich tatsächlich in deinem Leben?
   - Bist du bereit, dich verantwortlich zu fühlen dafür, dass du selbst es bist, der diese Situation erschafft und aufrechterhält, anstatt dich als Opfer zu betrachten?
   - Welche Verhaltensweisen wiederholst du immer wieder?
   - Was ist deine Strategie, mit dieser Situation umzugehen?
   - Welche grundlegende Überzeugung ist hier aktiv?
   - Wie fühlt sich das in deinem Körper an?
5. Setze deine alltägliche Praxis fort:
   - **Aktivierung des Körpers**
     Die Ganzatmung oder *Rishi Isometrics*
   - **Stillwerden des Geistes**
     Die Wahrnehmung des Atems
   - **Aufbau sexueller Energie**
     Aswini Mudra (siehe rechte Seite)

6. *Yoga Nidra* (siehe Anhang, dort unter „Literatur-, CD-Empfehlungen und mehr", Seite 338 ff.): Mache die *Yoga Nidra*-Meditation zu einem Bestandteil deiner täglichen Praxis beim Aufwachen bzw. Schlafengehen.
7. Erforsche *Body Flow (Latihan)*, wie oben beschrieben, entweder allein, mit einem Partner oder in einer kleinen Gruppe.

Aswini Mudra

Diese alte Massagetechnik besteht aus dynamischen Kontraktionen des Schließmuskels, die auf die Genitalien (bei Frauen oben in der Vagina) wirken. Sie wirkt sehr kraftvoll, da sie Energie nach oben in das *Manipura-Chakra* pumpt. Die Kontraktionen werden leicht und schnell ausgeführt.

1. Setz dich auf deine Ferse, ein zusammengerolltes Handtuch oder einen Tennisball, sodass du auf dem *Muladhara-Chakra* (die Stelle zwischen Genitalien und After bei Männern, die Klitoris bei Frauen) Druck spürst.
2. Fülle die Lunge bis zu etwa einem Drittel mit Luft. Kontrahiere und entspanne den Beckenboden 10-mal, etwa 2-mal pro Sekunde.
3. Atme erneut ein und fülle deine Lunge zu einem weiteren Drittel. Wieder 10-mal die Beckenbodenmuskulatur kontrahieren und entspannen.
4. Atme wieder ein, nun füllst du das letzte Drittel deiner Lunge mit Luft, und kontrahiere und entspanne den Beckenboden die letzten 10 Mal.
5. Halte den Atem und die Kontraktion einen Augenblick, ziehe die Schultern nach vorn und drücke das Kinn in Richtung Brust. Spüre, wie Hitze und ein dynamischer Druck in der Wirbelsäule entstehen.
6. Nimm einen weiteren kurzen Atemzug durch die Nase (*sniff*), ohne vorher auszuatmen, und hebe dabei das Kinn wieder an. Atme nun langsam durch die Nase aus, während du Schultern und Beckenboden entspannst. Spüre den Energiestrom im ganzen Körper. Visualisiere, wie die Energie der Wirbelsäule entlang nach oben steigt. Führe *Aswini Mudra* 3-mal durch. Nach einiger Übung kannst du die Anzahl der Kontraktionen auf bis zu 20 erhöhen.

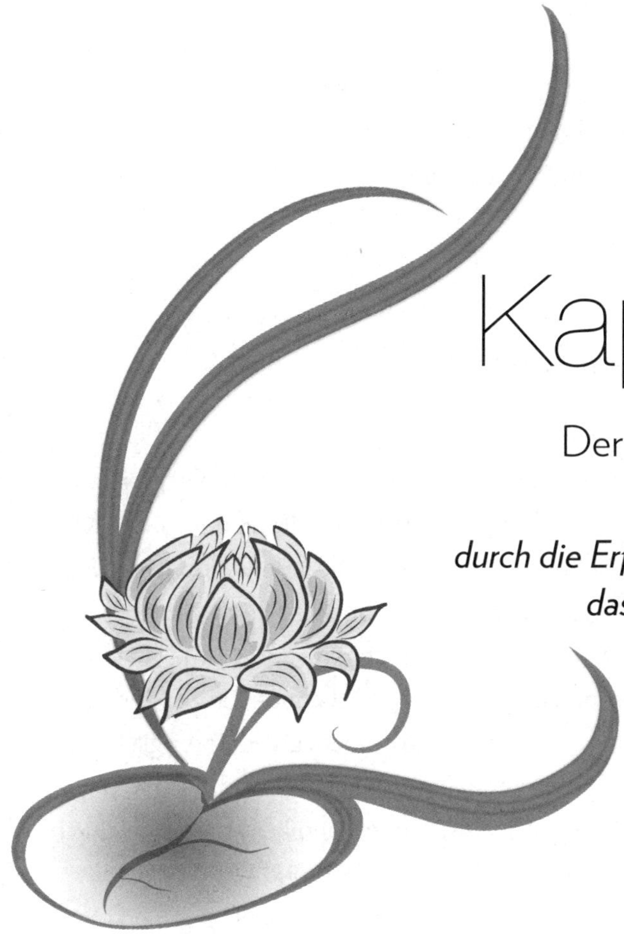

Kapitel 5

Der Himmel auf Erden

Wie oben, so unten – durch die Erforschung des Körpers das Universum erkennen

Nach tantrischer Tradition kann jedes spirituelle Phänomen auf körperlicher Ebene erfahren werden. Tantra lehrt, dass die Gesetzmäßigkeiten und Vorgänge des Universums parallel zu den menschlichen biologischen verlaufen und sich die Schwingungen des Universums im Körperrhythmus widerspiegeln.

„Wer die Wahrheit des Körpers begreift,
kann die Wahrheit des Universums erkennen."
Ratnasara Tantra

Die Einstellung zum Körper

Der Körper bietet uns eine wunderbare Gelegenheit, Wissen und Erfahrung auf vielen Ebenen zu gewinnen, doch die meisten spirituellen Wege nutzen diese Möglichkeit nicht. Bereits früh in der christlichen Tradition wurden Körper und Seele als verfeindete Parteien betrachtet. Die Überwindung des Fleisches wurde zum ernsthaften Bestreben. Den Körper zu verunglimpfen und zu bestrafen, sogar zu peitschen und zu geißeln gehörte zur spirituellen Praxis.

Andere Yoga-Formen lehnen den Körper ab und ermutigen zu Meditationen, die die Flucht aus der physischen Welt anstreben. Das ursprüngliche Ziel des Tantra ist die Loslösung von der Anhaftung an die (grobstofflichen) physischen und (feinstofflichen) Energiekörper. Frühere Tantriker waren stets durch ihren Wunsch nach Befreiung vom Zyklus von Geburt und Tod motiviert.

Befreiung wird allerdings nur möglich, wenn du sie nicht länger ersehnst und dich am Leben erfreust, wie es ist. Diese Freude kann nur erfahren werden, wenn du ganz im Augenblick lebst, sowohl der vorübergehenden als auch der ewigen Dimension ganz bewusst, am inneren Pol der Ruhe.

Ipsalu Tantra ermutigt dich, mit der körperlichen Ebene verbunden zu bleiben. Viele Menschen leben eher in ihrem Mentalkörper – in ihren Gedanken und Dramen – als in ihrem physischen Körper. Mentaler und physischer Körper sind nicht in Einklang. Häufig urteilt der Geist sogar hart über die Unvollkommenheit des Körpers. Die meisten Menschen sind mit ihrem Körper unglücklich und nur wenige sind gern in ihm zu Hause.

Tantra wurde definiert als ein Weg, der den Körper ehrt und sich um ihn kümmert. Der erste Schritt besteht darin, den Körper vor Vernachlässigung und Abwertung zu schützen und dieses fantastische Fahrzeug zu ehren. Anstatt die Unzulänglichkeiten des Körpers, die tatsächlich Abbilder deiner verborgenen inneren Einstellungen sind, in den Mittelpunkt zu stellen, erkenne lieber an, was er alles bereitstellt, um dir zu dienen.

Auf vielen spirituellen Pfaden sehnen sich die Menschen nach dem Tod, weil sie dann in den Himmel gelangen und mit Gott leben können. Moderne Tantriker ziehen es vor, den Himmel *hier* zu sehen, wo immer du bist, und *im Jetzt*, im gegenwärtigen Augenblick.

Du bereitest dich darauf vor, die Göttliche Gegenwart im Körper, deinem physischen Tempel, direkt zu erfahren. Die Vorbereitung umfasst die Reinigung der physischen, ätherischen, emotionalen und geistigen Dimensionen. Sie beinhaltet auch, Bewusstsein in die Einzelheiten rund um die Pflege unseres Körper-Tempels zu bringen, ihn mit Ritualen zu Ernährung, Bad, Berührung, Liebe und Schlaf zu feiern (siehe Kapitel 10, Seite 245 ff.).

Erleuchtung auf körperlicher Ebene

Das erklärte Ziel mancher spiritueller Pfade ist die Vereinigung von Körper und Seele, doch Körper und Seele sind gar nicht getrennt. Der Körper ist Teil der Seele, jener Teil, den du berühren kannst. Du weißt, dass das wahr ist, denn der Körper sagt immer die Wahrheit und lebt immer in der Gegenwart. Der Körper ist der Aspekt der Seele, der Erfahrungen über die Sinne vermittelt. Die Seele ist der Aspekt des Körpers, der anfangs jenseits des Wahrnehmungsbereichs der fünf Sinne existierte. Die Seele war stets gegenwärtig und verfügbar, doch die Hürden des Ego – nicht akzeptierte Einstellungen, unterdrückte Gefühle, Kontrollverhalten – hat sie aus dem Bewusstsein verbannt.

Viele Praktizierende haben in außerkörperlichen Zuständen und tiefer Meditation einen gewissen Grad der Erleuchtung erreicht. Die meisten spirituellen Wege sind an diesem Ziel orientiert. Nach dieser Erfahrung entscheiden sich manche Menschen zurückzukommen, um einen umfassenderen Grad von Erleuchtung zu erlangen, während sie in ihrem Körper sind und Anteil am irdischen Geschehen haben.

Wirkt die Meditation auf jemanden verwirrend, dann zeigt das, dass sein Bewusstsein sich von der physischen Ebene gelöst hat. Erdende Praktiken sind sehr wichtig, um die physische Gegenwärtigkeit aufrechtzuerhalten. Sie sollten jeder Erfahrung veränderten Bewusstseins vorangehen und folgen. Tätigkeiten wie gehen, tanzen, sich gegenseitig umarmen und Körperkontakt mit anderen bringen dich wieder in deinen Körper.

Die *Avatare* – Gesegneten, die im höchsten für menschliche Wesen erreichbaren Zustand angekommen sind – sind vollkommene Verkörperungen des Höchsten. In ihnen verwirklicht sich in physischer Form vollständig das Göttliche Wesen. Sie haben erlangt, was auch dir möglich ist. Der physisch unsterbliche Babaji Nagaraj muss hier genannt werden, denn er macht jedem Mut, in seine Fußstapfen zu treten.

Physischer Körper und Prana-Körper

Für uns Menschen sind als Körper nur Fleisch, Blut und Knochen erkennbar. Die Yogis haben durch jahrtausendelanges Studieren und Praktizieren jedoch erkannt, dass es jenseits der physischen Elemente eine größere Kraft gibt – den *Prana*-Körper. Die Erfahrung der Yogis kann deine Erkundung anleiten.

Prana, das den menschlichen Körper belebt, ist feiner als ein Atomkern. Verschiedene Kulturen nannten diese Lebensenergie *Geist, Prana, Chi, Qi, rlung* usw. Yogis unterscheiden mindestens sieben Körper, die in ihrer Reihenfolge immer feinstofflicher werden. Du befasst dich hauptsächlich mit den ersten beiden Körpern – dem physischen und dem *Prana*- oder Ätherkörper –, auch wenn du dich oft im 3. Körper, dem Mentalkörper, aufhältst und gelegentlich auf höhere spirituelle Ebenen entfliehst. Du könntest wahrzunehmen beginnen, wann du das tust. Die anderen Körper werden in *Juwel im Lotos* (dort unter „Prana und die Energiekörper", Seite 53 ff.) erörtert.

Der physische Körper steht mit dem *Prana*-Körper in engem Austausch. Die Konzentration auf den physischen Körper erlaubt einen einfachen Zugang zum *Prana*-Körper. Gemütsverfassungen werden vom physischen Körper zum Ausdruck gebracht und durch ihn deutlich. Eine Empfindsamkeit für den *Prana*-Körper hilft dir, unbewusste Einstellungen und Gefühle zu entdecken, die irgendwo in diesem feinstofflichen System vorliegen und den freien Fluss der *Prana*-Energie behindern.

Die Wissenschaft hat erkannt, dass es eine energetische Verbindung zwischen dem physischen und den nicht-physischen Körpern gibt. Sie begreift jetzt, dass jede Form von Materie von feinstofflicher Energie durchdrungen ist und dass diese Energie (*Prana*) und die Materie von dem einen in den anderen Zustand hin und her wechseln.

Jeder Tropfen im unendlichen Meer der Energie ist wie ein Hologramm des gesamten Meeres. Jede einzelne Zelle eines Körpers enthält alles Wissen. (Ein besseres Verständnis kosmischer Hologramme gewinnt man, wenn man *Auf der Spur des wilden Pendels* von Itzhak Bentov liest).

In jedem menschlichen Körper fließt *Prana* und ist in stetem Austausch mit universellem *Prana*, das das gesamte All durchdringt. Ein Steinchen, das in deiner Ecke des Universums geworfen wird, schlägt Wellen, die im ganzen System spürbar sind.

Jedes Wesen ist in feinstofflichem Austausch
mit allen Wesen und der gesamten Schöpfung.
Alles, was ein Mensch tut, denkt oder fühlt,
beeinflusst alles und jeden anderen.

Es gibt verschiedene Formen von *Prana*, aber zwei wesentliche Hauptformen. Zunächst das individuelle *Prana*, *Shakti*, das in Verbindung steht mit dem physischen und dem ätherischen Körper, es ist die gröbere und materiellere Variante. Oft wird es gleichgesetzt mit Sauerstoff. Die Aufnahme dieses *Prana* in den Körper geschieht hauptsächlich durch den Atem. Es trägt Informationen zur Lenkung der vielen Körperfunktionen und beeinflusst die DNA. Das individuelle *Prana* äußert sich als individuelles Sein auf körperlicher Ebene, denn es erhält jedes atmende Wesen lebendig und bei Bewusstsein. Wer ungewöhnlich viel dieser anziehenden Kraft hat, ist eine charismatische Erscheinung – und das ist eine wunderbare Eigenschaft.

In einem höheren Sinne meint *Prana* „kosmisches *Prana*, Geist, Universelle Energie, Shiva". Es ist eine viel höhere Schwingung, sehr fein, und kann nur vom Unbegrenzten Bewusstsein wahrgenommen werden. In der Schöpfungsordnung entspringt es der nicht-manifesten Realität. In der Bibel steht, wie Gott den Menschen aus Lehm erschuf und ihn beseelte, indem er ihm den Atem des Lebens einhauchte. Indem du für *Prana* in deinem Körper empfindsamer wirst, kannst du lernen, seine feineren Aspekte zu unterscheiden. Der Atem erhält nicht nur den physischen und den *Prana*-Körper, sondern ist auch der Schlüssel, der uns die Unermesslichkeit des kosmischen Bewusstseins erschließt.

In jeder Lebensform strahlt *Prana* eine Aura von Licht aus. Manche Menschen können dieses Licht sehen. Jeder kann lernen, sie zu sehen, wenn er sich dafür sensibilisiert. Auf einer Kirlian-Fotografie lässt sich die Aura abbilden. Sie ist ein elektromagnetisches Feld und erscheint in sich stets verändernden Frequenzen und Farben. Während des ganzen Lebens dehnt es sich aus und zieht sich wieder zusammen und reflektiert deinen körperlichen, deinen geistigen und deinen Gefühlszustand. Negative Gedanken lassen die Schwingung von *Prana* sinken und positive Gedanken erhöhen sie. Tantrische Praxis schafft ein Bewusstsein für das Zusammenwirken von *Prana*, Emotionen, Körper und Geist. Du lernst, diese Energien in Harmonie zu halten (siehe auch Kapitel 6 bis 9, Seite 135 ff.).

Im Augenblick des Todes verlassen Geist oder *Prana*-Körper (zusammen mit den anderen feinstofflicheren Körpern) den physischen Körper. Für Menschen, die *Prana* wahrnehmen können, kann das als Geisterscheinung sichtbar sein. Das ist nichts Übernatürliches, sondern im Gegenteil sehr natürlich.

Osho sagte, dass der *Prana*-Körper innerhalb von dreizehn Tagen nach dem Tod zerfällt und die höheren Körper zurücklässt, die in andere Dimensionen weiterziehen. Eine Reihe von Menschen haben von einem Gefühl berichtet, dass innerhalb dieser Zeit, in dem die leichter wahrnehmbaren Energien unversehrt waren, ein nahestehender Verstorbener präsent gewesen sei, um sich zu verabschieden.

Mit Prana-Energie spielen

Wenn du diese feinstoffliche Energiequelle „pflegst", wirst du eine neue Beziehung zu deinem physischen Körper bekommen. Yogis haben Methoden entwickelt, den Geist und den Körper durch Atemtechniken mit *Prana* aufzuladen – sie nennen sich *Pranayama*, Leben spendender Atem. Sie haben Techniken entwickelten, die deine Aufnahmefähigkeit für *Prana* erhöhen, die Aura erweitern können und dich die Feinstofflichkeit deines Seins in Beziehung zum Universum wahrnehmen lassen. Achte auf die Energie, die du aktivierst, wenn du die empfohlenen Körperübungen ausführst – die *Rishi Isometrics* und die Verjüngungsübungen. Vom Bewusstsein des physischen Körpers zum Bewusstsein des Energiekörpers ist es ein einfacher Schritt (*Rishi Isometrics* findest du Kapitel 3, Seite 84 ff., beschrieben, die Verjüngungsübungen in *Juwel im Lotos*, Lektion 7, „Tantrische Verjüngung", dort Seite 149 ff.).

Die Yogis haben die Kraft der Aufmerksamkeit bei der Lenkung und Entladung von Energie betont. Sie beschrieben, wie *Prana* kontrolliert durch die Chakras aufsteigt, was nach einiger Übung einen Zustand von bewusster Glückseligkeit und Frieden schafft. Das ist das universelle Ziel und das größte Bedürfnis des Lebens, denn in diesem Zustand bist du dir des Unendlichen bewusst und fühlst den erweiterten Zustand deines wirklichen Selbst. Je öfter es erfahren wird, umso mehr lösen sich deine Begrenzungen und Konditionierungen auf und du gelangst in einen Zustand umfassenden Eingebunden-Seins. Der Körper sehnt sich nach dieser Einbindung mit jeder seiner Fasern. Dies ist der eigentliche Gegenstand spiritueller Praxis.

Ein Meister des Tantra kann allein durch sein Bewusstsein die Bewegung feinstofflicher Energie in der Materie lenken. Du begibst dich auf den Weg zu solcher Meisterschaft, wenn du die in *Tantra Bliss* vorgestellten Techniken praktizierst. Du kannst dein Begrenztes Bewusstsein einsetzen, um die Energie zu intensivieren, die dich dann in Zustände erhöhter Bewusstheit bringt. Stück für Stück lernst du, feinstofflichste Schwingungen wahrzunehmen und zu beeinflussen, bis du die Räume reinen Bewusstseins betrittst.

Versuche nicht, Kontrolle über die Energie haben zu wollen. Das Ego erfreut sich an dieser Vorstellung von Macht. Die Arbeit führt jedoch nur dann zum bestmöglichen Ergebnis, wenn sie in einer Haltung von Ergebenheit und Hingabe geleistet wird.

Das Innere Lächeln

Dies ist eine einfache Methode, um Universelle Energie in dein Leben zu bringen. Beginne mit einem Lächeln auf deinen Lippen und entspanne nach und nach die Muskeln, während du das Gefühl von Lächeln in Richtung Schädelbasis zurückziehst. Es mag sich so anfühlen, als ob sich die Schädelplatten ein wenig verschieben. Es ist in etwa so, als wenn du übst, mit den Ohren zu wackeln.

Das Innere Lächeln öffnet die Medulla oblongata *an der Basis deines Schädels, die Eingangspforte der glückseligen Universellen Energie. Ist diese Tür geschlossen (bei einem gleichgültigen oder finsterenAusdruck), kann dich diese wunderbare Energie nicht erreichen.*

Das ist das Mona-Lisa-Lächeln, das Lächeln des Göttlichen Christuskindes. Ein solches Lächeln erlaubt der Klarheit des Bewusstseins und der Glückseligkeit, die mit der Universellen Energie in Verbindung steht, in deinen Körper einzutreten. Lächle immer so, insbesondere wenn du dich von einer Lebenssituation überwältigt fühlst. Dieses Lächeln regt zudem die Produktion von Endorphinen an, von Glückshormonen, die dir Wohlgefühl vermitteln.

Dieses Energieportal an der *Medulla* (Schädelbasis), der Eingangspforte der *Shiva*-Energie, ist der weibliche Part des *Ajna-Chakras* (des Dritten Auges). Es wird durch eine Mondsichel symbolisiert. Dasselbe Symbol steht auch für das 2. Chakra, das Zentrum der Sexualkraft, der *Shakti*-Energie. Das deutet auf die enge Verbindung zwischen dem Kehlkopfzentrum und der sexuellen Energie hin.

Die Nadis und der Prana-Fluss

Nadis sind die ätherischen Kanäle, durch die *Prana*, die ätherische Lebenskraft, fließt. Sie bilden ein ausgedehntes feinstoffliches Netzwerk, das die Lebenskraft zu jeder einzelnen Körperzelle trägt. Diese Lebenskraft ist wesentlich, um physische Gesundheit und Vitalität zu erhalten. Nach yogischer Ansicht gibt es 72.000 *Nadis*, die ihr Zentrum im ätherischen Körper im *Manipura-Chakra* (im Bauch) haben, auf ganz ähnliche Weise, wie das kardiovaskuläre System sein Zentrum im physischen Herzen hat. Das *Manipura-Chakra* dient als Speicher für die Lebenskraft des Körpers und lenkt zudem das Fließen von *Prana* durch all die verschiedenen Körper. *Prana* gleicht einem sehr feinen Strom von Licht-Teilchen die sich entlang der *Nadis* bewegen. Wenn du empfindsamer wirst für diese Energien, kannst du lernen, *Prana* sowohl in deinem eigenen Körper als auch in dem anderer zu sehen und zu spüren.

Nadis ähneln Nerven, arbeiten jedoch auf anderen Ebenen. Die Nerven leiten elektrische Impulse im physischen Körper und die *Nadis* leiten Energien höherer Schwingung zu den feinstofflichen Körpern. *Prana* wird von all deinen Körpern benötigt. Es liefert Information und Stimulation und sorgt für die Aufrechterhaltung der Bindungen jedes einzelnen Körpers zu den anderen in höheren Dimensionen.

Es gibt – sowohl feinstoffliche als auch physische – Körperbereiche, in denen der *Prana*-Fluss durch unterdrückte Gefühle und Emotionen, ungelöste Traumata oder negative Einstellungen aus dem Gleichgewicht gebracht oder blockiert ist. Das Gewebe oder Organ des physischen Körpers, das zu wenig oder zu viel *Prana*-Energie erhält, erkrankt oder degeneriert. Alle körperlichen Beschwerden oder Erkrankungen sind Signale des Körpers, dass irgendetwas deine bewusste Aufmerksamkeit benötigt.

Jede Energieblockade ist das Ergebnis einer Unfähigkeit oder Weigerung, unterdrückten inneren Haltungen und nicht ins Bewusstsein gekommenen Gefühlen Aufmerksamkeit zu schenken. Auf physischer Ebene äußern sie sich manchmal als Muskelpanzer (chronische Verspannungen). Durch Umweltgifte, ungesunde Ernährung und Arzneimittelmissbrauch verfestigen sie sich noch. Jedes unbewusste Muster lebt auch im ätherischen oder *Prana*-Körper, der das Archiv ist für *Karma* (d. h. im Zustand der Unbewusstheit verschlüsselte Erinnerungen). Um das Muster unbewusst zu halten, muss das Ego die Energie (Bewusstheit) davon abhalten, durch den entsprechenden Körperbereich zu fließen. Jede unbeendete Erfahrung erschafft ein Hindernis im *Prana*-Fluss. Eine Aufarbeitung auf der Ebene von *Prana* geschieht einfach dadurch, dass diese Erinnerungen ins Bewusstsein gebracht und die schwierigen und bisher verdrängten emotionalen Eindrücke durch harmonische Emotionen ersetzt werden. So kann *Prana* wieder frei durch die *Nadis* fließen.

Eine Aufarbeitung auf der mentalen oder der *Prana*-Ebene löst automatisch Blockaden auf der physischen Ebene. Oftmals wird in den ersten Tagen der Atempraxis von grippeähnlichen Symptomen berichtet. Die Umkehrung stimmt ebenso: Eine Klärung auf der physischen Ebene – beispielsweise in

Form einer Leberreinigung durch Kräuter – kann alten unterdrückten Ärger wiederaufleben lassen, sodass sie geklärt werden können.

Die Yogis haben spezielle Übungen zur Reinigung der *Nadis* entwickelt. Am Ende dieses Kapitels werden drei Techniken vorgestellt, die dich unterstützen: Die *Nadis* reinigen, Die *Nadis* aktivieren und Die *Nadis* energetisieren (unter „Zur Vertiefung", dort Seite 133 f.).

Diese Techniken ersetzen allerdings nicht die bewusste Erfahrung des unterdrückten Materials. Mit einem stillen Geist und dem festen Willen zur Achtsamkeit kannst du durch den Atem mehr *Prana* in den blockierten Bereich bringen und die verdrängten Erinnerungen wieder ins Bewusstsein einladen. So werden sie erfahren, dass sie wahrgenommen und angenommen sind, die Lektion wird gelernt, alle unangenehmen Blockaden können sich auflösen.

Prana lenken, um zu heilen

Wenn der Körper reiner wird, kann er eine Energie höherer Schwingung und größere Energiemengen vertragen. Oft wird er weniger duldsam gegenüber chaotischen Energien. Umgebungen, die zuvor als angenehm wahrgenommen wurden, können sich ungemütlich anfühlen. Du kannst lernen, durch Konzentration und Absicht bewusst höhere Energie in deinen Körper zu ziehen, wenn du ein paar Dinge weißt. Wirst du empfindsamer, dann kannst du lernen, *Prana* durch die *Nadis* zu den Körperpartien oder Organen zu lenken, die Stärkung oder Heilung benötigen.

Ein einfaches Beispiel hierfür ist das Auflösen von Kopfschmerzen. Oftmals bereitet der Druck überschüssiger Energie im Kopf Unbehagen. Wird diese Energie im Körper neu verteilt, verschwindet der Kopfschmerz.

Kreuzschmerzen werden oft mit unterdrückter sexueller Energie in Verbindung gebracht. Mit klarem Bewusstsein, durch Anhebung des Energieniveaus und mit der Bereitschaft, Gefühle, die auftauchen, wahrzunehmen, ist Heilung möglich. Wahrscheinlich will der Körper dich auf eine Notlage – die biochemische oder emotionale Ursachen haben mag – aufmerksam machen.

Du kannst auch lernen, *Prana* auf den Körper eines anderen zu lenken. Manchmal ist die übertragene Energie in Form von Lichtblitzen wahrnehmbar, die vom Körper des Heilenden zum Empfangenden springen. Das ist die Praxis des *Prana*-Heilens.

Gegenwärtig werden viele verschiedene Formen des *Prana*-Heilens gelehrt – Reiki, *Radiance*-Technik, *Seichim* usw. Alle basieren auf dem gleichen Prinzip – dem Zugang zu und der Übertragung von *Prana*. Im Grunde sind das alles einfach unterschiedliche Erscheinungsformen ein und desselben Systems. Sie kommen alle ursprünglich aus Tibet und sind dafür gedacht, das alte verborgene Wissen zugänglich zu machen und den Menschen die Möglichkeit zu geben, einander zu helfen.

Bei Krankheit sinkt das Energieniveau des Körpers. *Prana*-Heilen kann den Körper auf sein normales Energieniveau zurückbringen. Heilung kann unterstützt werden, wenn eine andere Person dem kranken Körper Energie zuführt. Allerdings kann niemand jemand anderen wirklich heilen. Das erledigt die Energie. Aber du kannst jemand anderen mit zusätzlicher Energie versorgen, wenn dieser sich selbst vorübergehend nicht versorgen kann.

Energieübertragung sollte immer nur mit Zustimmung des Empfängers geschehen und muss stets mit Umsicht erfolgen. Ein Heilender könnte das Energiemuster des Patienten und dessen Probleme übernehmen. Wenn du in die Rolle desjenigen schlüpfst, der einen anderen heilt, kann es sein, dass du den Betreffenden davon abhältst, das zu lernen, was die Krankheit ihm deutlich machen soll. Du solltest einem solchen Prozess nicht in die Quere kommen. Wird der Patient geheilt, ohne sich der Hintergründe bewusst zu werden, sucht sich sein „Thema" einen anderen Kanal.

Jenseits von Reiki

Die meisten populären Heilungsmethoden holen sich Energie nur von höheren Frequenzen – von Universeller Energie. Reiki hingegen hat ursprünglich die *Shakti*-Kraft verwendet, um ausgeglichene Energie bereitzustellen, doch die

Praktizierenden haben die Erfahrung gemacht, dass die Aktivierung von *Shakti* die Büchse der Pandora öffnete und ihr Karma ihnen zu Bewusstsein kam. Training und Läuterung dauerten viele Monate, ja Jahre. Die meisten Reiki-Lehrer und -Praktizierenden haben diesen Heilungsaspekt aus ihrer Arbeit verbannt und so ihre Wirksamkeit als Heilende wesentlich beeinträchtigt. Die populäre Version – ohne die Selbstreflexion – kann an einem Wochenende gelernt werden. Sicherlich ist das einfacher zu vermarkten.

Damit die heilende Energie ihre maximale Wirksamkeit erreicht, muss *Shakti-Prana* (Erdenergie) in *Anahata-Chakra* (Herzchakra) des Praktizierenden gezogen und, zusammen mit *Shiva-Prana* (Sonnenenergie), auf den Empfänger gerichtet werden, normalerweise durch die Hände. (Das könnte *Tantreiki* genannt werden). Wenn diese Verbindung hergestellt ist, kann die Energie für die Heilbehandlung frei zum Patienten fließen, ohne sie vom Gebenden zu nehmen und ihn zu schwächen. In fortgeschrittenen Varianten dieser Technik muss der Gebende nicht einmal im gleichen Raum sein wie der Empfangende.

Jesus lud dich ein, als kleines Kind wiedergeboren zu werden, zur Unschuld der Kindheit zurückzukehren. Unschuld schafft reine Energie, unbeeinflusst durch das Ego. Wenn diese Energie in deinen Körper kommt, lass sie fließen. Mutter Natur weiß, an welcher Stelle sie benötigt wird. Wahre Heilung entsteht, wenn du beiseitetrittst und Zeuge, Beobachter wirst.

Wo sich Wissenschaft und Mystik treffen

Es ist erstaunlich, wie viele wissenschaftliche Theorien und Forschungen heute esoterische Gesetzmäßigkeiten und die alten Lehren bestätigen. Wissenschaftler haben mathematisch und grafisch die Schwingungsmuster, die Bewusstsein definieren – die zeigen, wie Energie und Materie verflochten sind, wie der Geist durch die Kraft der Liebe wirkt –, dargestellt. Diese Prozesse können mit Begriffen aus der Wellenmechanik und der Einheitlichen Feldtheorie* erläutert werden. Für Leser, die mit theoretischer Physik nicht vertraut sind, ist das ein wenig verwirrend, doch zumindest kann ein Gefühl für die Tatsache entstehen, dass es eine Verbindung zwischen der wissenschaftlichen und der esoterischen Welt gibt.

Mystik ist nicht länger mysteriös. Die Wissenschaft kann heute Bilder auf einem Computerbildschirm zeigen, die es früher nur in mystischen Visionen gab. Das ist der Durchbruch des Neuen Zeitalters, der bereits von Nostradamus und anderen Visionären vorhergesagt worden war.

Die folgenden Erläuterungen sind stark vereinfachend, können aber den Blick für die Prinzipien schärfen, die im Mikro- und Makrokosmos herrschen.

Schwingungen bilden die Realität

Es folgt eine Einführung in ein paar grundlegende Gedanken über die Mechanik des Bewusstseins, damit du besser verstehen kannst, wie die Schwingung der Glückseligkeit wirksam wird.

Yogis wissen seit alters, dass Materie eine dichte Erscheinungsform von Energie ist. Wie moderne Physiker gerade feststellen, ist jene Energie, die Materie bildet, auf das Wesentliche reduziert, einfach Bewusstsein. Das gesamte Universum besteht aus Materie-Energie-Bewusstsein, einem ununterbrochenen Fluss von Lebenskraft, von ihrer dichtesten Erscheinungsform bis zur feinstofflichsten.

Niedere Frequenzen bilden unsere physische Welt, höhere die ätherische Dimension, noch höhere Schwingungen den Körper der Glückseligkeit, die Göttliche Gegenwart. In der tantrischen Kosmologie ist Gott das Absolute,

* Die Einheitliche Feldtheorie verfolgt das Ziel, alle Materie und Kraftfelder des Universums sowie deren Wechselwirkung miteinander in einer Formel, dem „einheitlichen Feld" bzw. der „Weltformel", zusammenzufassen.

reines Bewusstsein, ein statischer Zustand jenseits von Stofflichkeit oder Bewegung. Ohne Bewegung gibt es keine objektive und keine subjektive Realität. Im Stillstand erlöscht alles und sinkt zurück in das unbegrenzte, ununterschiedene Sein.

Die gesamte Schöpfung besteht aus Schwingungen, auf der Grundlage einer Sinuswelle, eines einfachen Pendelns zwischen Anspannung und Entspannung, zwischen Bewegung (*Shakti*) und Stillstand (*Shiva*), das sich in einem unendlichen Frequenzspektrum ereignet (Schwingungen pro Sekunde = Hertz).

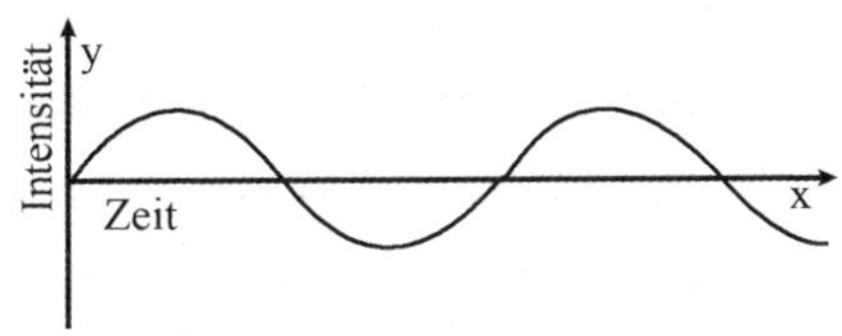

Die Kurve in der Abbildung zeigt die Schwingung in der Zeit (Frequenz), wie bei einem Seismografen, bei dem der Schreibstift auf und ab schwingt, während das beschriebene Papier sich weiterbewegt. Die Frequenz zeigt sich an der X-Achse, die Amplitude der Schwingung an der Y-Achse.

Die niedrigsten Frequenzen (0 bis 20 Hertz) sind charakteristisch für jede Emotion, für jede Stufe menschlicher Gehirnaktivität, für den Planeten Erde, und – ganz vorn – für die Herzschwingung der Liebe, der Grundlage materiellen Lebens. In dem Frequenzbereich, der darunterliegt, tönen die Walgesänge durch die Ozeane und stabilisieren so das Energiefeld der Erde, ferner liegt hier auch

	Frequenzbereich in Hertz								
SHAKTI	0-40	40-25.000	10^{4}-10^{12}	10^{12}-10^{16}	10^{15}	10^{16}-10^{18}	*	*	SHIVA
	Erde Herz Gehirn Emotion Liebe	Klang	Radio-TV Kurzwelle	Infrarot, sichtbares Licht, Ultraviolett	Materie (Teilchen)	Röntgenstrahlen	pranische Energien	Bewusstsein (Kundalini)	

* Die höheren Energien wurden bisher nicht genau gemessen.

das Schnurren der Katze – 25 Hertz –, das eine erstaunliche Heilwirkung hat, weswegen man der Katze auch 9 Leben andichtet. Frequenzen im Bereich von 20 bis 20.000 Hertz sind für Menschen hörbar. Frequenzen, die über diesem

Bereich liegen, transportieren Radio- und Fernsehsignale. Es folgt das Spektrum des sichtbaren Lichts, der Materie, der Röntgenstrahlen, der verschiedene Dimensionen feinstofflicher Energie und schließlich des reines Bewusstseins.

Kosmische Kommunikation

Information ist in Schwingungen gespeichert und wird durch sie übertragen. Das mag vor einem Jahrhundert noch unvorstellbar gewesen sein, aber heute – wo die Atmosphäre heute überall voller Informationswellen ist für Mobiltelefone und Satellitenfernsehen – ist es erwiesen. Die Klarheit dieser Kommunikation wird behindert durch Interferenzen, durch Rauschen im System, durch einen Mangel an Kohärenz.

Es gibt eine direkte Verbindung zur Quelle, eine Nabelschnur, durch die eine Höchste Intelligenz fließt, die den universellen Lebensprozess leitet. Diese Information und Energie ist der Schlüssel zu Gesundheit, geistiger und emotionaler Stabilität sowie zu sich erweiterndem Bewusstsein. Es ist die Betriebsanleitung für den materiellen Körper.

Der Begriff *kosmisch* ist definiert als „geordnet". Das Gegenteil wäre „chaotisch". Kosmisches Bewusstsein meint dann Bewusstheit bzw. Erkenntnis der Göttlichen Ordnung des Universums und Vollkommenheit des Lebensprozesses. Die Fähigkeit der Wellen, Information und Energie zu übertragen, ist abhängig davon, wie geordnet, wie schlüssig sie sind. Die Techniken von *Ipsalu* lehren die Einstimmung auf solche Frequenzen.

Kohärenz

Der Bereich der sichtbaren Schwingungen beinhaltet die Frequenzen der verschiedenen Farben. Das Sonnenlicht enthält das Spektrum aller Farben. Lichtwellen breiten sich von ihrer Quelle in alle Richtungen aus, als zusammenhanglose (inkohärente) Schwingungen. Um einen Laserstrahl zu erzeugen, strahlt eine Quelle in einer einfachen Frequenz (monochromatisches Licht). Die Wellenfronten dieser Schwingungen reihen sich so auf, dass sie sich gegenseitig verstärken. Das ist dann eine zusammenhängende, kohärente Schwingung.

Wird die Lichtmenge einer normalen Glühbirne in einen Laserstrahl gebündelt, so ist die in Kohärenz gebrachte Energie stark genug, um Stahl zu schneiden.

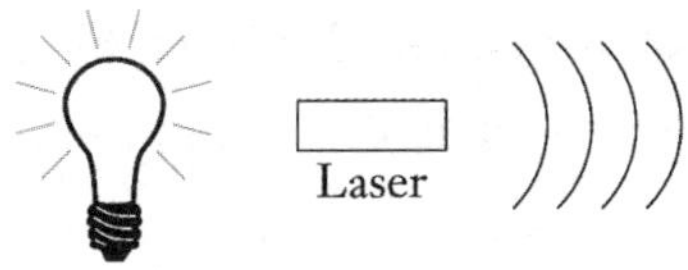

Beobachterbewusstsein gleicht kohärenter Schwingung. Der normalerweise zufallsartige und chaotische Gedankenfluss wird ruhig und der Verstand stimmt sich ein auf die Schwingung des Geistes. Die Kohärenz der Gehirnschwingungen ist der Schlüssel zur Kommunikation zwischen Dimensionen.

Andere Körperfrequenzen können in Kohärenz gebracht werden, mit tief greifender Wirkung auf unsere Gesundheit, unsere Emotionen und unser Bewusstsein (siehe auch Kapitel 6 bis 9, Seite 135 ff.). Dies ist die Kraftquelle für die Transformation deines Lebens.

Der geordnete wechselseitige Zusammenhang zwischen Wellenlängen schafft eine Verbindung zwischen Frequenzen und Feldern, die nur bestehen bleibt, wenn sie mit allen anderen Frequenzen und Feldern in Resonanz ist. So entsteht ein kosmisches Hologramm, das wir als Ekstase erleben.

Analogie zum Klang

Die Sprache in ihrer Weisheit kennt, was menschliche Interaktion anbelangt, viele Anspielungen auf den Klang. „Wir arbeiten harmonisch zusammen." „Klingelt es bei dir?" „Ich stimme mich auf sie ein." „Ich kann ein Lied davon singen." Oder auch „einen bitteren Ton anschlagen"; „Bist du gut gestimmt?"; „Damit gehe ich in Resonanz" usw. Durch Begriffe aus der Welt des Klanges wird auch auf kosmische Phänomene verwiesen: „Sphärenmusik", „das Lied der Seele" usw.

Das sind nicht bloß Redewendungen. Es sind Beschreibungen der augenblicklichen inneren Schwingungen eines Individuums oder der Schwingungen in Bezug zu einer anderen Person. Viele der Grundsätze, die für Klangschwingungen gelten, sind auf die gesamte Realität übertragbar, denn alles ist eine schwingende Ordnung. Ein Sufimeister sagte einmal: „Wer das Geheimnis des Klanges kennt, kennt das Geheimnis des Universums."

Klang: Lärm oder Musik?

Ein Klang, der chaotische, ungleichmäßige, zusammenhanglose (inkohärente) Schwingungen hat, wird als Lärm empfunden. Musikalische Klänge setzen sich aus vielen harmonischen Frequenzen zusammen, komplexe und auf systematische Weise wiederkehrende Muster – zusammenhängende, kohärente Schwingung.

Die gesundheitsschädliche Wirkung von Lärm und der heilende Einfluss von Musik sind Gegenstand der Forschung. Die Heilung mit Klangschwingungen wird mehr und mehr als kraftvolle Methode anerkannt. Yogis und Mönchen war diese Kraft schon immer bekannt und vertraut. Sie sangen ihre Mantras und Gebete und genossen ihre körperlichen und auch spirituellen Wirkungen.

Interferenz

Positive Interferenz (Überlagerung)

Bei zwei reinen Tönen, etwa einer Stimmgabel, kann Folgendes geschehen: Wenn die Wellen aufeinander wirken, ändern sie die jeweils andere Frequenz und schaffen ein Interferenzmuster. Gehen die Wellenfronten in die gleiche Richtung, dann verstärken sie sich gegenseitig.

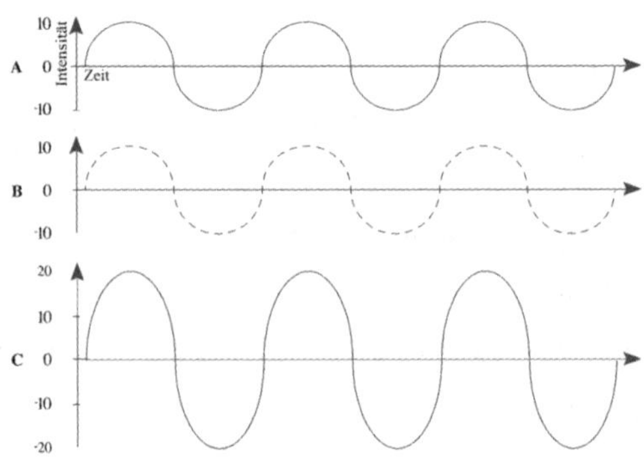

Sie sind dann gleichphasig, es ist eine positive Interferenz.

Die Kurven A und B unterstützen sich gegenseitig, das ergibt eine positive Interferenz. Um die Welle, die durch diese zwei Schwingungen entsteht, grafisch sichtbar zu machen, müssen die vertikalen Abstände über (+) und unter (-) der Horizontalen für jede Kurve an jedem Punkt addiert werden. Es resultiert daraus die Welle C mit höheren Wellenbergen und tieferen Wellentälern.

Negative Interferenz (Überlagerung)

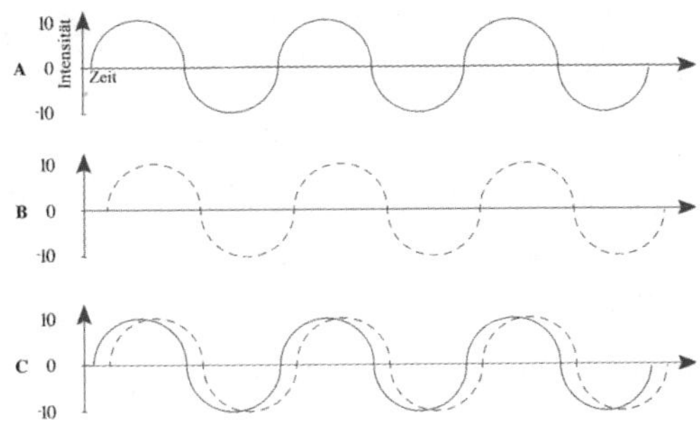

Werden am Klavier gleichzeitig die Taste für das mittlere C und die schwarze Taste gleich daneben (Cis) angeschlagen, ergibt sich ein unangenehmer Klang. Die beiden Schwingungen sind dissonant. Die Muster bekämpfen sich. Werden die vertikalen Abstände addiert, treffen die Wellen an der Grundlinie nicht zusammen.

Sind Wellen phasenungleich, verursachen sie zerstörerische Interferenzen. Eine maximale Interferenz tritt ein, wenn zwei Wellen sich frontal treffen und sich gegenseitig neutralisieren. Diese Methode, Schwingungsenergie einzusetzen, zeitigt keine Wirkung. Das Verfahren wird in Lärmminderungssystemen benutzt.

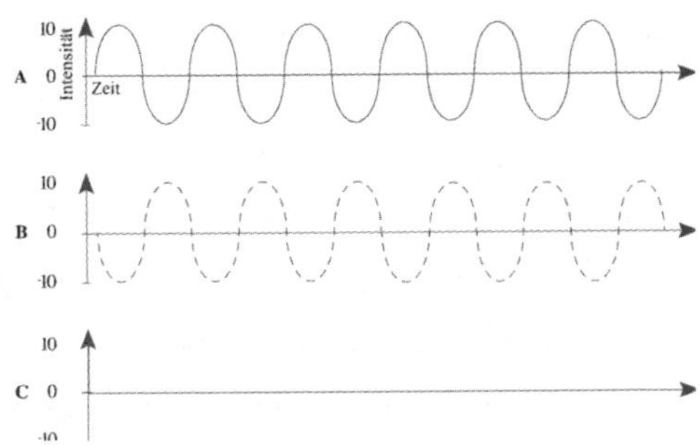

Harmonie und Obertöne

Einige Töne klingen sehr angenehm zusammen. Sie werden als harmonisch bzw. konsonant (zusammenklingend) oder als kohärent (zusammenhängend) betrachtet. Werden am Klavier gleichzeitig die Taste für das mittlere C und die gleiche Taste acht Schritte (eine Oktave) höher sowie jene acht Schritte (eine Oktave) tiefer angeschlagen, entstehen drei grundlegende Schwingungen. Das mittlere C schwingt doppelt so schnell wie das tiefe C und das höhere C wiederum doppelt so schnell wie das mittlere C. Sie alle passen zusammen, als wäre es ein einziger Klang. Die tiefere, langsamere Schwingung bildet eine Trägerfrequenz, in die sich die schnelleren Schwingungen einbetten können.

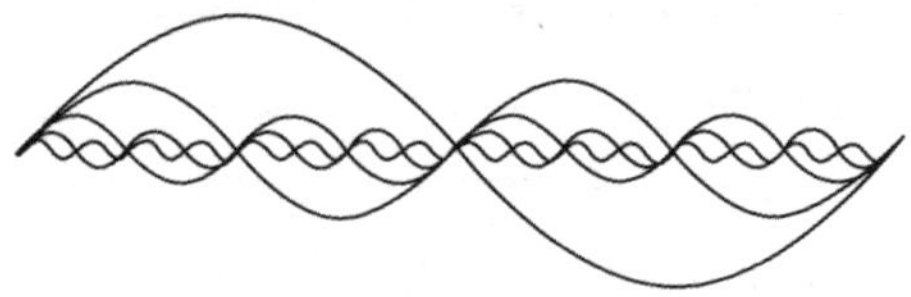

Jede schnellere Schwingung, die die zugrunde liegende (langsamste) Welle in gleiche Teile teilt (½, ⅓, ¼ usw.), kann naturgemäß als Oberton oder Harmonie wirken. Komplexe musikalische Wellenformen sind die Summe der verschiedenen Frequenzen ihrer zusammengesetzten Obertöne. Alle Schwingungen kommen zum gleichen Zeitpunkt zu einem Ruhepunkt. An diesem Ruhepunkt, dem Schwingungsknoten, verbindet sich Materie und Göttliches.

Stehende Welle

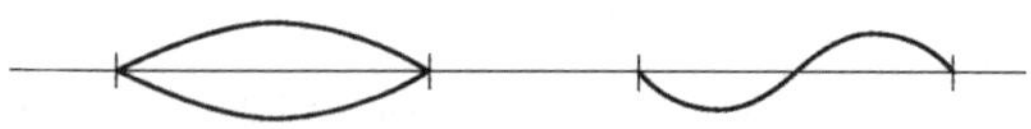

Wird eine Gitarrensaite angeschlagen, so schwingt die ganze Saite. Wird die Mitte vorsichtig berührt, schwingt die Saite sowohl in voller als auch in halber Länge.

Das kürzere Segment erzeugt einen höheren Ton und der Ton verweilt als stehende Welle. Damit die stehende Welle verweilt, müssen die schnelleren Schwingungen die Saitenlänge in gleiche Segmente teilen.

Eine stehende Welle entsteht auch in der Pfeife einer großen Orgel. Stell dir eine Klangschwingung an einem Ende vor. Die Wellenfront bewegt sich die Pfeife hinunter und prallt vom entfernten Ende zurück. Wenn sowohl die ursprüngliche als auch die zurückgeworfene Welle synchron sind, entsteht keine Interferenz. Sie sind phasenstarr und bilden ein stabiles System. Die stehende Welle ist selbst mit minimaler Interferenz die wirkungsvollste Art, Schwingungsenergie zu nutzen. In Kapitel 7 (Seite 161 ff.) wird gezeigt, wie ein liebendes Herz in der Aorta eine stehende Welle erzeugen kann, die die Kraft hat, viele andere Körperenergien umzuwandeln.

Materie besteht im Wesentlichen aus einem stabilen System stehender Wellen, die die Illusion erschaffen, dass es sich um feste Körper handelt. Die Schwingungen erschaffen Eigendrehimpulse, die wiederum subatomare „Teilchen" erzeugen: Elektronen, die einen Kern umkreisen. Der gleiche Prozess zeigt sich im Sonnensystem und in der Galaxie.

Schwingungsknoten

Wird eine mit Sand bestreute Metallplatte mit einem gleichbleibenden Ton in Schwingung versetzt, erzeugen die Schwingungen der Platte ein Muster, da sich der Sand zu den ruhenden Punkten, den Schwingungsknoten, hin bewegt. Dieses Muster zeigt die Kontur der stehenden Wellen in der Platte. Der Klang *Ah* ist der Klang, der das Herz stimuliert, der Klang des Orgasmus. Von allen Klängen, die eine Stimme produzieren kann, verbindet *Ah* eine Person am stärksten mit der körperlichen Ebene. Die Schwingungsknoten, die *Ah* auf der Metallplatte erzeugt, bilden die Form zweier ineinander liegender Dreiecke, das alte yogische Symbol des Herzens als die Vereinigung himmlischer und irdischer Energien. Der Klang *Om* ist der Klang des Keimes der Schöpfung.

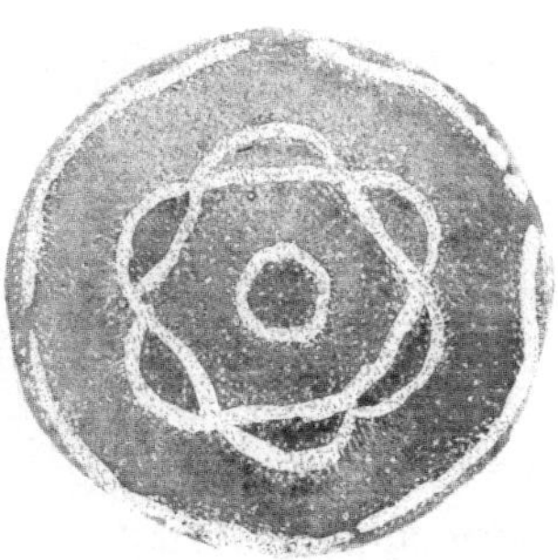

Der Klang *Ah*

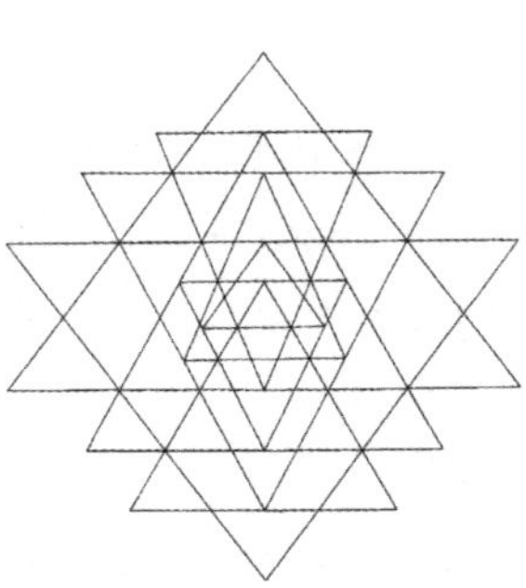

Der Klang *Om*

Wenn er eine Metallplatte in Schwingung versetzt, zeigt sich ein *Shri Yantra*, die am meisten verehrte Form der heiligen Geometrie.

Modulation

Wenn ein Ton mit 20 Hertz und ein anderer mit 30 Hertz schwingt, treffen sich die sich vereinigenden Wellen 10-mal pro Sekunde am Ruhepunkt (dem Schwingungsknoten). Das erzeugt eine Modulation, eine neue Schwingung von 10 Hertz. Die Natur verwendet dies als Mittel, um Schwingungen höherer Frequenzen in niedrigere Frequenzen zu überführen und damit Informationen höherer Dimensionen in den körperlichen Bereich zu übertragen.

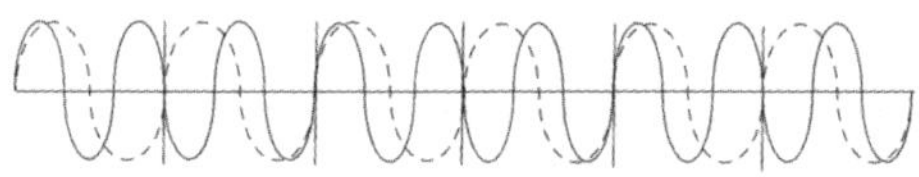

Sympathische Schwingung und Resonanz

Wird eine offene Violinsaite angespielt, beginnt die gleiche Saite auf einer zweiten Violine zu schwingen, da sie von der Energie des Klanges der ersten Saite aktiviert wird. Das ist eine sympathische Schwingung, eine einfache Resonanz. Die resonierende Saite hat ihre eigene natürliche Frequenz und antwortet nur auf diese spezielle Schwingung.

Die Violinsaite ist auf einem Instrument angebracht, das als Antwort auf die Schwingung einer anderen Saite schwingt. Größe und Form dieses Instruments bestimmen, wie die Schwingungen an den Innenseiten abprallen und dabei höhere Frequenzen erzeugen – Harmonien –, die die Qualität des Klanges bestimmen. Das ist eine komplexere Resonanz. Ähnliches passiert beim Singen in einer Duschkabine.

In Kapitel 7 (Seite 161 ff.) wird geschildert, wie das Herz bei kohärenter Schwingung lebenswichtige Resonanzen im Körper aufbaut.

Entrainment

Bei mehreren Schwingungen mit gleicher oder ähnlicher Frequenz stimmen diese sich bald aufeinander ein und gehen über zu einem synchronen

Schwingen in der schnelleren Frequenz. Haben mehrere Pendeluhren im gleichen Raum anfangs noch auseinanderliegende Pendelbewegungen, werden sich bald alle aneinander angleichen und gemeinsam schwingen. Hier entsteht ein Schwingungssystem. Je mehr Teilnehmer dieses System hat, umso stabiler ist es.

Darum sitzen Menschen zu Füßen des Meisters und lassen die Frequenz ihres Geistes und Körpers sich auf jene höhere des Meisters einstimmen, und darum ist es einfacher, die Schwingung in einer Gruppe aufrechtzuerhalten, als es allein zu tun.

Der Goldene Schnitt

Das musikalische Spektrum ist in Oktaven eingeteilt, wobei jede höhere Oktave die Töne der niederen mit höherer Frequenz wiederholt. Jeder Ton schwingt hier doppelt so schnell wie der in der niederen Oktave. Auf ähnliche Weise definieren feinstoffliche Energien höhere Dimensionen, jede eine Wiederholung der vorhergehenden, jedoch in höherer Frequenz. Dies erfolgt in einem bestimmten Verhältnis – in dem des Goldenen Schnitts.

Dieses magische Teilungsverhältnis findet sich durchgehend in Gestaltungsformen der Natur in Pflanzen und Tieren einschließlich vieler menschlicher Körperelemente wieder. Er wird in Architektur und Kunst verwendet. Der Goldene Schnitt ist grundlegend für einen Großteil der Heiligen Geometrie, die die Erscheinungen der Natur mathematisch darlegt. Dieses Thema ist umfangreich und würde den Rahmen dieses Buches sprengen.

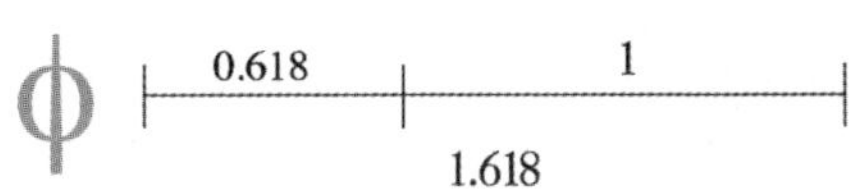

Der Goldene Schnitt wird durch den griechischen Buchstaben Phi (ф) symbolisiert. Der Kreis steht für Materie, die vertikale Linie für Göttliche Energie, die die Materie durchdringt.

Der Quotient des Goldenen Schnitts ist 1 zu 1,618… . Dieser Quotient entsteht, wenn eine Strecke so in zwei Abschnitte unterteilt wird, dass das Verhältnis des kürzeren Abschnitts zum längeren dem Verhältnis des längeren

Abschnitts zur Gesamtstrecke entspricht. Hier misst der kurze Abschnitt 0,618 Einheiten, der längere 1 Einheit, die Gesamtstrecke misst 0,618 + 1 = 1,618 Einheiten. Die Bedingung ist erfüllt: 0,618 : 1 = 1 : 1,618 <=> 0,618 x 1,618 = 1.

Entsprechen aufeinanderfolgende Abschnitte einer Linie dem Verhältnis des Goldenen Schnittes, dann bildet die Linie eine Spirale. Durch Drehung entsteht das Bild eines Kelches in einem Kelch, wiederum in einem Kelch und immerfort. Vielleicht war dies das Bild des legendären Heiligen Grals, des Symbols für Bewusstsein.

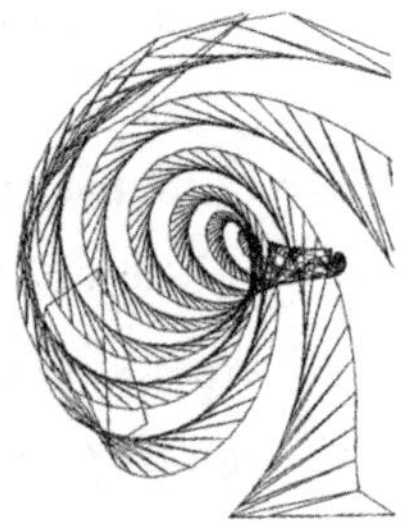

Schneiden sich zwei Wellen in einem Punkt (Schwingungsknoten), erzeugen sie durch Addition und Multiplikation neue Wellenlängen. Wenn diese neuen Wellen sich nicht einbetten, entsteht eine zerstörerische Interferenz. Der Goldene Schnitt erzeugt den geringsten Widerstand. Er ist das wirksamste Mittel zur unveränderten Übertragung von Information von einer Oktave oder Dimension des Seins zur nächsten und verbindet die materielle Welt mit dem Göttlichen. Er ist der Lichttunnel, durch den wir beim Übergang von diesem Leben zum nächsten gehen.

Wilhelm Reich versicherte: „Sobald wir uns dem Energiefluss in unserem Körper öffnen, erschließen wir uns ebenfalls den Energiefluss des Universums." Die Wirkungsweise des Körpers offenbart die Geheimnisse des Universums. Wie oben, so auch unten.

Setze deine tägliche Praxis fort und werde immer empfindsamer für diese Wahrheit.

Zur Vertiefung

1. Vergleiche zu feinstofflichen Energien in *Juwel im Lotos* Lektion 2, „Atem und Prana-Energie", Seite 47 ff.

2. Setze deine tägliche Praxis fort und erweitere die Dauer auf 30 Minuten.
   - **Aktivierung des Körpers**
     Die Ganzatmung, *Rishi Isometrics* oder *Nadi Kriyas* (siehe unten)
   - **Stillwerden des Geistes**
     Hong sa-Atem-Mantra
   - **Aufbau sexueller Energie**
     Sexuelle Aktivierungsmittel des *Kriya* (siehe unter gleichlautender Überschrift in *Juwel im Lotos*, Seite 182 ff.)
   - **Transmutieren der Energie**
     Kobra-Atmung oder Transmutationsatmung
   - **Erfreuen am tantrischen Glück**
     Meditation
3. Nimm feinstoffliche Energien immer achtsamer wahr. Nimm dir bei deiner Praxis, am Ende jeder Bewegungsfolge, einen Augenblick, um dir des Energieflusses in deinem Körper gewahr zu werden.
4. Das Innere Lächeln (Universelle Energie ins Dasein ziehen)
5. Verwende diese Praxis, wie weiter oben in diesem Kapitel beschrieben, immer, wenn du in einen glückseligen Zustand kommen möchtest.

Nadi Kriyas

Die *Nadi Kriyas* sind spirituelle *Pranayama*-Techniken (zur Ausdehnung der Lebenskraft), um den physischen Körper mit *Prana* anzufüllen. Die *Kriyas* beseitigen Störungen und Blockaden im Energiefluss und erzeugen ein hohes Energieniveau. Das stärkt den Körper, reinigt das Blut und bereitet dich auf die *Kundalini*-Meditation vor. Diese drei *Nadi Kriyas* sollten nach den *Rishi Isometrics* und vor der Meditation ausgeführt werden. Führe jede *Kriya* 7-mal aus. Atme dabei immer durch die Nase ein und durch den Mund aus, die Lippen sind wie beim Pfeifen gerundet. Kontrahiere mit jeder Einatmung die Anal- bzw. Vaginalmuskulatur und kippe dabei das Becken leicht nach vorn. Mit jeder Ausatmung entspannst du die Anal- bzw. Vaginalmuskeln wieder und bewegst das Becken wieder leicht nach hinten.

Teil A*. Die Reinigung der Nadis* löst Blockaden in den *Nadis* (feinstofflichen Energiebahnen), damit die Energie frei fließen kann. Vertreibt Müdigkeit.

1. Setz dich bequem auf den Boden oder auf einen Stuhl.
2. Atme ein, bewege dabei das Becken nach vorn und kontrahiere After bzw. Vagina. Zähle dabei bis 6.
3. Halte den Atem und halte die Kontraktion und zähle dabei bis 3.
4. Blase die Luft kraftvoll und gleichmäßig aus, während du bis 6 zählst, das Becken zurückbewegst und die Kontraktion von Anus bzw. After löst.

Teil B*. Die Aktivierung der Nadis* wird nach der Reinigung angewendet. Sie erzeugt einen Energieschub, der das Nervensystem anregt.

1. Stehe mit aufrechtem Kopf und geradem Rücken, ziehe die Schultern nach hinten unten. Bewege das Becken nach vorn, spanne Bauch, Anal- bzw. obere Vaginalmuskulatur sowie die Muskeln von Beinen und Knien an.
2. Atme vollständig ein.
3. Halte den Atem an und strecke beide Arme auf Schulterhöhe nach vorn aus. Balle langsam deine Fäuste, während du sie zu den Schultern zurückziehst. Spanne dabei jeden einzelnen Muskel im Körper an. Halte diese Spannung so lange wie möglich.
4. Atme explosionsartig aus, lass die Arme abrupt fallen und entspanne dich.

Teil C*. Die Energetisierung der Nadis:* Wende die Übung an, wenn du dich träge und schlapp fühlst. Versetzt das ganze Körpersystem (*Nadis*, Nerven und Gefäße) in Schwingung.

1. Setz dich dazu bequem hin.
2. Atme mit 6 kräftigen, kurzen Atemzügen ein, bewege das Becken nach vorn und kontrahiere die Anal- bzw. Vaginalmuskulatur.
3. Halte den Atem so lange wie möglich an.
4. Lass die Luft mit einem langen, langsamen Seufzen entweichen, löse die Kontraktion und bewege das Becken wieder zurück.

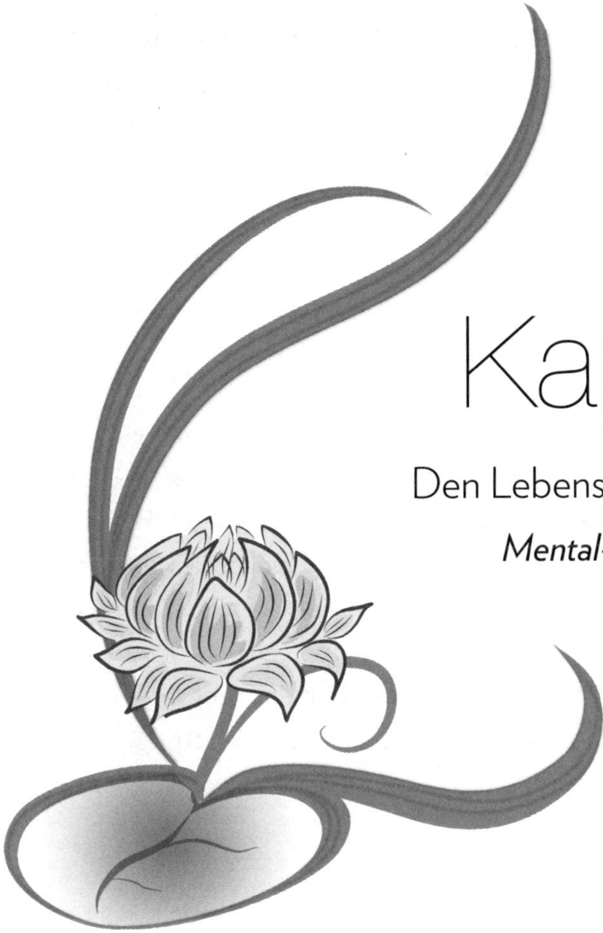

Kapitel 6

Den Lebensstrom intensivieren

Mental- und Emotionalkörper ausgleichen

Um Glückseligkeit erfahren, musst du im Jetzt sein. Kommst du ins Jetzt, begegnest du oft alten Gefühlsmustern, die in der Zeit eingefroren sind. Die Aufarbeitung dieser Muster erlaubt es dir, Glückseligkeit zu genießen.

Dein Emotionalkörper (*Prana*-Körper) enthält bruchstückhafte Erinnerungen an traumatische Erfahrungen und Gefühle, die zurzeit des Erlebens zu intensiv waren, um mit ihnen umgehen zu können. Du hättest damals Bewusstsein, Handlungswerkzeuge, Unterstützung oder Vertrauen gebraucht, um diese Erfahrungen zu integrieren, und so hast du sie gespeichert, um sie zu einem späteren Zeitpunkt zu integrieren. Diese Erinnerungen wurden ins Unbewusste verdrängt, zusammen mit deiner Interpretation dazu, wie die Dinge funktionieren und was du tun musst, um dich anzupassen oder sie zu überleben. Wahrscheinlich hast du bereits früh erfahren, dass deine Art, Liebe und Freude auszudrücken, nicht willkommen ist, und versuchst es jetzt erst gar nicht mehr.

Jedes Bruchstück deiner Erinnerung hat seine eigenen Strategien und Pläne entwickelt – autonom arbeitende Verhaltensmuster, außerhalb der Ratio, oftmals deinen bewussten Absichten entgegengesetzt. Sicherlich hast du schon einmal erfahren, dass dein mentales und dein emotionales Selbst miteinander in Konflikt stehen und wie diese einander entgegengesetzten Kräfte deine Absichten und Vorsätze sabotieren. Gefühlsausbrüche, die der Verstand später bereut, sind sicher keine angemessene Form des Umgangs mit der Welt. Auch wenn der Verstand sich Ziele setzt, spirituelles Wachstum eingeschlossen, sind die Gefühle mit ihrer eigenen Agenda für gewöhnlich stärker.

Gefühle integrieren

Wenn du die *Ipsalu*-Praxis übst und den Energiestrom in deinem Körper erhöhst, wird schließlich jedes abgespaltene Bruchstück aus den dunklen Seiten und Schatten deines Unbewussten ans Licht kommen. Wenn wir in Liebe sind, taucht alles, was nicht Liebe ist, auf, um geheilt zu werden. Erleuchtung heißt einfach, dass alle Schatten erforscht sind. Die Erinnerungen wurden im Licht des Bewusstseins wiedererlebt. Dann gibt es kein Unbewusstes mehr. Durch die Praxis des *Ipsalu Tantra* kannst du diese verbannten Aspekte deines Seins ausrichten und in Harmonie bringen. Du kannst dein Nervensystem heilen, sodass dein jeweiliger Gefühlszustand Ausdruck des gegenwärtigen Augenblicks ist und nicht eine Wiederholung vergangener Erfahrungen.

Die Erste Tantrische Hochzeit

Der Intellekt ist der dir vertrauteste Teil des Verstands. Er ist linear, logisch und arbeitet problemorientiert. Seine Qualität wird durch Intelligenz-Tests gemessen. Forscher sind zu dem Schluss gekommen, dass der IQ durch Erziehung nicht zunimmt. Intellektuelle Aktivität findet hauptsächlich in der linken Hirnhälfte statt. Die Aktivität der rechten Hirnhälfte dagegen ist intuitiv, induktiv, direkt wissend, auf universelle Weisheit und Wahrheit direkt zugreifend. Dieser Teil des Verstands, der weniger unter Kontrolle ist, nutzt emotionale Intelligenz, die auch sonst überall im Körper aktiv ist (Im folgenden Kapitel wirst zu sehen, dass sich ein weiteres Gehirn – eine Neuronenmasse – im Herzen findet und ein weiteres, noch größeres im Bauch). Beide Aspekte lassen sich mithilfe bewusster Achtsamkeit entwickeln. Du lernst, die Zusammenarbeit zwischen den intellektuellen und den intuitiven Funktionen wieder herzustellen.

Die nicht-bewussten Bruchstücke im Emotionalkörper kann man sich als unbewusste Äußerungen weiblicher Energie vorstellen. Den Intellekt kann man als unbewusste Äußerung männlicher Energie sehen. Er müht damit sich ab, die Unvereinbarkeiten der emotionalen Bruchstücke zu rechtfertigen, um den Anschein von Kontrolle zu erwecken.

Die Position des Kopfes gibt zu jeder Zeit Aufschluss darüber, welcher Teil momentan dominiert. Bewege deinen Kopf nach vorn und zurück wie ein balinesischer Tänzer, der die Schultern nicht bewegt und den Kopf dabei senkrecht hält. Die vordere Position mit nach vorn gestrecktem Kinn steht für die Führung des Intellekts. Sitzt du so an deinem Computer? Die hintere Position, bei der der Nacken gestreckt ist, steht für den Ausgleich zwischen Intellekt und Gefühl. Den Kopf im Gebet andächtig zu neigen erzeugt dieselbe Wirkung.

Sobald die emotionale Seite vollständig in Harmonie ist, kann sie in völlige Partnerschaft mit der mentalen Seite gehen. Sie wird mit ihren schöpferischen

Energien die Ideen und Träume des Verstandes unterstützen, ihnen Substanz geben und sie zu manifestieren helfen. Sie wird den Verstand ergänzen, gemeinsam sind sie vollständig. Das Weibliche trägt Intensität und Leidenschaft bei, das Männliche Stabilität und Vernunft. Ab diesem Punkt besitzt du den Reichtum einer vollständigen emotionalen Ausdrucksweise und das Vertrauen, dass alle Gefühle angemessen wiedergegeben werden.

Sich der Seele hingeben

Einmal integriert, ist diese mentale und emotionale Entität (das Ego) in der Lage, dem Höheren Selbst mit seinem kleinen Selbst zu Diensten zu sein. Sie kann ihrem zwanghaften Bedürfnis nach Kontrolle und Getrenntsein entwachsen und ihre eingrenzenden Vorstellungen überwinden.

Möglicherweise bist du spirituell weit mehr fortgeschritten als mental, weil emotionale Unreife die mentale Entwicklung aufgehalten hat. Ist das emotional-mentale Ganze erst vereint und ungebunden, wird es rasch wachsen, um dem spirituellen Bewusstsein zu entsprechen.

Die mentale Entwicklung

In den frühen 1920er-Jahren haben Wissenschaftler entdeckt, dass die mentale Aktivität jedes Menschen eine eigene Schwingung ausstrahlt. Es ist möglich, die Frequenz dieser ultravioletten Strahlung zu messen und der mentalen Funktion einer Person einen Zahlenwert zuzuordnen. Dieser Wert stellte sich als gleichbleibend heraus, wach oder schlafend, gesund oder krank, unabhängig von seiner Ausbildung. (Unklar ist, ob diese Zahlen tatsächlich Frequenzen angeben oder einfach eine Vergleichsskala darstellen.)

Die Forschung wurde fortgesetzt und Tausende Menschen wurden bewertet. Durch diese umfangreichen Studien wurde es möglich, eine Beziehung zwischen der Schwingung und der mentalen Funktionsfähigkeit eines

Individuums herzustellen. Jene Menschen mit niedrigeren Frequenzen waren für sich wiederholende Aufgaben am besten geeignet und ihre Hauptinteressen lagen in Besitz, Vergnügungen und Ansehen. Jene in den höheren Schwingungsbereichen zeigten zunehmende Gedankenklarheit und Kreativität, größeren Weitblick sowie das Interesse, der Menschheit zu dienen. Über Jahrzehnte der Forschung wurde das alles aufgezeichnet und bestätigt.

Diese Daten haben keinerlei Ähnlichkeit mit den IQ-Werten, die nur die intellektuelle Kapazität messen. Sie berücksichtigen auch andere Formen der Intelligenz – die intuitiven und induktiven Fähigkeiten.

Die Frequenzen der Schwingungen bewegten sich in einem Bereich von 200 bis 800. Bei ungefähr 98 Prozent der Menschen wird zwischen 200 und 400 gemessen. In diesem Bereich drückt sich jede höhere Zahl unmittelbar in erweiterten Fähigkeiten und Begabungen aus. Wir wollen uns aber damit nicht im Einzelnen beschäftigen, da Menschen, die Interesse an den hier vermittelten Inhalten haben, sich meistens auf der Ebene von 400 Einheiten oder mehr befinden.

Ein Merkmal der Gruppe jenseits der 400 Einheiten ist, dass sie ihre persönlichen Bruchstücke zu einem vereinten Ganzen zusammenfügen und einen höheren Grad an Weisheit und Intuition erreichen wollen. Die Ebene von 400 kann nicht überschritten werden, bevor die Integration der Emotionen erreicht ist. Menschen auf der Ebene von 400 fühlen sich üblicherweise nicht in Harmonie mit ihren Freunden und ihrer Familie und finden es schwierig, ihr inneres Verlangen mit jenen zu teilen, die kein Verständnis dafür haben. Für ihr Anderssein werden sie vielleicht sogar belächelt und bringen möglicherweise ihre innere Stimme zum Schweigen und zweifeln an ihrer intuitiven Wahrnehmung.

Wenn sie den Mut haben, ihrer (inneren) Führung zu folgen, werden diese fortgeschrittenen Menschen in Situationen und zu Erfahrungen geführt, die jenseits des Gewöhnlichen liegen. Sie brauchen Zeit für sich, um ihre Erfahrungen zu verarbeiten. Manchmal ist das für ihre Begleiter schwer zu verstehen.

Nur in wenigen Menschen sind Verstand und Gefühl
wie selbstverständlich miteinander in Einklang.
Solche Menschen arbeiten mit daran, den Lauf der Geschichte zu verändern.

Die folgende Liste zeigt Werte, die einigen berühmten Menschen mit Schöpfergeist und Genie zugeschrieben werden. Sie konnten auch für lange verstorbene Menschen gemessen werden, weil, so seltsam es auch klingt, die Frequenz, die das Gehirn aussendet, auch vom Daumen ausgestrahlt wird. Und alles, was eine Person zu Lebzeiten berührte, trägt fortan ihre Schwingung und das kann noch Hunderte von Jahren später gemessen werden.

Leonardo da Vinci	725	Chopin	550	Edgar Allen Poe	489
Michelangelo	678	Charles Dickens	540	Herbert Hoover	473
Madame Blavatsky	660	Richard Wagner	538	Thomas Edison	470
Tizian	660	Greta Garbo	528	Abraham Lincoln	462
Friedrich der Große	657	Lord Tennyson	525	Gandhi	462
Rafael	649	Lord Byron	522	Albert Einstein	462
Sir Francis Bacon	640	Noel Coward	520	A. Conan Doyle	431
Rembrandt	638	Nehru	520	Sigmund Freud	426
Rubens	625	George Washington	512	Rudolf Steiner	426
Napoleon	598	Admiral Nelson	510	Tolstoi	422
Tschaikovski	567	Garibaldi	493		
Johann Strauß	561	Madame Curie	492		

Die Forscher kamen zu dem Schluss, dass jeder mit einer bestimmten fixen Leistungsstärke geboren wurde und sich der Messwert während des Lebens höchstens um ein oder zwei Punkte verändert. Das stimmt jedoch nur für Menschen, die sich nicht auf einem spirituellen Weg befinden.

In den letzten zehn Jahren wurde diese Begrenzung durch Hunderte Menschen, die die *Ipsalu*-Methoden nutzen, widerlegt. Sie machen enorme Sprünge in ihrer mentalen Leistungsstärke, sobald ihre Emotionen ins Gleichgewicht gebracht sind.

Begrenzungen, die auf emotionaler Unreife gründen

In der westlichen Welt hat sich der Mensch lange mit seiner mentalen Aktivität identifiziert. „Ich denke, also bin ich." Unsere Kultur achtet sehr auf die Entwicklung mentaler Fähigkeiten. Und so hat sich nahezu jeder, der sich auf dem spirituellen Weg befindet, mental weitaus mehr entwickelt als emotional. Das verursacht große innere Spannungen.

Menschen mit hoher mentaler Kapazität sind oft nicht in der Lage, diese Fähigkeiten auch ins Leben zu bringen. Die Forscher kamen zu dem Schluss, dass die emotionale Entwicklung den Unterschied zwischen erfolgreichen und erfolglosen Menschen bewirkt.

Der Emotionalkörper arbeitet auf einer niedrigeren Schwingungsebene als der Mentalkörper und transformiert die Energie von (männlich) abstraktem Begriffsverständnis in (weibliche) Energie der Tat und Manifestation herunter. Wenn Mental- und Emotionalkörper in Einklang sind, unterstützen sich die kreative und die praktische Energie gegenseitig, sodass sie mit bestmöglicher Effizienz zusammenarbeiten können. Eine Idee entsteht auf mentaler Ebene und wird dann durch die emotionale Energie genährt und nimmt auf der materiellen Ebene Form an. Die schnelleren Schwingungen der Information sind buchstäblich eingebettet in den langsameren emotionalen Schwingungen. Es ist ein schlüssiges System, das effektiv arbeitet.

Sind diese Körper im Ungleichgewicht (sind die Schwingungen nicht synchron), werden Ideen geboren, die jedoch ziellos dahintreiben. Träume werden nie umgesetzt, Verständnis bringt nie eine Änderung der Lebensqualität, Kreativität bleibt unausgedrückt. Für Menschen, die in diesem Ungleichgewicht leben, ist das Leben äußerst frustrierend. Sie erkennen, wie die Dinge sein könnten, sind jedoch außerstande, das zu bekommen, was sie brauchen. Je größer das Missverhältnis, umso größer sind ihr Leid und ihre Unzufriedenheit. Sie können ihren eigenen Erwartungen nicht gerecht werden und neigen dazu, übertrieben kritisch gegen sich selbst zu sein. Vielleicht haben sie ein Gefühl für ihre Zielsetzung im Leben, aber sie sind nicht fähig, dieses Ziel umzusetzen.

Die Spannung, die durch dieses Ungleichgewicht entsteht, treibt aufgeweckte Menschen zu allerlei spirituellen oder Selbsthilfemethoden, um das Problem zu lösen. Manchmal finden sie momentane Entspannung, aber selten etwas, was über längere Zeit hält. Oft fühlen sie sich gefangen in stumpfen, inhaltslosen Jobs und unbefriedigenden Beziehungen. Viele flüchten in Drogen, Essen und Alkohol oder sie werden physisch oder mental krank.

Die Emotionale Ebene

Angenommen, der Planet Erde ist der Ort, an dem Seelen etwas über Emotionen und Liebe lernen und dies auch erfahren. Angenommen, die Erdenergie unterstützt den Schwingungsbereich des Emotionalen. Alle Emotionen können hier erfahren werden, insbesondere Liebe, überwältigender noch zusammen mit Schmerz, Angst oder Wut, Gefühlen, die üblicherweise als negativ betrachtet werden. Oft musst du etwas verlieren, bevor du es wertschätzen kannst. Beim Entzug von Liebe merkst du, wie wertvoll und wie wichtig sie für dein Wohlbefinden ist.

Mentale Aktivität und Meditation können auf höhere Ebenen geführt werden, und Liebe ist das Wesen aller Schöpfung, doch Gefühle sind nur in der physischen Dimension möglich. Je bewusster dir deine unbequemen Gefühle in jedem Augenblick sind, je mehr du bereit bist, mit ihnen in Kontakt zu sein, umso schneller wird sich das Unbehagen verflüchtigen und umso besser wird sich das Leben für dich gestalten.

Angenommen, es ist wahr, dass die Seelen sich auf dem Planeten Erde inkarnieren, um Emotionen zu erfahren, dann ist es interessant, festzustellen, dass viele Suchende sich weiterhin auf die mentalen und meditativen Aspekte spiritueller Praxis konzentrieren und alles Erdenkliche tun, um ihren Emotionen aus dem Weg zu gehen! Die meisten Wege, die meisten Techniken sind so gestaltet, dass sie innerhalb des Wohlfühlbereichs bleiben und den Kontakt mit Emotionen, insbesondere mit Liebe und Sexualität (die eng miteinander verwandt sind), vermeiden.

Wer sich zum tantrischen Weg hingezogen fühlt, hat vermutlich bereits jeden möglichen Umweg ausprobiert und merkt nun, dass ihm nur noch die Meisterung des emotionalen und sexuellen Bereichs bleibt. Das ist die letzte Herausforderung. Die Erleuchtung ist nah und du weißt es.

Du wirst vermutlich auf massive innere Widerstände (gegen diesen Heilungsprozess) stoßen. Das Ego fühlt sich wohl mit dem Vertrauten und lehnt Veränderung ab. Da sind Erinnerungen an „Vertrauen schenken und betrogen werden", an „die Demütigung, zu scheitern". Einige Menschen sind nicht bereit, die Möglichkeit des Wachstums einzuräumen. Sie glauben lieber, dass sie bereits geheilt sind.

Gefühle aus dem Schatten holen

Unbewusste Emotionen und Muster regieren dein Leben. Durch die tägliche Praxis erlangst du ein Bewusstsein für emotionale Muster, Überzeugungen und Überlebensstrategien, die du in früher Kindheit entwickelt hast. Du beginnst zu entdecken, dass diese alten Muster dir ehemals dienten, es heute aber nicht mehr tun. Wenn du diese immer wiederholten Verhaltensweisen aus einer neuen Perspektive wahrnimmst, verlieren sie ihre Macht und du bekommst die Möglichkeit, im Leben angemessener zu reagieren. Du schaffst Platz für Freude und Zufriedenheit, für das freie Fließen der Energien in deinem Körpertempel und für das Erblühen transzendierter, bedingungsloser Liebe.

Emotionen werden durch Situationen in deinem Leben ausgelöst, und sie scheinen ihr Eigenleben zu haben, jenseits deiner Kontrolle. Viele Menschen haben jahrelange Psychoanalyse hinter sich, verstehen ihre Neurosen vollständig und sind doch nicht fähig, ihr selbstzerstörerisches Verhalten zu verändern. Festgefahren in der Annahme, dass „die Vergangenheit die Zukunft bestimmt", muss scheinbar immer wieder das alte Programm ablaufen. Es sieht so aus, als könne das aus eigener Kraft nicht beendet werden. Diese emotionalen Programme rühren von Erfahrungen her, die unbewusst in die Erinnerung eingebrannt wurden. Dein Höheres Selbst war schlicht nicht präsent in diesem Augenblick.

Den meisten Menschen wurde beigebracht, dass man sich vor sexuellen Energien fürchten müsse. Solche Energien auszudrücken wurde mit Schuld und Scham besetzt. Wo Urteile sind, kann die Seele nicht sein. Viele Menschen haben ihre Sexualität ihr ganzes Leben lang ohne Bewusstsein gelebt. Sie sind gefangen in Vergangenheit und Zukunft, geplagt von Angst vor sexuellem Versagen (mit dem Ergebnis von Impotenz und Frigidität) und von der Furcht vor Zurückweisung („Ich weise den anderen zurück, bevor er mich zurückweisen kann"). Sie sind zurückhaltend, verschlossen und kaum präsent. Sie neigen dazu, vergangene Enttäuschungen immer wieder zu erschaffen, beziehen die Abwehrstrategien des Partners auf sich („Wenn du mich liebtest, würdest du nicht so handeln") und suchen Bestätigung für ihre selbstentwertende Haltung („Keiner liebt mich").

Emotionen im Trauma

Die zugrunde liegenden Ereignisse waren möglicherweise ganz harmlose Erfahrungen in einer einigermaßen unterstützenden Umgebung. Dann sind sie verhältnismäßig einfach zu erschließen und zu bearbeiten. Je intensiver, je lebensbedrohlicher die Erfahrung war, umso größer ist die Herausforderung, sie im Lichte des Bewusstseins wiederzuerleben.

Stell dir eine Szene in der Wildnis vor, eine Herde von Gazellen flieht in einer afrikanischen Steppe vor einer Löwin. Das langsamste und schwächste

Tier der Herde fällt zurück und wird von der Verfolgerin gestellt. Das unglückliche Tier kämpft einen Moment und dann hört die Bewegung auf und die Löwin zerreißt ihren Körper.

Diese Szene ist nicht so grausam, wie es den Anschein hat. Die Natur hat in ihrer Weisheit dafür gesorgt, dass ein Tier so lange um sein Überleben kämpft, wie Aussicht auf Flucht besteht. Wenn aber klar ist, dass keine Flucht mehr möglich ist, zieht sich der Geist des Tieres zurück. Wenn das Fleisch zerrissen wird, ist niemand mehr da, um Schmerz zu empfinden.

Der Mensch hat diese Fähigkeit ebenfalls: Er kann sowohl vor physischem als auch vor emotionalem Schmerz fliehen, da das Höhere Bewusstsein es oftmals scheut, in traumatischen Situationen präsent zu bleiben. Woody Allen hat das am besten ausgedrückt: „Ich habe keine Angst vor dem Sterben. Ich will nur nicht dabei sein, wenn es geschieht." Oft zieht sich die Seele zurück, wenn das Leben bedroht ist oder wenn Angst, Wut und Kummer unerträglich werden oder unter einer Last von Schuld und Urteil.

Es gibt viele Berichte von Nahtoderlebnissen, in denen die Menschen aus der Vogelperspektive beobachten, wie die Ärzte sich bemühen, den Körper wiederzubeleben. Die Meister haben gelehrt, dass der Augenblick des Todes die Erleuchtung bringen kann, wenn das Bewusstsein bereit ist, dabei präsent zu bleiben. Als Gandhi ermordet wurde, sang er beim Sterben einen der Namen Gottes (*Rama, Rama Rama*). Durch seine hinduistische Erziehung war er überzeugt, dass er von einer weiteren Inkarnation befreit würde, wenn er im Augenblick des Todes bei Bewusstsein bliebe. Eine lebensbejahendere Sicht wäre, dass bewusst zu sterben es ermöglicht, in das nächste Leben mit weitaus größerer Bewusstheit einzutreten.

Auch emotionale Traumata lösen die Flucht des Bewusstseins ins „Nicht-Hier" aus. Vor einigen Jahren wurde in Chowchilla, Kalifornien, ein Schulbus mit Kindern entführt. Die Entführer hatten einen Möbelwagen vergraben, um die Gefangenen dort festzuhalten, während sie das Lösegeld aushandelten. Die eingesperrten Kinder waren zutiefst verschreckt, gaben den Kampf ums Überleben auf, wimmerten und wurden hilflos. Eines der älteren Kinder schaffte es, bei Verstand zu bleiben. Er bastelte eine Leiter, öffnete die Falltür und die Kinder konnten fliehen. Viele der Kinder hatten so vollständig aufgegeben, dass sie in die Freiheit hinausgezogen werden mussten.

Psychologen kümmerten sich anschließend um die Kinder und ihre Familien; sie sollten auch den emotionalen Schaden dieser Erlebnisse beurteilen. Sie stellten fest, dass die Kinder sowie ihre Familien in fast allen Fällen psychologisch stark auffällig waren. Die Kinder handelten entweder nach außen zerstörerisch oder zogen sich in ihre eigene (Innen-)Welt zurück. Die einzige Ausnahme war das eine Kind, das nicht aufgegeben hatte, sondern bewusst blieb und sich mit der Situation auseinandergesetzt hatte. Es zeigte nur wenige Auffälligkeiten.

Jeder hat emotionale Traumata erlebt, wenngleich sie normalerweise nicht so dramatisch sind wie eine Geiselnahme. Jedes Kind fühlt sich an einem gewissen Punkt missbraucht. Jedes erlittene Trauma vor dem achten Lebensjahr – wenn das Bewusstsein sich vollständig an den Körper bindet – hat sich wahrscheinlich in einem unbewussten Zustand ereignet. Die Empfindung oder das Ereignis wird, ohne Beteiligung des Bewusstseins, in der Erinnerung festgeschrieben. Es führt praktisch ein Eigenleben und verlangt gelegentlich, nach außen zu kommen. Das ist deine dunkle Seite, von Carl Gustav Jung „Schatten" genannt. Das Unbewusste hat ein starkes Bedürfnis, solche Ereignisse immer wieder zu erleben, bis sie geheilt sind. Dabei Beobachter zu sein hilft dir, sie rasch zur Heilung zu bringen.

Jedes folgende Ereignis, das dich an die gemachte Erfahrung erinnert, wird die gleiche Reaktion hervorrufen, die zur Zeit des traumatisierenden Ereignisses einprogrammiert wurde. Gefühle der Hilflosigkeit, Wutausbrüche, „Abschalten" und andere ungeeignete Reaktionen sind einfach Wiederholungen, es ist so, als ob die Aufzeichnung eines Tonbandes immer wieder abgespielt wird, das zur Zeit des Traumas aufgenommen wurde.

Viele Menschen setzen Alkohol, Drogen oder Essen ein, um den Druck abzubauen, der sich um unterdrückte Emotionen herum aufbaut. In betrunkenem Rasen (Wutanfall) oder in Heulanfällen ist das Bewusstsein abwesend. Jeder Versuch eines rationalen Umgangs mit einem Betrunkenen ist verschwendete Zeit, denn es ist niemand zu Hause. Der emotionale Ausbruch verpufft einfach nur die Energie, doch diese Energie baut sich bald wieder auf und die ganze Szene wiederholt sich, oftmals Wort für Wort. In diesem unbewussten Zustand entsteht niemals eine dauerhafte Besserung.

Viele Menschen haben reinigende, kathartische Therapien hinter sich, in der sie Sitzung um Sitzung schrien, weinten und wüteten. Bei der nächsten Sitzung sind die Gefühle noch immer in gleicher Stärke da. Würden solche Sitzungen mit Bewusstheit (dem nicht-urteilenden Beobachterbewusstsein) durchgeführt, würde es lediglich weniger Male bedürfen, bis die Erinnerung geheilt ist.

Ein Wiedererwecken des Traumas ohne das Beobachterbewusstsein brennt die Erfahrung nur tiefer und tiefer in das Gedächtnis ein und Heilung wird immer schwieriger. Therapeuten schaden ihren Klienten sehr, wenn sie sie zu solch unbewusster Trauma-Arbeit ermutigen.

Der Rückzug des Bewusstseins, speziell während Trunkenheit oder eines Drogentrips, schafft Raum im verlassenen Körpertempel, den in solchen Momenten andere Wesenheiten besetzen können, die nun die Führung übernehmen. Ist das einmal geschehen, hat der fremde Geist immer dann die Kontrolle, wenn das Bewusstsein sich zurückzieht. Besessenheit ist ein reales Phänomen, nicht so wie in Hollywood-Filmen dargestellt, vielmehr als zwei sich deutlich unterscheidende Persönlichkeiten, die sich einen Körper teilen.

Ich habe einmal mit einem Mann zusammengelebt, der schwerer Alkoholiker war. Als Vietnamveteran litt er an Posttraumatischem Belastungssyndrom. Das Bewusstsein hatte sich im Anblick von schrecklichen Erlebnissen, die es nicht ertragen konnte, ausgeklinkt. War er betrunken, kamen sein vorgesetzter Offizier und seine ganze Einheit zu Besuch. Das ging jahrelang so – Stimmen, die ihn herausriefen, um jemanden zu erschießen. Für mich war es das am stärksten ermutigende spirituelle Training meines Lebens, in diesen Situationen gegenwärtig zu bleiben, in meiner Mitte zu sein und (mithilfe bestimmter kraftvoller Mantras) zu verlangen, dass diese Besucher verschwinden.

Da niemand jemals das Opfer ist, muss es um die „Fremdnutzung" des Körpertempels bei einer Besessenheit ein geheimes Einverständnis geben, eine Übereinkunft zwischen einer Wesenheit und dem Gastgeber. Exorzismus heißt nichts anderes, als diese Übereinkunft erneut zu verhandeln. Was wie eine Besessenheit erscheint, ist manchmal lediglich die eigene Psyche, die eine abgespaltene Identität annimmt. Geisteskrankheit ist oftmals nur ein Weg, sich nicht mit den vorhandenen Themen zu befassen.

Gestauter Emotionsfluss

Wie es drei Primärfarben gibt – Rot, Blau und Gelb –, aus denen sich jede andere Farbe mischen lässt, so gibt es drei primäre Emotionen, die normalerweise als negativ betrachtet werden: Wut, Traurigkeit und Angst. Andere Emotionen sind eine Mischung aus zwei oder sogar allen drei von ihnen.

Angst produziert einen Adrenalin- und einen Energieschub, um mit einer gefährlichen Situation umzugehen. Diese Empfindung steht mit dem 1. Chakra in Verbindung, das eng mit deiner animalischen Herkunft in Verbindung steht. Dein Überlebensinstinkt sagt dir, dass unmittelbare Gefahr droht und du dich entweder wehren oder fliehen musst. Wenn du davon befreit bist, diese Energie zum Kampf oder zur Flucht zu verwenden, verwandelt sie sich in euphorische Heiterkeit. In früheren Zeiten hat dieser Energieschub die Menschheit vor Räubern oder marodierenden Stämmen bewahrt. Manche Teile unserer Gesellschaft funktionieren noch immer auf diesem Niveau.

In modernen Zeiten sind die meisten Schrecken subtiler geworden – es geht meist um Angst davor, nicht angemessen zu sein oder den Erwartungen anderer nicht zu genügen, abgelehnt oder erniedrigt zu werden. Kampf und Flucht sind hier nicht dienlich. Eine dritte Möglichkeit ist üblicher: Erstarren.

Chronische Angst schwächt dich, wenn du nicht reagierst. Du entwickelst Misstrauen gegenüber deinen Impulsen. Wenn die Angst dich fesselt, kannst du deine inneren Impulse nicht umsetzen und du wirst nicht in Aktion kommen.

Am meisten schreckt das Unbekannte. Du zweifelst an deiner Fähigkeit, eine unbekannte Situation zu bewältigen. Mit dem Unbekannten eine neue Beziehung zu entwickeln ist ein großer Schritt nach vorn. Das Geheimnis ist einfach: Bleibe präsent und atme.

Angst/Sorge + Sauerstoff = Erregung/Abenteuer

Schmerz und Traurigkeit, speziell in Verbindung mit Weinen, sind Mittel, mit denen du einer schmerzvollen Veränderung (Verlust oder Gewinn) begegnest. Diese grundlegende Funktion erlaubt es dem Körper, sich in einer neuen Situation neu zu orientieren. Indem die Tränen durch den Körper und den Geist fließen, spülen sie deine Verbindung weg mit dem, was nicht mehr ist, und erlauben es dir, dich mit dem auseinanderzusetzen, was jetzt ist. Wenn du deinen Kummer allerdings nicht zum Ausdruck bringst, glauben Körper und Geist weiterhin, dass der Verlust bzw. die Veränderung noch immer stattfindet und immer noch verletzt.

Frauen benutzen Traurigkeit manchmal, um Wut zu verbergen. Die Gesellschaft ermutigt Frauen nicht, ihre Wut direkt zu äußern, kommt aber mit einer weinenden Frau gut zurecht. Damit Heilung geschehen kann, muss der echte Gefühlszustand angesprochen werden.

Der Körper ist eine Erweiterung der Seele und so erfährt er nur den gegenwärtigen Augenblick. Wenn er jedoch in der Zeit eingefroren ist, nimmt er einen vergangenen Augenblick immer weiter als Jetzt wahr. Du kehrst zu einer schmerzhaften Erinnerung zurück, und es fühlt sich so an, als würde das Ereignis weiterhin stattfinden.

Schmerz, Traurigkeit und Ekstase sind nicht die entgegensetzten Enden einer Skala, sondern folgen vielmehr in einem Kreis aufeinander. Wenn du tief genug in deinen Schmerz hineingehst, wirst du den Boden berühren und Ekstase erreichen.

Schmerz und Traurigkeit stehen mit dem 2. Chakra in Verbindung, außerdem mit dem Element Wasser, dem Symbol für das Fließende. Du erlebst chronische Traurigkeit, wenn du es der Energie nicht erlaubst, in ihrer eigenen Weise zu fließen.

Wut ist Energie, die sich in die Welt bringen möchte, aber abgeblockt wurde. Es ist die gleiche Energie, die du erzeugst, um etwas zu vollbringen. Du nennst sie nur dann „Wut", wenn du auf ein Hindernis stößt und deine Absicht nicht vollenden kannst. Nur unter extremen oder wiederholten Umständen der Machtlosigkeit oder wenn eine Person als Hindernis erscheint, kommt diese Energie verzerrt – in Gewalttätigkeit oder dem Verlangen zu verletzen – zum Ausdruck.

Wut kommt oft zum Ausdruck, wenn andere Gefühle verborgen werden sollen. Für einen Mann ist es gesellschaftlich akzeptabler, wütend zu sein, als Angst oder Traurigkeit zuzulassen. Seine Wut kann vom Unvermögen herrühren, diese anderen Gefühle aufzulösen.

Wut wird verzerrt, wenn du etwas verändern willst, was in der Vergangenheit oder in der Zukunft existiert und nicht im Jetzt. Diese Situationen gibt es nicht in der „Realität", sie sind aber in deinem Körper und Geist so verhaftet, als würden sie jetzt stattfinden.

Wut ist am zerstörerischsten, wenn sie – zusammen mit Selbstverurteilung – nach innen gerichtet wird. Das ist die Ursache für Depression. Oft handelt es sich nur um Energie, die eine Veränderung in dir schaffen möchte. Irgendein internes Programm blockiert ihren schöpferischen Prozess.

Wut steht mit dem 3. Chakra in Verbindung, mit der Energie persönlicher Macht, jener Energie, mit der du in der Welt ein Zeichen setzt. Die Traditionelle Chinesische Medizin bringt Wut mit der Leber, die in der Region des 3. Chakras beheimatet ist, in Zusammenhang. Leberleiden rühren oftmals von jahrelang nicht überwundener, unausgesprochener Wut her.

Emotion als Schwingung

Sentics untersucht die Wellenformen von Emotionen (Namensgebung und Erforschung durch den österreichischen Neurobiologen Manfred Clynes). Es konnte gezeigt werden, dass jede Emotion ihre charakteristische Frequenz hat, eine einfache langwellige Schwingung, die in jeder Kultur die gleiche ist. Emotionale Blockaden entstehen, wenn Wellenformen mit negativer Interferenz aufeinander wirken. Wellen nicht verarbeiteter Emotionen stehen allein, phasenungleich. Sie sind nicht kohärent. Absichtliche Entspannung, wie bei Meditations- oder Atempraktiken, bringt Ordnung, indem sie destruktive Interferenzen verringert. Außerdem schafft sie im Gehirn eine Kohärenz der beiden Hemisphären.

Angst ist ein Weg, sich zu sperren, den Energiestrom im Körpergewebe zu blockieren, nicht zu erlauben, dass dieser Strom herab kommuniziert von höheren Oktaven, wo Information und Führung vorhanden sind.

Die Emotion mit der stärksten zerstörerischen Interferenz ist der Hass – jemand anderem oder dir selbst gegenüber in Form von Scham. Wie bereits beschrieben, kann die Seele nicht wohnen, wo geurteilt wird. Das ist tatsächlich wahr, da die Schwingung der Liebe durch negative Interferenz der Hassschwingung aufgehoben wird.

Eingefrorene Emotionen werden im Körper durch Kristallisation der Flüssigkeit im Muskelgewebe gespeichert. Das erzeugt einen muskulären Panzer; er entsteht durch eine Schicht gespeicherter elektrischer Inkohärenz im Muskel, die dich von der Welt trennt. Sind die Zellmembranen, die jede Zelle umgeben, vom Informationsfluss, der ihnen sagt, wie sie funktionieren sollen, abgeschnitten, funktionieren sie nicht mehr in der vorgesehenen Art und Weise. Die Empfängerseite der Zellwand, die da ist, um Endorphine (Glückshormone) aufzunehmen, verändert sich derart, dass diese Hormone dort nicht mehr andocken können. Der Zelle wird vorenthalten, sich wohlzufühlen.

Die Zellmembran funktioniert als ein System stehender Wellen, die jede integrierte Emotion in ihrem Gedächtnis abspeichert, ein Teppich, aus Erinnerungen gewebt. Wurden Angst, Schmerz und Wut angenommen (bewusst erlebt), werden sie Teil des Zellmembran-Teppichs. Die langen Wellen der Emotionen bilden ein „Nest" oder ein Zuhause für die kurzen Wellen des Lichts und der Information, die den Zellstoffwechsel nähren.

Schwingungen, die durch nicht verarbeitete Emotionen inkohärent gemacht sind, werden nicht in die Grundschwingung eingebettet. Die nicht verarbeiteten Emotionen stören darüber hinaus den Fluss der Trägerwelle, die lebenserhaltende Energien transportiert.

Zusammenhanglose, wirre, unklare Emotionen führen zur unmittelbaren Ausschüttung destruktiv wirkender Hormone. Ihre Auswirkungen sind schlimmer als die von Zigaretten. Der Alterungsprozess wird beschleunigt und das Immunsystem wird belastet. Das Risiko eines Herztods ist bei Jugendlichen, die zu Wut und Feindseligkeiten neigen, zehnmal höher als bei ihren harmonischer lebenden, in sich stimmigeren Freunden.

Die Trägerwelle, die lebenserhaltende Energien und Informationen liefert, ist eine Schwingung, die wir als Liebe erleben. Einige Gefühle, wie Freude und Behagen, betten sich selbstverständlich und ohne Interferenz in diese Trägerwelle ein. Es sind in sich stimmige, harmonische, kohärente Gefühle.

Andere Emotionen, die als negativ betrachtet werden, können zusammen mit Liebe erlebt werden. Bei vielen Tierarten gibt die Angst der Mutter, die ihr Junges schützt, dieser eine leidenschaftliche Stärke. Überlebensangst in Verbindung mit deiner Liebe zum Leben macht dich erfinderisch bei der Vermeidung von Gefahren. Kinogänger lieben es, wenn der Held den Angreifer überlistet.

Schmerz wird normalerweise beim Verlust eines geliebten Menschen oder einer geliebten Sache empfunden. Solange dabei Liebe präsent ist, wird dieser Schmerz überwältigend und schön.

Wut richtet sich gewöhnlich gegen geliebte Menschen, insbesondere wenn sie deine Selbstentfaltung zu hemmen scheinen. Die meiste Gewalt ist häusliche, die sich gegen geliebte Menschen richtet. Wenn du die Liebe in den Mittelpunkt stellst, kannst du rasend werden vor Liebe. Das ist ein großes Drama.

Eingefrorene Gefühle mit Beobachterbewusstsein neu zu erleben ist gleichbedeutend mit dem Einbetten der Schwingungen in die Trägerwelle der Göttlichen Mutter, der reinen Liebe.

Sich lösen

Bewegung, Atmen, Klang und Bewusstsein gehören zu den Instrumenten, die *Ipsalu* einsetzt, um blockierte Energie in fließende umzuwandeln. Kommst du ins Jetzt, entdeckst du, wo Körper oder Geist in irgendetwas aus der Vergangenheit feststecken und meinen, diese Situation sei im Jetzt noch immer präsent. Wird diese eingefrorene Erinnerung oder Überzeugung im Licht des Bewusstseins neu erfahren, kommt ihre Energie wieder ins Fließen.

Jedes blockierte Chakra verweist auf Erinnerungen, Einstellungen, Gewohnheiten und Muster, die du nicht anschauen willst. Öffnet sich ein Chakra, bedeutet das, dass du diesen Teil deiner Persönlichkeit zulässt, dass du ihn akzeptiert und zu dir genommen hast.

Ein heilender Austausch

Der nachstehende Dialog ist etwas leichter zu führen als der, der in einem früheren Kapitel dargestellt wurde (siehe Seite 95 ff.). Du kannst diesen Prozess allein durchführen oder einen guten Freund bitten, dich anzuleiten. Die emotionalen, mentalen und spirituellen Aspekte deines Seins können als das Kind, der Erwachsene und der Weise betrachtet werden. Lasse das Kind und den Erwachsenen ein Gespräch führen, das der Weise wohlwollend verfolgt. Lass jeden der beiden sich ausdrücken und wechsele den Stuhl, wenn du in eine Rolle schlüpfst. Jedem sei erlaubt, seine Position darzustellen. Suche in deinem Körper die unglücklichen Elemente.

1. Schließe die Augen und entspanne dich. Sprich über etwas, was dich ärgert.
2. Wandere mit deiner Aufmerksamkeit durch deinen Körper und finde einen Bereich, der sich unbehaglich anfühlt – das ist der Ort, an dem die Erinnerung lebt. Lege deine Hand dorthin und sei dort völlig präsent.
3. Atme in diesen Bereich hinein. Mit dem Atem reist das Bewusstsein dorthin.
4. Mach dir das Gefühl deutlich bewusst und gib ihm die Erlaubnis, sich auszudehnen.
5. Vielleicht entsteht ein Bild in Zusammenhang mit dem Gefühl – eine Erinnerung aus frühester Zeit oder aus einem vergangenen Leben.
6. Gib dir die Erlaubnis, zu sprechen, aufzuschreien, zu kreischen oder zu wüten, das, was du fühlst, vollständig auszudrücken. Sei dabei die ganze Zeit Beobachter.
7. Liebe dich dafür, dieses Gefühl zu haben. Entwickle eine liebende Haltung zu dem Gefühl.
8. Urteile in keiner Weise.
9. Rufe dir ins Gedächtnis, welche begrenzende Entscheidung du in der zugrunde liegenden Situation getroffen hast (siehe Kapitel 3, Seite 57 ff.).
10. Anerkenne, dass du selbst der Schöpfer des damaligen Geschehens bist. Überwinde die Neigung, dich als Opfer zu betrachten oder dich schuldig zu fühlen. Beschuldigung und Schuld verhindern, dass die seelischen Qualitäten an der jeweiligen Situation Anteil nehmen.
11. Erinnere dich an die Lektion, die du lernen wolltest, oder was du erleben und erfahren wolltest.
12. Mach dir deutlich, dass die Lektion gelernt ist und nicht erneut erfahren werden muss.
13. Empfinde Dankbarkeit für die anderen Teilnehmer der damaligen Erfahrung, dafür, dass sie dir diese Gelegenheit gegeben haben. Betrachte von deiner jetzigen Perspektive aus, wie perfekt jeder seine Rolle gespielt hat.

Und wenn die Emotionen wiederkehren …

Wird ein emotionales Bruchstück mit Bewusstsein wiedererlebt, wird es auch von der Lebenskraft in dir wieder gesehen und einbezogen. Es verliert seine Macht und Autonomie. Es beherrscht dich weniger. Der Auslöser wird zwar wiederkehren, der Knopf wird erneut gedrückt werden und die gleiche Reaktion wird wieder ausgelöst werden. Allerdings bewegst du dich auf einer Spirale und nicht im Kreis. Die neuen Auslöser können nun von einer neuen Perspektive aus betrachtet werden. Du kannst sie als Teil eines alten Musters erkennen – wie einen alten Bekannten, nichts, worüber du dir Sorgen machen musst.

Jedes Mal, wenn du auf der Spirale wieder an diesem Punkt ankommst, löst sich die Situation noch ein Stück weiter auf. Zu Beginn hast du vielleicht dreißig Jahre gebraucht, um das Ganze zu durchdringen, jetzt kann es nach einigen bewusst beobachteten und bewusst miterlebten Wiederholungen innerhalb von Stunden oder Minuten abgehandelt werden. Das Muster wird vielleicht nie ganz verschwinden, aber es wird dich auch nicht mehr beherrschen und nicht mehr in tiefes Leiden stürzen.

Karma

Die emotionalen Bruchstücke, um die es hier geht, werden auch *Karma* genannt. Es sind die Konsequenzen von unbeendeten Handlungen und unbewusst erlebten Gefühlen. Oft heißt es, dass nach dem karmischen Gesetz jede Untat strafende Auswirkungen herbeiführt. *Karma* ist aber kein Vergeltungssystem. Das Paradigma von Sünde und Bestrafung ist falsch und diente in früheren Zeiten dazu, die barbarische Bevölkerung durch die Furcht vor göttlichen Repressalien zu beherrschen. Dafür bist du mittlerweile zu „groß".

„Sünde" stammt von dem griechischen Begriff *hamartia*, was so viel heißt wie „das Ziel verfehlen". Du hast Lebenssituationen falsch gedeutet und unzutreffende Schlüsse gezogen. Deine Selbsteinschätzung und Selbstbetrachtung ist auf diesen falschen Annahmen aufgebaut. Anstatt mit „Sünde" und „Bestrafung" zu leben, solltest du solche Glaubenssätze und Haltungen überdenken. Sei sorgfältiger und genauer in deiner Selbsterkenntnis.

„Sünden" zu beichten und Vergebung zu erhalten mag im Augenblick entlastend sein, aber solange keine Bewusstseinsänderung stattfindet und du dieses Muster auf der energetischen Ebene nicht befreit hast, wird sich das gleiche Verhalten zwangsläufig wiederholen müssen. Gott und das Sein haben dich nie verurteilt. Urteilen ist eine menschliche Erfindung. Du verurteilst dich selbst und genau das trennt dich von Gott.

Nehmen wir als alternatives Paradigma an, dass jede Situation, in der wir uns befinden, von allen Teilnehmern aus ihrer erleuchteten Ebene mitgestaltet und choreographiert wurde. Jeder möchte mitmachen, da die Situation eine Lehre vermittelt oder ein Prinzip veranschaulicht; eine Erfahrung, die die Seele machen kann, darstellt oder ein Spiel ist, das sie spielen möchte. Vielleicht spielt jemand auch nur mit, um einen anderen zu unterstützen.

Nehmen wir an, ein Wesen sei in vielen Leben ein plündernder Soldat gewesen und möchte nun seine – im 3. Chakra beheimatete – aggressive Natur hin zu einer – dem 4. Chakra zugeordneten – mitfühlenden Haltung entwickeln. Es könnte sich in eine Kampfsituation begeben, in der (mit dem individuellen Einverständnis aller Beteiligten, jeder aus seinem eigenen Grund) unaussprechliche Gräuel geschehen – um die Grausamkeit so „satt zu bekommen", dass das Thema für immer erledigt ist.

Würde das Wesen in dieser Situation hundert Menschen töten, verlangten die karmischen Gesetze keinesfalls, dass es weitere hundert Leben zu leben hätte, sodass jedes Opfer Gelegenheit bekäme, es auch zu töten. In diesem Beispiel gibt es keine Opfer. Vielmehr wird dem Wesen die Möglichkeit geboten, die Lektion zu lernen und mit Kampf und Krieg für immer abzuschließen.

Verschwende keine Zeit damit, über vergangene Leben nachzusinnen. Jede unbeendete Angelegenheit wird in den prägenden Jahren deines gegenwärtigen Lebens neu erschaffen. Wenn die Vorstellung von Reinkarnation dich nicht anspricht, kannst du diese Gedankengänge einfach ignorieren. Kümmere dich um das, was jetzt anliegt.

Um ein Trauma oder eine unbewusste Verletzung zu heilen, müssen die in diesem Kapitel dargestellten Heilungsschritte (bewusstes Erfahren und Anerkennen der unterdrückten Emotionen) durchlaufen werden. Dann ist das *Karma* erfüllt. Im soeben genannten Beispiel werden die *Karma* aus allen Leben – selbst wenn es zahllose tyrannische Leben waren – im selben Augenblick geheilt. Sobald dein gesamtes unterdrücktes „Material" auf diese Weise bewältigt ist, wirst du eins mit dieser Stufe des Seins.

Manche Wesen können die Entwicklung fortsetzen, wenn ihre persönlichen Aufgaben gelöst sind, um globales *Karma* zu bearbeiten und mit Einstellungen aufzuräumen, die als Teil des kollektiven Bewusstseins noch im Raum stehen. Einige Seelen kommen immer wieder und sind bei der Reinigung des Planeten Erde behilflich.

Die Einschätzung deiner emotionalen Reife

Für Menschen gelten bestimmte Charakteristika bezüglich ihrer emotionalen Reife, die für die jeweilige Stufe typisch sind. Mithilfe der nachfolgenden Tabelle kannst dich selbst einschätzen. Bitte zudem jemanden, der dich gut kennt, um seine Einschätzung. Nach einigen Monaten Tantra-Praxis kannst du dich noch einmal selbst einschätzen oder einschätzen lassen: Gib dir 1 Punkt für jede zutreffende Eigenschaft in der linken Spalte, 3 Punkte, wenn die Eigenschaft in der rechten Spalte auf dich zutrifft. Trifft beides ein wenig zu oder schwankst du hin und her, dann gib dir 2 Punkte.

Auf unterer Stufe empfindest/bist/hast/kannst du ...	Auf höherer Stufe empfindest/bist/hast/kannst du ...
wenig Körperenergie, schnell erschöpft, ein hohes Stresslevel und daraus entstehende Leiden	erhöhte Widerstandskraft und bessere Gesundheit, eine geringe Anspannung und Stress
nicht imstande, ein Vorhaben zu Ende zu bringen oder eine Arbeit zu behalten; zerstreut, nur kurzzeitig aufmerksam	fähig, eine Aufgabe bis zum Ende aufmerksam zu verfolgen; im Jetzt, da sind keine Tagträumereien
abhängig davon, dass sich jemand um dich kümmert, und gleichzeitig nimmst du es deinem/n Unterstützer/n übel	unabhängig; hast du ein Gespür für das, was zu tun ist; die Fähigkeit, Probleme im Augenblick ihres Auftauchens zu lösen
in einem steten Zustand von namenloser Ängstlichkeit und Selbstzweifeln; fehlt es dir an Vertrauen; hast du Schuldgefühle, empfindest dich als minderwertig und unwürdig	einen Sinn für inneren Frieden und Vertrauen; dich Gleichgestellten ebenbürtig; Angst, Schuld und Zweifel sind losgelassen
pedantisch als Kompensation oder aus Furcht davor, nicht zu genügen	dich bei der Arbeit entspannter; du kannst Raum für Fehler zulassen
Scheu, eine Meinung zu äußern oder eine Entscheidung zu treffen	ein klares Gefühl für deine eigene Wahrheit und den Mut, diese Wahrheit zu äußern
den Wunsch nach einer besonderen Beziehung, bist aber unfähig, eine solche aufzubauen oder zu halten; bist du eifersüchtig und besitzergreifend Freunden gegenüber	tiefe Beziehungen; bist fähig, dich zu öffnen, um Respekt zu geben und zu empfangen; hast du das Wissen, dass Menschen in unserem Leben kommen und gehen
empfindlich bei Kritik, bist anderen gegenüber jedoch äußerst kritisch; meidest für dein eigenes Tun die Verantwortung zu übernehmen, gibst anderen die Schuld für die eigene Leistungsunfähigkeit	fähig, konstruktive Kritik anzunehmen; lässt unangemessene Kritik abperlen; übernimmst Verantwortung für eigene Fehler; akzeptierst andere, wie sie sind
spiegelst du die Stimmung aus dem sozialen Umfeld wider	kannst du deine eigenen Gefühle von denen anderer unterscheiden
versuchst du unentwegt, besser zu werden; bittest für das eigene So-Sein um Entschuldigung	ein Gefühl für das Ziel der eigenen Entfaltung und Freude daran

Auf unterer Stufe empfindest/bist/hast/kannst du ...	Auf höherer Stufe empfindest/bist/hast/kannst du ...
erlebst du vergangene Situationen wieder und malst dir Antworten und Reaktionen aus	dem Sein vertrauen, keine Notwendigkeit für ein Kontrollieren verspüren; im Jetzt leben
rechtfertigst du deine eigenen Haltung; versuchst du, immer im Recht zu sein	Selbsttäuschungen losgelassen; spielst nicht mehr die Opferrolle; manipulierst andere nicht
Stimmungsschwankungen; bist ungeduldig, missgünstig und unruhig	emotionale Themen beim Entstehen schnell aufgelöst
dein Wahrnehmungsvermögen durch Gefühle vernebelt; Gefühle beeinflussen deine Handlungen in einem unverhältnismäßig hohen Maß; du wiederholst selbstzerstörerische Muster	sind dein Wahrnehmungsvermögen und dein Denken klar; du antwortest auf Gegebenheiten aus liebender, nährender Quelle angemessen
suchst du jemanden, der dir den Weg weist; vertraust du deiner inneren Führung nicht	lauschst du deiner inneren Stimme; fühlst dich geschützt und sicher durch die Führung deines eigenen Höheren Selbst
ein Gefühl des Getrenntseins, der Entfremdung; deine Persönlichkeit und dein Höheres Selbst sind nicht in Einklang	empfindest du dich als eine Präsenz, weniger als Persönlichkeit, und das mehr und mehr

Zur Vertiefung

1. Setze deine tägliche Praxis fort und verändere die Techniken in jedem Schritt der *Ipsalu*-Formel:
   - **Aktivierung des Körpers**
     Vitalatmung, Kriya-Stärkung, Ganzatmung, *Rishi Isometrics*
   - **Stillwerden des Geistes**
     Khechari Mudra (siehe Kapitel 3, Seite 82), Wahrnehmung des Atems,

Bezeugendes Denken, Wechselatmung (siehe Kapitel 8, Seite 211 ff.), *Hong sa*-Atem-Mantra, Trataka (siehe Anhang, dort unter „Energietechniken für dich allein", Seite 319 ff.)

- **Aufbau sexueller Energie**
  Aswini Mudra, *Vajroli Mudra* und *Sahajoli Mudra*
- **Transmutieren der Energie**
  Kobra-Atmung, Transmutationsatmung (siehe Anhang, dort unter „Energietechniken für dich allein", Seite 319 ff.)

2. Achte immer wieder auf deine Haltung von Kiefer und Kopf. Ein entspannter Kiefer begünstigt das freie Fließen sexueller Energie. Spannung im Kiefer hemmt diesen Fluss und lässt unterdrückten Groll erkennen. Der Kopf in einer aufrechten, leicht zurückgenommenen Position bringt physischen und den spirituellen Körper in Einklang. Weist dein Kinn nach vorn, verwendest du nur den Intellekt und nicht die Weisheit des Körpers.
3. Persönliche Bestandsaufnahme
   Betrachte weiterhin dein „persönliches" Leben als nicht urteilender Beobachter. *Persona* bezeichnet eine im antiken griechischen Theater von den Schauspielern verwendete Maske, die die Rolle des Schauspielers festlegte. Beginne dich von dieser Rolle, die du gespielt hast, zu lösen, dich von der Figur, die du darstellst, zu trennen.
   Betrachte die Verhaltensweisen und Stimmungen, die auf der vorhergehenden Seite aufgelistet sind. Schätze dich, wie dort empfohlen, heute ein und wiederhole das nach drei Monaten regelmäßiger Praxis.
   Schreibe deine Verhaltensweisen, die denen in der Liste von Seite 158 ff. entsprechen, abends in deinem Tagebuch nieder.
   Überprüfe weiterhin deine grundlegenden Überzeugungen sowie die Grundlagen, auf denen diese Verhaltensweisen aufgebaut sind – Überzeugungen, die du für selbstverständlich gehalten und für wahr betrachtet hast.

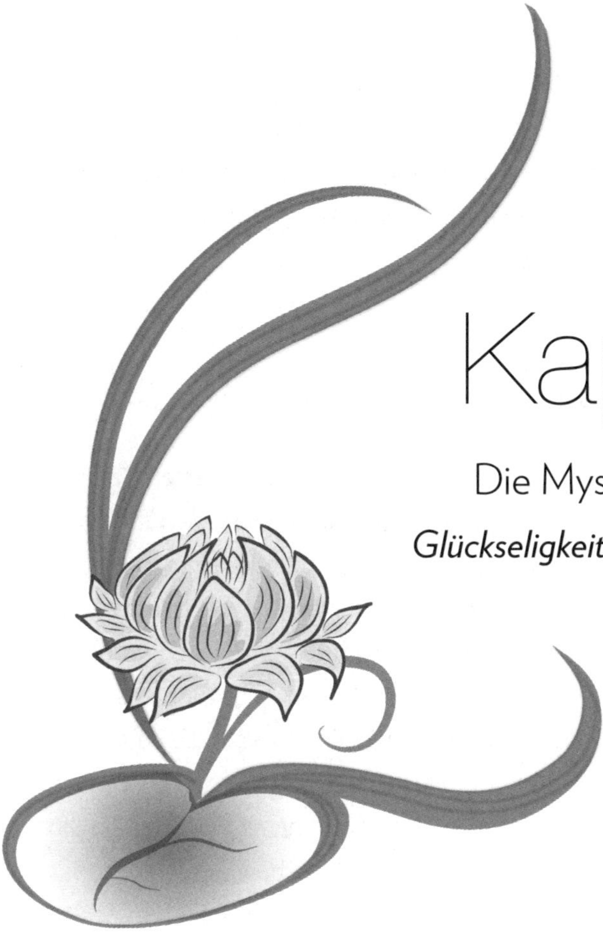

Kapitel 7

Die Mysterien des Herzens

Glückseligkeit erfahren und erhalten

In diesem Kapitel wird die Physiologie der Liebe und der Emotionen untersucht. So erkennst du den Einfluss deiner spirituellen Praxis auf den physischen Körper und seinen Nutzen für Gesundheit und kosmische Bewusstheit. Nur wenn du dich den Herzensenergien völlig öffnest, bist du in einem Zustand der Glückseligkeit.

In fast jeder Religion und Kultur nimmt das Herz eine Sonderstellung ein. Es ist die Quelle höherer Weisheit und großer Liebe, erhebender Gedanken und Gefühle. Die Yogis betrachteten das Herz als das Zentrum vollkommenen Ausgleichs oder der Neutralität zwischen höheren und niederen Welten, an dem Himmel und Erde, Göttlichkeit und Menschsein zusammentreffen. Hier lebt die Seele im physischen Körper.

Emotionen verarbeiten

Die Forschung zeigt, dass die Verarbeitung von Emotionen von einem Zentrum im Gehirn, *Amygdala* (Mandelkern) genannt, gesteuert wird. Fortwährend erhält die *Amygdala* Informationen über Sinneseindrücke der Umgebung und vergleicht sie mit Erinnerungen an vergangene Gefahren und Traumata, um eine mögliche gegenwärtige Gefährdung zu erkennen. Wird eine Bedrohung erkannt, sendet die *Amygdala* Signale an das sympathische Nervensystem, damit dieses (durch die Ausschüttung von Adrenalin usw.) auf die Bedrohung reagieren kann, z. B. durch Kampf oder Flucht. Aktiviert werden Emotionen, die durch in vergangenen Erfahrungen geeignet waren, mit der Situation umzugehen. Das geschieht unmittelbar und lang bevor die bewusste Verstandesaktivität Gelegenheit hat, die Situation zu beurteilen. Das ganze System ist dazu da, um dir zu helfen, in einer gefährlichen Umwelt zu überleben.

Bedrohungen deiner inneren emotionalen Sicherheit und der Strategien, die du einsetzt, um diese aufrechtzuerhalten, werden vom Verstand genauso ernst genommen, als drohe tatsächlich physische Gefahr. Wenn eine Situation „deine Knöpfe drückt" und du irrational reagierst, wird die Reaktion durch genau diesen Mechanismus ausgelöst. Neben den realen Gefahren für Leib und Leben bist du einem ununterbrochenen Trommelfeuer weiterer „bedrohlicher" Situationen ausgesetzt – beruflichen Belastungen, Spannungen in Beziehungen, inneren emotionalen Kämpfen ... Der größte Stress entsteht wahrscheinlich durch die Identifikation mit dem Niederen Selbst und seinen eingeschränkten Möglichkeiten. Die meisten Menschen leben in einem steten Zustand hohen Stresses, ihr „Kampf-oder-Flucht-Mechanismus" ist ununterbrochen aktiv. Das führt zu ernsthaften gesundheitlichen Schäden.

Stress ist bei fast jeder körperlichen und geistigen Erkrankung ein bedeutender Faktor. Durch Stress verursachte Zustände führen zu rund 90 Prozent der Arztbesuche. Eine neuere Studie wurde mit Menschen durchgeführt, die an durch Stress verursachten Funktionsstörungen wie Bluthochdruck, Schlaflosigkeit, Verdauungsstörungen, Erschöpfung, Myalgie, Herzrhythmusstörungen, Autoimmunerkrankungen oder hormonellen Ungleichgewichten litten. Diejenigen Patienten, die lernten, mit ihren belastenden Emotionen bewusst umzugehen, erfuhren eine deutliche Linderung ihrer Symptome. Ähnliche Verbesserungen waren bei emotionalen Problemen wie Störungen durch Posttraumatische Belastungsstörung, Ängste und Depressionen zu beobachten.

Die Vorteile des Beobachterbewusstseins

Du hast bereits eine Methode kennengelernt, mit Emotionen bewusst umzugehen:

1. Werde dir der emotionalen Reaktion bewusst.
2. Tritt etwas zurück und beobachte die Situation mit Abstand, ohne zu urteilen.
3. Erkenne an, dass du das Drama selbst geschaffen hast.
4. Erlebe es zwar weiterhin, jedoch ohne dass dich die Emotionen dabei einfach wegspülen.

Das ist eine zentrale Praxis des *Ipsalu Tantra.* Tausende Menschen haben so ihr Leben zum Positiven verändert. Es ist hochinteressant, dass die Wissenschaft dieses Prinzip inzwischen bestätigt sieht und uns erklärt, was während dieses Prozesses im Körper stattfindet.

Die Intelligenz des Herzens

Das Herz kann denken. Jeder weiß intuitiv, dass das wahr ist. Die Sprache hat viele Beispiele dafür: „Folge deinem Herzen", „Mit dem Herzen denken", „Er spricht mir aus dem Herzen" …

In unzähligen Liedtexten „lacht das Herz", „weiß das Herz die richtige Wahl zu treffen", „will das Herz wissen, wohin", „kommen die Worte direkt aus dem Herzen", „ geht es darum, auszusprechen, was das Herz bereits weiß" usw.

Die Medizin war bisher davon überzeugt, dass das Herz eine Pumpe ist, die Blut durch den Körper fließen lässt, angemessen ersetzbar durch ein Transplantat oder sogar eine künstliche Kopie aus Plastik. Die Ärzte haben angenommen, dass es ebenso wie alle anderen Organe und physiologischen Abläufe vom autonomen Nervensystem gesteuert werde.

Heute weiß man, dass das Herz seine eigene Art von Intelligenz hat. Diese Intelligenz wird verfügbar, wenn Geist und Emotionen in Einklang, kohärent sind. Klinische Studien beweisen, was Yogis und Dichter seit Jahrtausenden sagen. Die Ausdrucksweise ist ein wenig anders, doch letztlich bestätigt die Wissenschaft die esoterischen Traditionen. Das Herz ist der ideale Treffpunkt für Wissenschaft, Mystik und Poesie.

Das Herz – einige Fakten

Das Herz-Gehirn

Das Herz hat tatsächlich sein eigenes Gehirn.

- Es verfügt über ein vollständiges Nervensystem mit rund 40.000 Neuronen. Es handelt sich dabei um den gleichen Zelltypus, der auch im Gehirn zu finden ist.
- Es kann wahrnehmen und fühlen, lernen und erinnern, entscheiden und kommunizieren.

- Es erhält zwar Anweisungen vom Gehirn, befolgt diese aber nicht unbedingt. Es entscheidet selbst, ob es sie befolgt oder nicht.
- Der Herzschlag ist vom Gehirn unabhängig. Bei einer Herztransplantation werden die Nervenverbindungen zum Gehirn durchtrennt und dennoch schlägt das Herz weiter.
- In einem Fötus schlägt das Herz (das emotionale Hirn), lange bevor sich das Gehirn entwickelt.
- Die Kommunikation läuft in beide Richtungen. Das Herz sendet kontinuierlich, mit jedem Herzschlag, Informationen an das Gehirn. Oft folgt das Gehirn sogar den Anweisungen des Herzens, was einen gewaltigen Unterschied in deiner Lebensqualität ausmachen kann.

Der Informationsaustausch des Herzens

Das Herz kommuniziert mit dem Gehirn und dem restlichen Körper auf unterschiedliche Weise:

- neurologisch – durch Nervenimpulse, die mit jedem Herzschlag übertragen werden;
- biochemisch – durch Hormone und Neurotransmitter, die es produziert (die medizinische Forschung hat das Herz auf die Liste der endokrinen Drüsen gesetzt);
- biophysikalisch – durch stehende Wellen in den Hauptgefäßen;
- rhythmisch – durch den unterschiedlichen Herzrhythmus in Reaktion auf momentane Veränderungen des Gefühlszustands;
- energetisch – durch ein elektromagnetisches Feld, das um das Herz erzeugt wird und 3000-mal kraftvoller ist als das Feld um das Gehirn herum. Dieses elektromagnetische Feld ist messbar, durchdringt jede Körperzelle und breitet sich in einen Bereich bis 3 Meter um den physischen Körper aus, es wirkt auf seine Umgebung. Es wird stark durch Gefühlszustände beeinflusst.

Die Wellenform der Ekstase

Das menschliche Herz hat sieben unterschiedliche Muskelgruppen und jede von ihnen produziert ein eigenes Schwingungsmuster, dessen jeweiliges Bild im EKG sichtbar gemacht werden kann. Zusammen ergeben diese sieben Muster normalerweise ein chaotisches Durcheinander, so wie Rauschen, ein Bild zerstreuter geistiger Aktivität. Wenn die Person, deren Schwingungsmuster aufgezeichnet werden, Liebe, Fürsorglichkeit, Nicht-Urteilen oder Akzeptanz in sich spürt, sind die sieben Wellen im gleichen Rhythmus. Sie verstärken sich gegenseitig und werden klar und kohärent wie Musik. Dieses Lied des Herzens schafft ein entspanntes Gefühl von Wohlsein.

Untersucht man die Schwingung einer kohärenten Welle im Zustand der Liebe, stehen die Wellenspitzen zueinander im Verhältnis des Goldenen Schnitts. In diesem Zustand ermöglicht uns das Herz den Zugang zu höherdimensionalen Formen der Kommunikation und des Verstehens. Das ist der effizienteste Weg für den Energiefluss vom Himmel zur Erde.

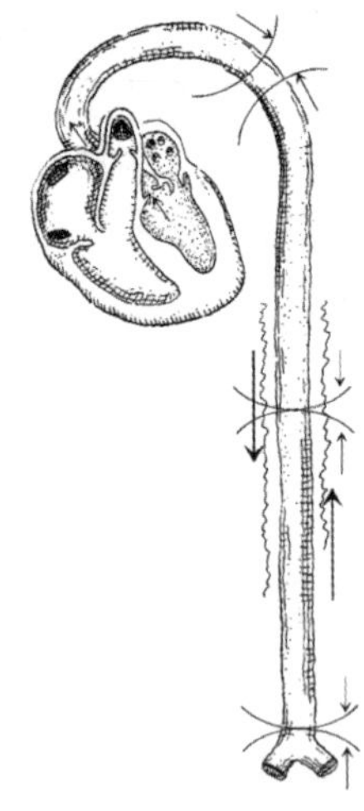

Die normale Körperschwingung basiert auf einer stehenden Welle in der Aorta, der Hauptarterie im Körper. Wenn das Herz Blut in die Aorta pumpt, wird diese gedehnt. In der Arterie wird ein Druckpuls erzeugt. Dieser Puls wandert das Blutgefäß hinab bis zu dem Punkt, wo sich das Gefäß verzweigt und ein Teil des Impulses zurückgeworfen wird. Sind Ausgangs- und reflektierter Puls synchron, baut sich bei einer Frequenz von etwa 7 Hertz eine stehende Welle auf. Diese kohärente unwillkürliche Welle erschafft mehrere Resonanzsysteme, darunter auch elektromagnetische Schwingungen, die auf das Gehirn wirken (siehe Kapitel 9, Seite 239 ff.).

Wenn Schwingungen in Kohärenz kommen, herrscht im System eine maximale Energieeffizienz. Es wird keine Energie vergeudet, indem ein Teil gegen einen anderen kämpft. Dadurch ist mehr Energie für die Klarheit des

Verstands und die Vitalität des Körpers verfügbar. Geht man mit Stress nicht bewusst um, erzeugt er eine Inkohärenz der Herzschwingungen. Die Inkohärenz erzeugt zusätzlichen Stress. Dies ist ein zermürbender Teufelskreis, in dem viele Menschen gefangen sind.

Die Wirkung der Herzkohärenz auf den Körper

Sind die Herzwellen kohärent, dann gehen auch die Emotionen damit in Resonanz und werden harmonisch. „Negative" Gedanken oder Emotionen erzeugen unregelmäßige, schwankende Schwingungen im Herzrhythmus und ein Ungleichgewicht im Nervensystem. Das autonome Nervensystem besteht aus zwei Teilen – dem sympathischen, der den Körper zu Aktivität stimuliert, und dem parasympathischen, der das System bremst und für Gemütsruhe sorgt. Sind die Signale verworren und senden die beiden Nervensysteme gleichzeitig widersprüchliche Impulse, gerät der Körper durcheinander. Das ist etwa so, als ob beim Autofahren ein Fuß Gas gibt und der andere gleichzeitig bremst. Wer immer wieder auf mehrere Situationen reagieren muss in der steten Annahme, sie seien lebensbedrohlich, erhöht die Inkohärenz der inneren Schwingungen und schafft für das gesamte System eine höhere Stressbelastung.

Liebende Gedanken und Gefühle bringen das Nervensystem wieder zur Ruhe, sie reduzieren Aktivitätsimpulse im sympathischen System und steigern die beruhigenden Einflüsse des parasympathischen. Die beiden Teile des Nervensystems arbeiten kooperativ und harmonisch zusammen. Die kohärente Liebesschwingung schenkt dem Verstand außerdem eine bessere Auffassungsgabe und ein klareres Gespür, mehr Kreativität und eine erhöhte Konzentrationsfähigkeit. Die Fähigkeit des Gehirns, Informationen zu verarbeiten, Aufgaben zu lösen und Entscheidungen zu treffen, wird verbessert.

Botschaften, die von einem liebenden Herzen kommen, beeinflussen den emotionalen Prozess und mildern körperliche Stressreaktionen. Du hast diese Entwicklung durch dein Beobachterbewusstsein, indem du deine emotionale Reaktion auf herausfordernde Situationen bewusst wahrnimmst, bereits eingeleitet. Mit einiger Übung verlieren solche Situationen mehr und mehr an Macht und du empfindest sie nicht mehr als bedrohlich. Du kannst sogar lernen, im Zentrum deines Seins zu ruhen, in deinem Herzen, während die ganze Welt um dich herum chaotisch ist. Du musst dich nicht darin verwickeln lassen. Das Wissen um dieses Gefühl der „Ruhe im Sturm" sendet das Herz an den Verstand. Deine Reaktion auf eine „Bedrohung" ist nun weich und keine automatische Reflexhandlung mehr. Kohärente Schwingung – oder Herzresonanz – ist die Erklärung für den Zustand der Glückseligkeit, eine zwingende Voraussetzung für die Vitalität der Zellen und des Körpers. Eine ganze Reihe nervaler und biochemischer Impulse, die alle Körpersysteme beeinflussen, geht vom Herzen aus. Hier sind einige wichtige Reaktionen:

- Chronischer Stress und seine Begleiterscheinungen werden gemildert.
- Mit weniger Stress wird auch die Produktion des Stresshormons Cortisol in hohem Maße reduziert. Hierdurch werden Stoffe verfügbar, aus denen nun mehr DHEA (Dehydroepiandrosteron) produziert werden kann, ein wichtiges Hormon für Regeneration und die Verlangsamung des Alterungsprozesses. Sowohl Cortisol als auch DHEA haben einen gemeinsamen und nur begrenzt verfügbaren chemischen Ausgangsstoff (das Cholesterin, über Zwischenstufen wie Pregnenolon und Progesteron).
- Bei Botschaften, die zu den Zellen gesendet werden, bedeutet „Kohärenz" gesunde Reproduktion, während Inkohärenz die Bedeutung der Selbstzerstörung trägt.
- Das Immunsystem wird aktiviert. Die auf Liebe basierende, niederfrequente Schwingung des Herzens kräftigt das Immunsystem über die Thymusdrüse, die körperliche Entsprechung des Herzchakras. Sie sitzt direkt über dem Herzen, schwingt in Resonanz mit ihm und wandelt seine lebensstärkenden Impulse in Hormone um, die wiederum zum Schutz der Körperzellen beitragen. Dieser für ein langes Leben grundlegende

Prozess macht den Körper äußerst resistent gegenüber allen Infektionen und degenerativen Leiden.

Bei den meisten Kindern ist die Thymusdrüse relativ groß und produziert den größten Teil der biochemischen Stoffe für das Immunsystem. Bei den meisten Erwachsenen ist die Thymusdrüse verkümmert und nicht mehr aktiv. Im Bemühen, deine zarten Herzgefühle zu schützen, hast du auch deine Lebenserwartung beeinträchtigt. Dieser Prozess kann jedoch wieder rückgängig gemacht werden, wenn du dein Herz wieder öffnest und die Thymusdrüse aktivierst. Ein liebendes Herz ist der beste Schutz gegen AIDS und Krebs. Die Lösung für die meisten Gesundheitsprobleme dieser Zeit liegt in einer kohärenten Herzschwingung.

Das Herz als Mittelpunkt

Das Herz als Sitz des 4. Chakras liegt genau in der Mitte der siebenstufigen Chakra-Leiter und ist ein wunderbarer Ort, um das eigene Urteilsvermögen zu entwickeln. Mit Blick auf die unteren drei Chakras kannst du beobachten, wie das Ego seine Pläne umsetzt. Mit der Perspektive zu den höheren drei Chakras beginnst du, das Wirken der Seele wahrzunehmen. Du kannst bestimmen, welche Stimme dich jeweils führt, kannst das Ego „auf Linie" halten und der Seele erlauben, ihre göttliche Bestimmung zu offenbaren.

Das Herz ist Mittel- und Integrationspunkt deiner physischen, emotionalen und mentalen Natur und verbindet dich mit deiner spirituellen Natur. Beim Erleben von Liebe wird im Herzen eine charakteristische, durch ein EKG messbare Welle erzeugt. Das Verhältnis der Spitzen dieser Wellen zueinander entspricht dem Goldenen Schnitt. Diese Proportion erlaubt der so schwingenden Energie, die innewohnende Information zwischen unterschiedlichen Systemen ohne jeglichen Verlust an Intensität und Informationsgehalt auszutauschen. So ist das liebende Herz der Mittler, das Kommunikationszentrum der verschiedenen Aspekte deines Seins.

Die DNA jeder Körperzelle ist im Verhältnis des Goldenen Schnitts aufgebaut (bezüglich der Breite der DNA-Spirale zur Länge eines Segments). Kohärente Herzfrequenzen mit ihren in demselben Verhältnis stehenden Harmonien bilden eine Trägerfrequenz, die mit dem Aufbau der DNA-Bestandteile (Geflechtswinkel) zusammenpasst. Erbgut wird effizient übertragen, da es kaum negative Interferenzen gibt. So unterstützt das liebende Herz die DNA und trägt auf diese Weise zu einem gesunden Körper bei.

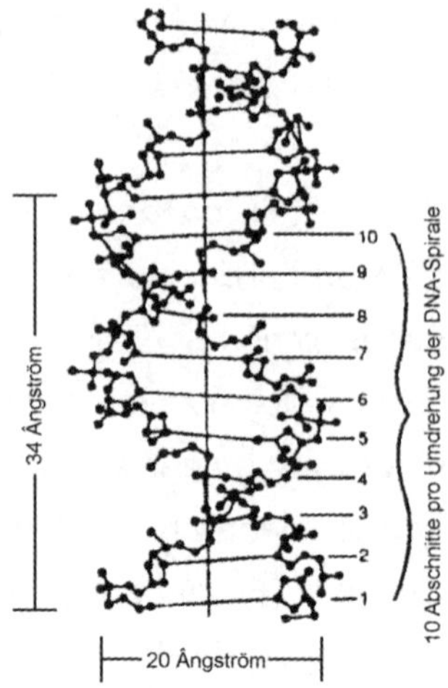

Das Gehirn einstimmen

Im Herzen erzeugte Schwingungsmuster sind im Gehirn nachweisbar, messbar durch das EEG (Elektroenzephalogramm). Da das Herz im Körper den stärksten Rhythmus und das stärkste elektromagnetische Feld erzeugt, kann es die anderen Körperteile – darunter auch das Gehirn – auf sich einstimmen. Arbeiten Herz und Gehirn harmonisch zusammen, so sind Körper und Geist äußerst leistungsfähig.

Wenn du den Raum der Liebe stärkst, unterstützt du die Einstimmung auf das Herz. Deinen Fokus immer wieder auf das Herz zu richten steigert die Synchronisation des Herzens mit dem Gehirn. Erlebst du Harmonie, Verbundenheit und Einklang mit etwas außerhalb von dir, wie einen schönen Sonnenuntergang oder ein Musikstück, dann bist du in Wahrheit in Einklang mit dir selbst. Das erzeugt ein Gefühl des All-Eins-Seins und ein tiefes Wohlbefinden.

Die Weisheit des Herzens erfahren

Beruhige zunächst mit einer der bereits vorgestellten Techniken (Wahrnehmung des Atems, Atem-Mantra, *Khechari Mudra*, Kapitel 3, Seite 82) den Geist. Ist der Geist ruhig, hast du Zugang zu deiner inneren Weisheit. Es fühlt sich an wie *Shiva*-Energie rund um deinen Kopf. Das Innere Lächeln öffnet dein physisches System für diese Energie.

Konzentriere dich auf dein Herz (indem du einfach die Aufmerksamkeit darauf lenkst, fließt ihm mehr Energie zu). Praktiziere das ein paar Minuten lang, dann werden sich Herz und Gehirn verbinden. Du kannst dir dabei vorstellen, wie das *Shiva*-Bewusstsein deinen Herzraum erfüllt. Das bringt dir Klarheit, heitere Gelassenheit und Weisheit.

Bringe die Leidenschaft *Shaktis* ins Spiel, um schließlich vollständig in den liebenden Raum einzutreten. Lass Energie aus der Genitalregion zum Herzen hinauffließen, wo sie auf *Shiva* trifft und sich die ganze Kraft der Liebe ausdrücken kann.

Ein sicherer Start durch Neutralität

Das materielle Herz und die bislang dargestellten physiologischen Phänomene gehen mit den feinstofflichen Energien des Herzchakras (*Anahata-Chakra*) Hand in Hand. Dieses Energiezentrum ist bei den meisten Menschen fest verschlossen und gut geschützt. Es sollte behutsam für den Strom der Liebe geöffnet werden. Geschieht das zu abrupt, laufen wir Gefahr, unser verletztes Inneres Kind ungeschützt der Welt auszusetzen.

Liebe zu erleben kann anfangs beängstigend sein. Du hast dich bislang sehr darum bemüht, Liebe zu vermeiden. Das bedeutet jedoch nicht, dass du auf den Wert, den ein liebendes Herz für die Gesundheit des Körpers hat, verzichten musst. Eine unvoreingenommene, neutrale Haltung kann dich schützen. Die meisten Menschen leben auf eine so ablehnende, negative Art und Weise, dass diese Chaos und Stress im Herzen erzeugt. Beginne damit, ein paar lieb gewonnene Gewohnheiten zu verändern. Bewege dich in Richtung „Unvoreingenommenheit“, „Neutralität“, indem du:

- Situationen **akzeptierst**, statt sie zu beklagen;
- dich von Schuldzuweisungen und Missgunst infolge von vergangenen Demütigungen durch **Vergebung** befreist sowie

- die Unzulänglichkeiten von dir und anderen weniger stark beleuchtest und durch **nicht-wertendes Beobachten** ersetzt.

Auf diese Weise können die lähmenden Folgen von Negativität aufgelöst werden. Wenn du die Verantwortung für dein Leben übernimmst, bleibt für diese negativen Haltungen kein Platz. Dein Herz ist nicht länger verwundbar und dein Körper und deine Gefühle erfahren einen enormen Unterschied.

Bewertungen sind Werkzeuge des Verstands,
mit deren Hilfe dieser die Illusion der Trennung aufrechterhält.
Bewertung ist nur möglich, wenn es zwei Einheiten gibt.
In ähnlicher Weise bewertet der Verstand sich selbst,
damit die Trennung von der Seele erhalten bleibt.
Die Seele kann nicht anwesend sein, wo Wertungen sind.
(Ihre kohärenten Schwingungen werden
durch wertende Schwingung neutralisiert.)
Schuld und Scham sind die sichersten Wege,
die Herzschwingung inkohärent und unharmonisch zu halten.
Sie verschließen das Herz und sperren den Inneren Geliebten aus.

Das Herz durch Hingabe öffnen

Für manche Menschen erscheint es sinnvoll, spirituelle Meister, fortgeschrittene Wesen zu verehren. Sie betrachten sie als Vorbilder, die ein hohes Entwicklungsniveau erreicht haben. Sei achtsam, wen du dir als Vorbild suchst. Gelegentlich zeigen „Meister" allzu menschliche Schwächen und es ist enttäuschend, sie zu einem Idol gemacht zu haben. Du kannst das Göttliche in deinem geliebten Partner ehren, in jedem Wesen, in jedem Aspekt der Schöpfung. Sei dir dabei bewusst, dass sie alle menschlich sind und gelegentlich „deine Knöpfe drücken".

Die Göttlichkeit zunächst als Abstraktion zu begreifen erlaubt dir, aus dem Herzen zu leben, ohne zu verwundbar zu sein.

Warum du das Herz schützt

Vermutlich hast du bereits sehr früh in deinem Leben erfahren, dass die reine Liebe nicht zu deiner irdischen Realität gehörte. Als du in ursprünglicher Arglosigkeit die Hand nach Liebe ausgestreckt hast, bist du auf Eltern gestoßen, die keine Erfahrung darin hatten, bedingungslos zu lieben. Du warst gezwungen, dein empfindsames Herz zu schützen und den natürlichen Fluss der Herzenergie zu unterdrücken, um in einer lieblosen Welt zu überleben. Die Diskrepanz zwischen dem inneren Wissen um die Liebe und dem offensichtlichen Mangel daran in der Welt war einfach zu schmerzhaft.

Später im Leben, wenn du dich einer tief gehenden Beziehung öffnen willst, erlebst du das als großes Risiko. Der Schmerz mag umso größer werden, je mehr Zuneigung du für jemanden empfindest – die Angst, dass deine Liebe nicht erwidert wird oder dass du die große Liebe findest und verlierst. Das sind tatsächlich auch schreckliche Dinge, die dir in deinem Leben widerfahren können. Die meisten Menschen gehen lieber auf Nummer sicher: Sie öffnen sich nie ganz und bleiben letztendlich allein.

Die wesentlichen emotionalen Themen müssen erkannt und bearbeitet und du solltest dir, was das Einnehmen des Beobachterbewusstseins anbelangt, sicher sein, dann kannst du dein Herz wieder öffnen. Das Herz kann die größte transformierende Kraft empfangen, doch diese Transformation kann nur ohne Wertung und Urteil, ohne Selbstbewertung, stattfinden. Sie ist nur in einer Atmosphäre liebender Akzeptanz möglich. Wenn du damit beginnst, dein Herzchakra zu öffnen, erlebst du normalerweise zunächst viel Schmerz und Trauer. Dein Begrenztes Selbst erinnert sich an all die Situationen und Zeiten, in denen du dich nach Liebe gesehnt hast und sie nicht bekommen hast. Aus der Sicht vergangener Erfahrungen ist Liebe etwas sehr Beängstigendes. Eine existenzielle Traurigkeit entsteht aus dem Gefühl heraus, von der Göttlichen Quelle abgeschnitten zu sein. Du sehnst dich danach, wieder verbunden zu sein, nach Hause zurückzukehren. Diese Traurigkeit und Angst ist es, die die meisten Menschen davon abhält, ihr Herz zu öffnen. Mit der Entwicklung deines Herzchakras wirst du wahrhaftig ein „Erwachter", fest entschlossen, Glückseligkeit zu erreichen. Dieser Durchbruch lässt die Emotionen wieder ungehindert fließen, bringt dich an einen Ort des Entzückens, köstlicher Freude, wahrer Glückseligkeit. Es ist enorm, überwältigend – so viel größer, als die Ängste und deine alten Strategien, mit denen du es verschlossen hieltest.

Kürzlich sagte ein lieber Freund zu mir: *Ich beginne, mich weniger vor Beziehung zu fürchten, weil ich weiß, dass ich immer meine eigene Verbindung zur Göttlichen Quelle habe, sowohl sexuell als auch im Herzen. Sie erlöst meine Angst, von einem anderen Menschen um dieser Süße willen abhängig zu sein. Sie hilft mir, mich jederzeit an der Liebe zu erfreuen.*

Wenn die Seele sich im Körper offenbart, wird das im Herzen erlebt. Mit ein wenig Übung kann jede auftauchende Ängstlichkeit mit einem tiefen Atemzug überwunden werden. Das holt die Seele zurück an ihren Platz (bringt die Schwingung wieder in Kohärenz und richtet dich wieder aus) und erinnert dich daran, dass alles in göttlicher Ordnung ist.

Das Herzchakra ist wiederverschließbar

Die unteren drei Chakras sind „verschlossen", solange sie unbewusste Erinnerungen verdecken, die du dir bislang noch nicht angeschaut hast. Diese Chakras „öffnen" sich, wenn all diese verbannten Themen gesehen, bewusst erfahren und (an)erkannt wurden. Danach mögen sie zwar immer mal wieder auftauchen, sie überraschen und überrumpeln dich jedoch nicht mehr.

Das Herzchakra kann sich öffnen und schließen. Das ist ein Schutzmechanismus. Du kannst dich öffnen, wenn du dich sicher fühlst, wenn du die süße (Herzens-)Energie mit einem geliebten Menschen, mit einer vertrauten Gruppe, in der Natur oder einfach mit dem Sein selbst teilen willst. In der Öffentlichkeit oder in der Gegenwart weniger bewusster Menschen kannst du dich wieder schützen. In früheren Zeiten fand tantrische Praxis in der geschützten Abgeschiedenheit eines Klosters oder Aschrams statt. Heute muss sie mitten in der Welt geschehen. Achte darauf, dein Herz zu Beginn gut zu schützen.

Die Stufen der Öffnung der Chakras

Am besten öffnest du die Chakras in dieser Reihenfolge:

1. Der Verstand – bereichert um die Klarheit der Herzensintelligenz (*Shiva*-Bewusstsein) und unterstützt durch die *Kobra-Atmung Stufe 1*.
2. Der untere Bereich des Körpers, die Ego-Chakren, das Innere Kind, mit wohlwollendem Beobachten (Beobachterbewusstsein) und unterstützt durch die *Kobra-Atmung Stufe 2*.
3. Das Herz und der Kehlkopf mithilfe der *Kobra-Atmung Stufe 3*.
4. Die Verbindung zur Göttlichen Liebe aller Schöpfung, die in allen Dingen ist, durch die *Kobra-Atmung Stufe 4*.

Liebe und Sex

In unserer heutigen Gesellschaft spielt die verborgene Macht sexueller Energie eine große Rolle. Sex wird als Lockmittel eingesetzt, um jedes nur denkbare Produkt zu vermarkten: *Sex sells!* Millionen von Webseiten sind sex-orientiert. In dir lebt eine Mischung aus Furcht und Erregung rund um dieses scheinbare Mysterium, eine schamhafte Faszination hinsichtlich seiner nicht verwirklichten Möglichkeiten – nicht verwirklicht, weil du am falschen Ort suchst. Die Medien suggerieren, dass Sex und Liebe das Gleiche seien. Viele denken, sie seien verliebt, wenn sie begehren. Tatsächlich ist unverbindlicher Sex nur ein kleiner Aspekt der Liebe. Sex als Ersatz für Liebe lässt dich leer und unerfüllt zurück. Die so erstrebte Befriedigung ist eine flüchtige.

Manche Männer versprechen Liebe, um von einer Frau Sex zu bekommen; manche Frauen geben Sex, in der Hoffnung, Liebe zu bekommen.

Diese „Tauschgeschäfte" haben viele Herzen gebrochen und viel Verbitterung hinterlassen. Mit dem Bewusstsein und den Techniken des Tantra wird aus Begierde Liebe. Begierde nimmt – sie macht das Gegenüber zum Objekt und benutzt es zum eigenen Vergnügen. Liebe ist gebend – sie ehrt und teilt zur gemeinsamen Freude. Die Leidenschaft nimmt nicht ab. Sie bleibt die treibende Kraft, wandelt sich aber in etwas Größeres und Befriedigenderes.

Was wir für Liebe halten

Wenn du jemandem einen Liebesdienst erweist oder spirituelle Praktiken übst, weil du eine Gegenleistung erwartest, handelst du nicht aus Liebe. Du machst ein Geschäft mit dem Sein. Wie viele Enttäuschungen musst du erleben, bis du diese Versuchung überwindest?

Musik, Unterhaltung, Mode ... alles in deiner Umgebung nährt deinen Hunger nach Liebe. Songs und Filme handeln oft von Liebe, meist einer neurotischen und verzerrten Liebe, die auf Bedürftigkeit gründet. „Ich will dich, ich brauch dich, ich liebe dich." „Ich will dich ganz und gar beherrschen, sogar dein Herz und deine Seele führen." „Menschen, die andere Menschen brauchen, sind die glücklichsten Menschen auf Erden." „Hast du sie einmal gefunden, lass sie nie mehr gehen."

Auf verschiedenen Bewusstseinsebenen hat „Liebe" unterschiedliche Bedeutungen. Auf der Ebene des 1. Chakras bedeutet „lieben": nach Sicherheit suchen. Dazu gehören das Einfordern von Treue, das Besitzen-Wollen, Eifersucht und Argwohn. Aus der Perspektive des 2. Chakras bedeutet „lieben": die Suche nach Behaglichkeit und Wohlgefallen. Das ist die Suche nach Fürsorglichkeit, Streicheln, Umsorgt-Sein. Oft fühlt sich jemand zu einem anderen Menschen hingezogen, weil er sich dort Genuss erhofft. In der Single-Szene wird laufend auf beiden Seiten der eigene „Marktwert" getestet, wobei man davon ausgeht, dass das Vergnügen größer und die Eroberung bedeutender ist, je schöner die äußere Erscheinung. Im 3. Chakra bedeutet „Liebe": jemanden beherrschen wollen oder beherrscht (gebraucht) sein wollen. Es geht um Anerkennung und darum, einen Partner zu haben, der den eigenen Gesellschaftsstatus steigert. Auch hier kommt wieder der „Marktwert" ins Spiel. Ram Dass beschrieb, dass es für jene, die „auf Erfolg aus sind", nur drei Kategorien von Menschen gibt: 1. die Beute, 2. die Konkurrenz und 3. die Bedeutungslosen.

Was für eine beschränkte Sicht auf die Menschheit! Anfangs scheint „Liebe" abhängig zu sein von jemandem oder irgendetwas außerhalb von dir. Sie entsteht durch die Reaktionen und Handlungen des Gegenübers. Erlebst du die innere Bereicherung, die die Liebe mit sich bringt, durch den Kontakt oder den Umgang mit einem bestimmten Menschen, magst du annehmen, dieser Mensch sei die Quelle deines Erlebens. Tatsächlich ist er jedoch nur der Auslöser. Wahre Liebe ist der natürliche Zustand deines menschlichen Seins, ein Teil des großen Mysteriums. Tantrische Liebe ist ein Ausdruck dieser Fülle der Liebe, die dein eigentliches Wesen ist.

Sobald du dir der Quelle der Liebe im Inneren gewahr wirst, musst du nicht mehr im Außen nach ihr suchen.

Diesen Brief hat eine *Ipsalu*-Lehrerin einem Tantra-Praktizierenden geschrieben, der von seiner Geliebten verlassen worden war und nun das Gefühl hatte, dieser Verlust würde ihm das Herz brechen.

Lieber M.,
es war großartig, dich mit geöffnetem Herzen wiederzusehen. Wann immer mein Herz zu zerbrechen scheint, stelle ich fest, dass es sich letztendlich öffnet und heilt. Es hat mich sehr verändert, als ich mich entschloss, mich nicht länger nach Liebe zu sehnen, und begann, Liebe zu sein, auf dem Pfad der Liebe zu leben, was immer auch passiert. Ich habe begonnen, alles und jeden in meinem Tag zu lieben. Ich fragte mich: „Was kann ich für die Menschen um mich herum heute tun, um ihnen wirklich zu nützen und um freundlich zu ihnen zu

sein?" Ich sah mich die Luft und den Himmel lieben, die Pflanzen und das Wasser. Ich brachte von Veranstaltungen Essen mit für Parkplatzwächter. Ich half anderen dabei, schwere Gegenstände zu tragen, und erledigte Dinge für sie, von denen ich wusste, dass sie sie nicht gern taten. Neulich habe ich in Krankenhäusern Kinder und alte Menschen betreut und ließ zu, dass Gott mich durch sie Liebe lehrte. Ich habe wirklich Namasté *praktiziert, habe die anderen als göttliche Wesen betrachtet und sie alle wurden zu strahlend schönen Seelen. So mache ich das jetzt überall – in der Bank, im Gemüseladen, auf der Straße, wann immer ich mich erinnere, dass ich ein Kanal für die Liebe bin, und es führt dazu, dass sich mein Leben vollständig verwandelt. Fast immer fühle ich mich vollständig, freudig und strahlend. Die Liebe, die ich für den unerreichbaren Geliebten empfand, nahm ich und schenkte sie der Welt. Daraufhin heilte mein Herz. Statt an bestimmte Personen gebunden wurde die Liebe überpersönlich und irgendwie auch lohnender. Ich bin noch immer weit entfernt davon, dass ich alles Leben zu jeder Zeit liebe und ihm diene, doch es ist mein* Bodhisattwa-*Ziel und ich gehe darauf zu.*
Alles Liebe, L.

Lieben, indem wir dienen

Wenn sich das Herz öffnet, berichten viele Menschen von einer Veränderung ihrer Werte und Prioritäten, speziell in ihrem beruflichen Umfeld. Wenn ihr Tun im Leben anderer keinen Unterschied macht, werden sie unzufrieden. Manche beginnen neue Ausbildungen im therapeutischen Bereich oder in der Körperarbeit. Andere möchten mit ihrer Ausbildung und ihren Fähigkeiten einem höheren Ziel, einem guten Zweck dienen.

Eine bekannte Meisterin umarmt ihre Anhänger einfach nur. Diese warten stundenlang in der Schlange darauf, umarmt zu werden. Diese Frau trägt diese ausgewogene, kohärente Schwingung der Glückseligkeit. Auf diese Schwingung können sich die Menschen durch die körperliche Nähe einstimmen und die Verzückung sofort spüren. Wahrscheinlich können die Anhänger diese Schwingung anfangs nicht aufrechterhalten und sie auch nicht wieder erschaffen, aber sie hatten wenigstens das Erleben und werden nie mehr mit weniger zufrieden sein. Hoffentlich motiviert es sie, die notwendigen Schritte zu gehen, um diesen Zustand als ihre eigene ununterbrochene Realität zu erreichen.

Große Künstler, Lehrer und Heiler arbeiten ebenfalls nach diesem Prinzip. Ihre Schwingungen sind durch eine langsame, kohärente Wellenform gekennzeichnet.

Der Zwölfzackige Stern

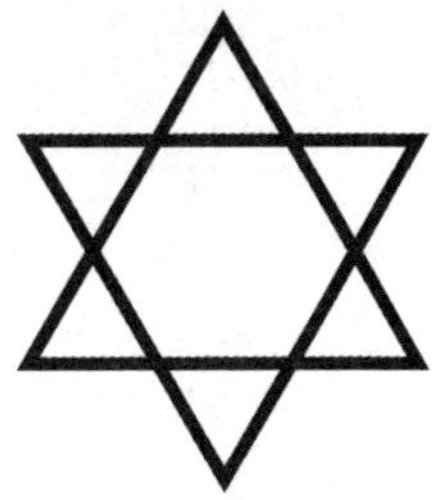

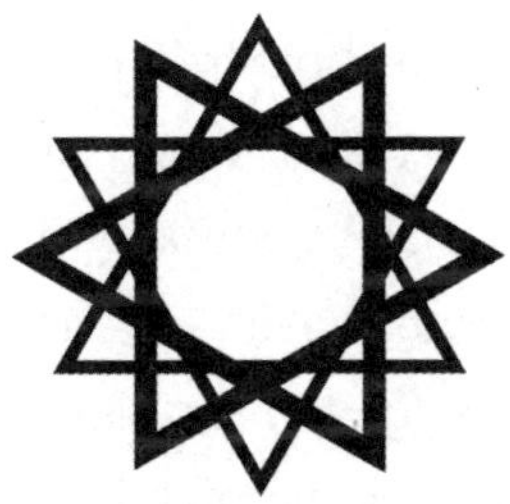

Das traditionelle Herzsymbol ist ein sechszackiger Stern. Ein nach oben zeigendes Dreieck repräsentiert die männliche (*Shiva*-)Energie und das nach unten weisende Dreieck die weibliche (*Shakti*-)Energie.

Überlagern sich zwei dieser sechszackigen Sterne mit einer kleinen Drehung, entsteht der zwölfzackige Stern. Er ist hilfreich, wenn du bereit bist, dein Herzchakra zu öffnen. Kontemplation und Visualisieren der zwölfeckigen Figur weisen den Organismus auf ein ausgeglichenes Wellenmuster im physischen Herzen hin. Dieses Muster repräsentiert Glückseligkeit auf mathematische Weise.

Jedes Wirbelsäulenchakra (körperorientiert) ist mit einem Chakra im Gehirn (geistorientiert) verbunden. Nach esoterischer Überlieferung steht der zwölfeckige Stern für ein Gleichgewicht der sechs Wirbelsäulenchakras mit den sechs Hirnchakras – ein Zustand, der für Harmonie von Himmel und Erde steht. Ein traditionelles Herz-*Yantra* hat zwölf Blütenblätter und stellt eine vollständig geöffnete Herzblüte dar. Das Dodekaeder, eine zwölfflächige

Form aus zwölf regelmäßigen Fünfecken, ist die einzige Figur, deren Winkel Proportionen im Verhältnis des Goldenen Schnittes zeigen. Es kann als zwölf spiralförmige Wirbelkegel betrachtet werden, eine elementare Form im Verweben von Energie in Materie. In einer zweidimensionalen Darstellung scheint es zehn Seiten zu haben. Viele natürliche Formen haben diese Form als Grundlage. Die DNA-Stränge, die die Baupläne des Lebens enthalten, gleichen dieser Form, wenn sie von oben betrachtet werden.

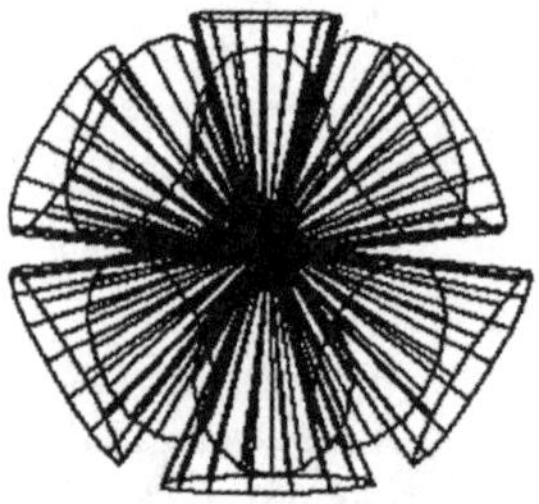

Zwölf spiralförmige Wirbelkegel

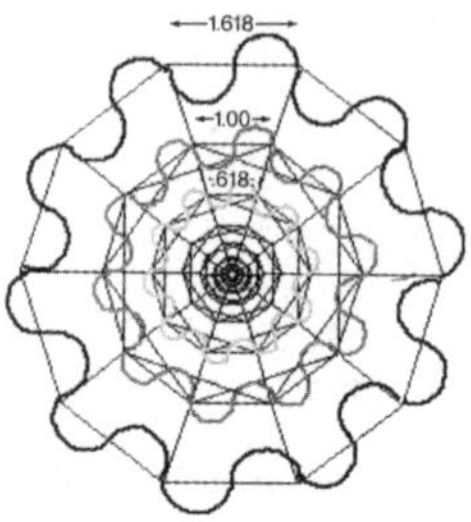

Dodekaeder

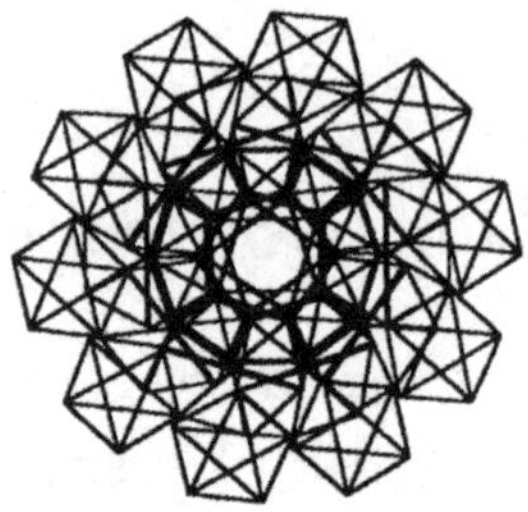

DNA von oben

Die niederfrequente kohärente Herzschwingung ist die perfekte Trägerwelle für die hochfrequente Information, die von höheren Oktaven herabtransformiert wird. Wenn alte Körperzellen durch neue ersetzt werden, muss die in der DNA enthaltende Information kopiert werden. Erzeugt das Herz kohärente Wellen – wenn es Liebe erlebt – empfangen die Zellen fehlerfreie Anweisungen, um eine gesunde DNA herzustellen. Ist das Leben von Ärger und Sorgen geprägt, kann die Information nicht korrekt übermittelt werden und die Zellen werden nicht präzise und fehlerfrei reproduziert. Das befördert das Altern und die Degeneration. Die Menschen heute haben zwei DNA-Stränge. Möglicherweise gibt es zwölf Stränge und die fehlende Information ist in jeder Zelle – verstreut, noch nicht zu funktionsfähigen Strängen verwoben – gespeichert. Schwingt das Herz kohärent in der Frequenz der Glückseligkeit, bekommt die DNA den Auftrag, dieses Verweben durchzuführen.

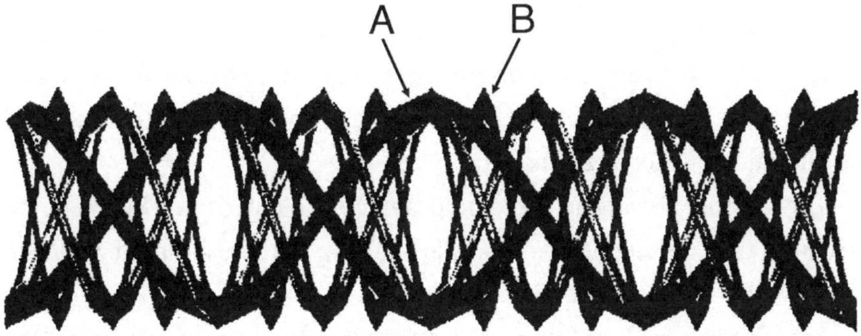

Wenn sie kohärent oder ausreichend geordnet sind, kodiert die lange Welle (A) der Emotionen die kurze Welle (B) der DNA. Dabei werden die DNA-Elemente in optimaler Weise verflochten. Diese Verflechtung entscheidet dann ihrerseits darüber, welche Codongruppen aktiv und welche inaktiv sind.

Wird die DNA neu strukturiert, wird eine neue Lebensform gestaltet, ein neuartiger Mensch mit einem neuartigen Körper und neuartigem Bewusstsein. Große Propheten (Edgar Cayce, Nostradamus und andere) sprachen von Veränderungen in der Energie der Erde, die sie in einen Planeten des Lichts, ein System höherer Schwingung transformieren werden. Die dann hier lebenden Wesen werden an das feinstofflichere Milieu angepasste Körper haben. Die Erde verändert sich gegenwärtig. Du bist aufgefordert, dich auf die neue Welt, die sich schnell entwickelt, vorzubereiten.

In Resonanz kommen

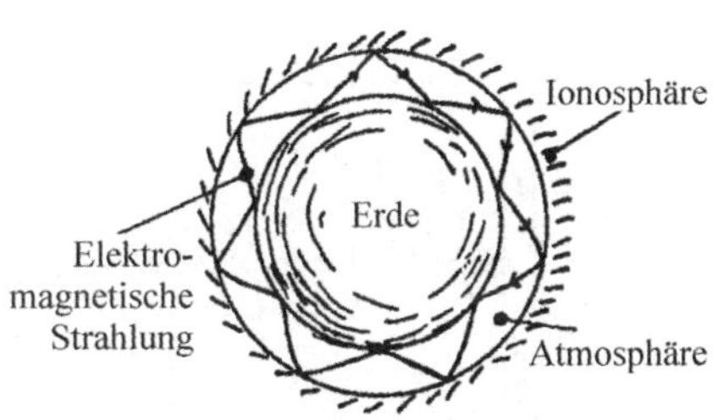

Die Erdatmosphäre als Resonanzraum

Die Erde ist von der Atmosphäre umgeben und darüber befindet sich als weitere Schicht die Ionosphäre. Der Raum zwischen dem Erdball und der Ionosphäre dient als Resonanzraum. Elektromagnetische Strahlung schafft eine Schwingung, indem sie von der Erde ausgeht, von der Ionosphäre zurückgeworfen wird und zur Erde zurückgelangt. Diese natürliche Resonanzfrequenz des Erdballs beträgt 7 bis 8 Hertz. (Zu Ehren ihres Entdeckers wird sie Schumann-Resonanz genannt.)

Die Erdenergie wird in diesem Zusammenhang als *Shakti Kundalini* bezeichnet (kreative Energie oder sexuelle Energie). Wir sind in vielfältiger Weise mit ihr verbunden und resonieren mit ihr.

- Schwingen zwei Systeme dicht beieinander, tendiert das stärkere dazu, das schwächere auf sich einzustimmen. In Experimenten wurde gezeigt, dass die Erdfrequenz, in einen Raum projiziert, die dort befindlichen Personen in einen euphorischen Zustand versetzt.
- Ist der Geist still, wie bei tiefer Meditation oder bei *Yoga Nidra*, produziert er eine Schwingung von 7 bis 8 Hertz.
- Erlebt das Herz Liebe (schwingt es mit kohärenter Resonanz), entsteht eine Frequenz von etwa 7 Hertz.
- Schwingen Geist, Herz (Seele) und Geschlechtsorgane in der gleichen Frequenz, erlebst du ein Gefühl erlesener Ganzheit (Heiligkeit) und mystischer Innerer Einheit, ein All-Eins-Sein von physischer Realität mit nährendem Bewusstsein.

Das folgende Diagramm zeigt diese drei Schwingungen in Harmonie.

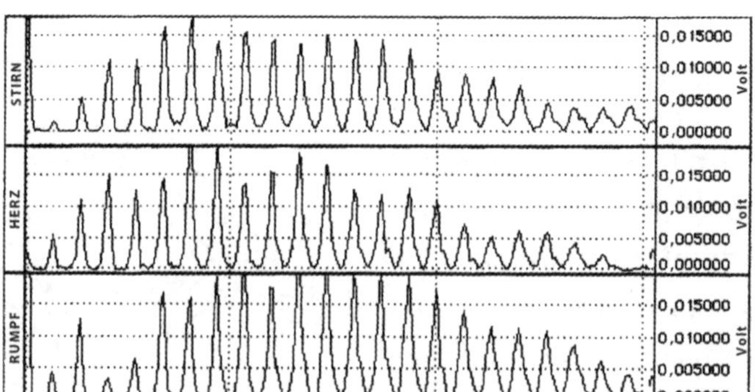

Das *Aum*-Mantra führt uns schnell in diese harmonische Schwingung. *A (ah)* stimuliert das Herz, *U (uh)* die sexuelle Energie, *M (mm)* bringt den Ego-Verstand zum Schweigen und verbindet alle Energien.

Sind zwei Liebende jeweils in dieser heiligen Schwingung und tauschen Energie aus, verschmelzen sie miteinander, da sie sich auf derselben Schwingungsebene befinden. Es gibt keine künstlichen Hürden, keine Unterscheidung, nur Liebe und Harmonie, die sich auf allen Ebenen ausdrücken. Das ist das höchste Geschenk, das ein menschliches Leben zu bieten hat. Es ist verständlich, erlernbar und leicht zu erreichen.

Heilung für die Gesellschaft, für die Erde und darüber hinaus

Soziale Veränderungen können durch eine bestimmte Anzahl von Menschen, die eine kohärente Schwingung aufrechterhalten, geschehen. In Boston wurde die Kriminalitätsrate durch regelmäßiges Meditieren einer TM-Gruppe (Transzendentale Meditation) deutlich gesenkt. Möglicherweise reichen bereits 10.000 Menschen, die im Zustand der Glückseligkeit schwingen, aus, um die Menschen eines Landes verändern können. Viele haben für sich entdeckt, dass in der Natur zu sein und auf dem Land zu leben ihnen bei der persönlichen Heilung oder der Suche nach inneren Visionen hilft. Dabei kannst du dich auf die Schwingung des Planeten einstimmen. Noch viel spannender ist, dass schon gezeigt wurde, dass auch der Planet Erde auf die Schwingung der Glückseligkeit eingestimmt werden kann. Gruppen, die sich in liebender Meditation zusammenfanden, haben tatsächlich die Schwingung der Erde an bestimmten Orten verändert, wo sie durch menschliche Gedankenlosigkeit zuvor verletzt worden war. Durch eine bestimmte Anzahl von Menschen, die in kohärenter Herzschwingung sind, kann Mutter Erde in Ekstase versetzt werden, indem sie in sympathische Resonanz mit der Liebe ihrer Kinder geht.

Kohärente Emotionen nähren die Erde. Die langwellige Schwingung der Emotionen – etwa der Walgesänge oder des menschlichen Herzschlags – bildet das Grundmuster eines planetaren Gittersystems. (Ein Thema, dessen Erörterung den Rahmen dieses Buches sprengen würde.)

Die Wirkungen reichen bis ins Sonnensystem hinein. Während einer *Earth Day Meditation* vor ein paar Jahren wurde die Sonnenfleckenaktivität günstig beeinflusst. Die Kraft der Liebe kennt keine Grenzen.

Herzraum und mystisches Erleben

Newsweek berichtete über Forschungsergebnisse, die belegen, dass mystisches Erleben, dieses Gefühl des Eins-Seins mit Gott und allem Sein, durch das Abschalten bestimmter Kontrollzentren und aktiver Bereiche im Gehirn ausgelöst wird. Genau diese Bereiche im Gehirn sind für deine Orientierung in Raum und Zeit, dein Ich-Bewusstsein, dein Bewusstsein für Grenzen und somit auch für dein Getrenntsein, verantwortlich – und zwar, indem sie den kontinuierlichen Strom von Sinneswahrnehmungen verarbeiten und interpretieren.

Durch viele Jahre der Meditation, durch langes, konzentriertes Gebet oder im Zustand der Liebe schaltet man diese Kontrollmechanismen ab. Die Wissenschaftler freuten sich darüber, dass sie herausfanden, dass alle mystischen Erfahrungen im Geist stattfinden. Vermutlich ist es sogar so, dass der mystische Zustand des Eins-Seins die Wirklichkeit ist und der Verstand ständig daran arbeitet, die Illusion der Trennung zu erschaffen.

Das Erleben der Zeitlosigkeit hängt mit dem Herzraum zusammen. Zeit ist die vierte Dimension und das Herz, das 4. Chakra, bestimmt dein Erleben von Zeit. Chronisch aufgebrachte und ungeduldige Menschen planen Termine und Abläufe zwanghaft und haben das höchste Herzinfarkt-Risiko. Bist du im Jetzt, erlebt dein Herz Liebe, dann spürst du keine Zeit. So sind Stunden voll tantrischer Liebe scheinbar zeitlos.

Glückseligkeit aufrechterhalten

Du kannst den Zustand eines offenen Herzens und fortwährenden Wohlseins erhalten. Das Geheimnis liegt darin, dass du in Dankbarkeit verweilst. In unserer Kultur wird nicht viel Zeit auf Dankbarkeit und Sich-Bedanken verwendet. Der eine dafür gedachte Tag des Erntedankfestes wird üblicherweise mit Fußball und ausschweifendem Feiern verbracht. Früher war es viel verbreiteter, das Essen vor den Mahlzeiten zu segnen (mit einem Tischgebet, einem Dank). Dreimal täglich erinnerte man sich selbst daran, wie dankbar man sein durfte. Heute ist für viele Fülle selbstverständlich und sie verpassen es, sich zu bedanken. Gelegentlich wird Gott gedankt, wenn ein dringender Wunsch in Erfüllung geht oder wenn eine schlimme Vorahnung sich nicht bestätigt. Was persönlichen Frieden und eigene Bequemlichkeit unterstützt, wird meist als selbstverständlich hingenommen und man richtet das Augenmerk auf die Dinge, die zu fehlen scheinen. Das Glas ist halb leer, nicht halb voll. Beklagen und Kritik sind unsere steten Begleiter.

Sufis erzählen die Geschichte von einem Heiligen, der Gott für alles, was geschah, dankte. Regnete es auf seinen Kopf, dankte er Gott für den Regen. Hatte er keine Bleibe für die Nacht, dankte er für den Himmel und die Sterne über sich. Die Geschichte bedeutet Folgendes: Jede Schwierigkeit und jede Unbequemlichkeit birgt die Gelegenheit, etwas zu lernen. Die Schwierigkeit oder Unbequemlichkeit hätte sich nicht gezeigt, wenn sie nicht etwas beinhalten würde, was es wert ist, genau angeschaut zu werden. Deshalb kann alles als Segnung betrachtet werden.

Doch Dankbarkeit und der von ihr bereitete liebevolle Raum sind wertvoll. Der stete Zustand der Dankbarkeit ist keine Reaktion auf sich verändernde Umstände. Er beruht auf einer Entscheidung, die du von Augenblick zu Augenblick triffst. Es ist der Weg, der gesund, glücklich und weise macht, der Weg, der die Seele als Göttliche Gegenwart im Körper betrachtet.

Wenigstens einmal hattest du einen mystischen Augenblick, in dem sich der Geist erhob und das Herz sich öffnete. Wie du das wiedererschaffen kannst, wurde dir nicht beigebracht. Du wusstest, dass es eine göttliche Erfahrung ist, denn du hast die göttliche Präsenz wahrgenommen, hast die Entzückung gespürt. Doch du hast die Erfahrung als Gnade, als außerhalb deiner

Einflussmöglichkeiten erlebt. Tatsächlich jedoch ist es an dir, diesen gesegneten Augenblick zu erschaffen. Ein anhaltender Zustand der Gnade entsteht durch die dauerhafte Haltung des „Ich danke".

Dankbarkeit ist der Schlüssel zu einem Leben in Glückseligkeit.

Die Eigenschaften erleuchteter Wesen

Die folgenden Eigenschaften können hoch entwickelten Wesen zugeschrieben werden. Wenn du diesen Zustand anstrebst, sei dir bewusst, wie du diese Eigenschaften in deinem Leben zum Ausdruck bringst:

- Du lebst im Jetzt und befasst dich nicht mit der Vergangenheit oder der Zukunft.
- Alles ist tatsächlich in Göttlicher Ordnung.
- Du unterscheidest nach wie vor, jedoch ohne Wertung, ohne Tadel.
- Der innere Zeuge, Beobachter ist stets präsent.
- Du liebst ohne Bedingungen.
- Jeder Augenblick ist so, als erlebtest du ihn das erste Mal. Es gibt dazu keine Meinungen und Einstellungen.
- Du bist bei allen Gelegenheiten dankbar, hältst das Herz offen und Ego und Seele im richtigen Gleichgewicht.
- Das Begrenzte Bewusstsein schweigt, wenn es nicht benötigt wird.
- Emotionen sind Antworten auf das Jetzt und nicht Muster aus der Vergangenheit.
- Die Chakras sind geöffnet und frei (d. h., die endokrinen Drüsen sind ausgeglichen und gesund).
- Die *Nadis* sind frei (und die physischen Entsprechungen, das vaskuläre und das Lymphsystem sind offen und frei von Störungen).
- Die Dualität von Männlich und Weiblich ist im Gleichgewicht (*Ida/Pingala*).
- Das sympathische und das parasympathische System sind im Gleichgewicht.

- Die beiden Hirnhemisphären arbeiten simultan.
- Die übersinnliche Wahrnehmung ist deutlich. Andere Dimensionen sind sicher zu erspüren.
- *Kundalini* ist erwacht und fließt frei.
- Es gibt ein anhaltendes Gefühl des Einsseins mit der Schöpfung.
- Sexuelle Energie ist reichlich vorhanden, jedoch frei von Fantasiebildern und ohne das Bedürfnis nach Entlastung.
- Der Körper verlangt achtsame Pflege und ist reagiert empfindlich auf Gifte und Verunreinigungen.
- Die Türen zum kollektiven Unbewussten, der *Akasha*-Chronik, sind offen.
- Das Göttliche ist in jedem, dem du begegnest, und in allem um dich herum offenkundig.
- Das Leben ist voller Freude und nicht zu ernst zu nehmen.
- Pronomen der ersten Person (ich – mich – meines – mir) werden selten verwendet.
- Es fühlt sich an, als ob die Dinge sich bewegen, ohne dass jemand sie bewegt.
- Das Ego ist unentwegt in liebendem Dienst für den Körper der Glückseligkeit.

Zur Vertiefung

Du bist nun bereit, das größte Mysterium in deinem Körper zu erfahren: Wenn die polaren Kräfte schließlich zusammenfließen, kannst du dich als ganz und vollständig erfahren.

Experimentiere mit den folgenden Techniken:

1. *Das Innere Lächeln* (siehe Kapitel 5, Seite 116). Bringe weiterhin Klarheit und Frieden hinunter zu deinem Herzen.
2. Das *Aum*-Mantra. Tief einatmen und beim Ausatmen die Mantra-Klänge *Ah – uh – mm* tönen, dabei jedem Klang ein Drittel des Atems schenken. Um die Wirkung zu erhöhen: Konzentriere dich auf die Resonanz des *Ah* in der Brusthöhle, kontrahiere und entspanne die Genitalien beim Klang des *Uh* sanft und spüre das Summen in deiner Stirnhöhle beim *Mm*. Übe einige Minuten lang und spüre, was geschieht.
3. Bedanke dich. Empfinde jeden Tag Dankbarkeit. Wenn du dich schlafen legst, schau auf deinen Tag zurück und danke für jede Erfahrung, sei sie süß oder herausfordernd gewesen. So kannst du am nächsten Tag in einem wunderbaren Geisteszustand erwachen und dich auf einen weiteren glückseligen Tag freuen.

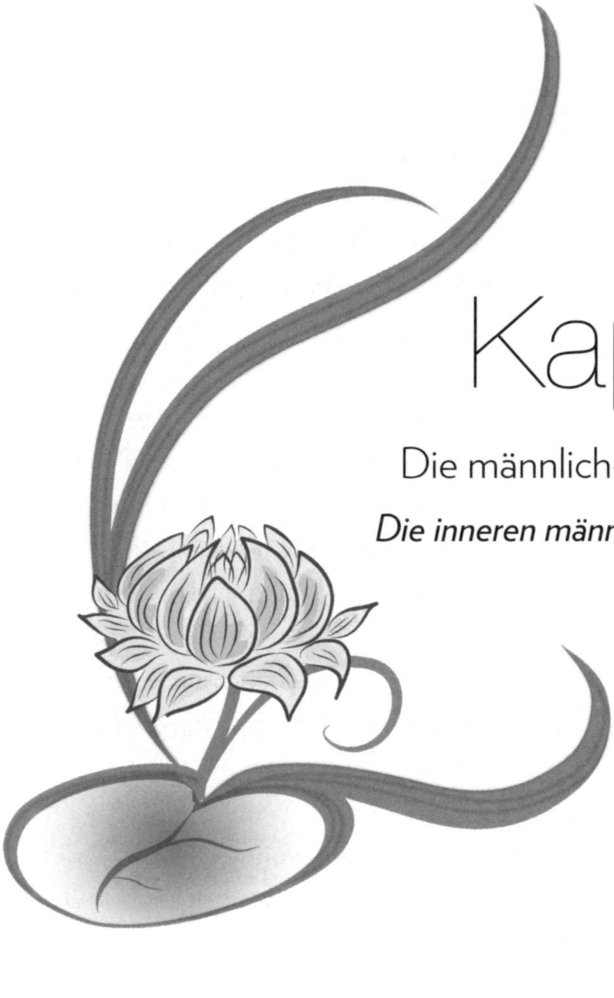

Kapitel 8

Die männlich-weibliche Polarität

Die inneren männlichen und weiblichen Anteile ausgleichen

Nehmen wir an, die Seelen inkarnieren sich sowohl in weiblichen wie in männlichen Körpern, um beide Seiten der Polarität kennenzulernen. Jedes Individuum hat also einen männlichen und einen weiblichen Aspekt sowie das Potenzial zur Entwicklung und zum Gleichklang beider Anteile. Nur in dieser inneren Harmonie entdeckst du deine wahre Größe.

Dieses Kapitel zeigt, warum das so ist und wie dieses Gleichgewicht zu erreichen ist.

In der Menschheitsgeschichte dominierten matriarchalische Gesellschaftsformen oder Partnerschaft zwischen den Geschlechtern. Das zeigen archäologische Untersuchungen. Wir kommen nun zum Ende einer langen patriarchalischen Periode und bewegen uns auf eine Zeit der Ausgeglichenheit der Polaritäten zu. Da sich alles in Göttlicher Ordnung entfaltet, ist dies der Weg, der wohl gegangen werden musste. Jeder Aspekt brauchte seine Zeit zur Reifung.

Entsprechend den Kulturen, in denen sie entstanden, wurden die meisten spirituellen Traditionen der Gegenwart jahrhundertelang von männlicher Energie geprägt. Die weibliche Energie dagegen wurde eher verleumdet und unterdrückt. Männer sind normalerweise körperlich und mental stärker, während vielen Quellen zufolge Frauen die größere physiologische und emotionale Stärke zeigen. Frauen fällt es außerdem leichter, sexuelle Energie in transzendente Erfahrung umzuwandeln. Der weibliche Körper kann sich durch Sexualität mit der Kraft der Schöpfung verbinden, das Wunder der Geburt vollbringen und neues Leben schaffen.

Tantrische Wege verehren und erschließen die weibliche Kraft ganz offen. Buddha lehrte seine Schüler: „Erleuchtung wohnt in der *Yoni* der Frauen." (*Buddhatvam Yosityonisamasritam*). Diese Lehrrede ist heute in vielen Übersetzungen nicht zu finden.

Die Unterdrückung der weiblichen Essenz

Die folgenden Gedanken sind nicht dazu gedacht, den männlichen Leser zu schelten. Das hieße, offene Türen einzurennen. Jeder Mann, der diesen Text liest, dürfte die weibliche Energie bereits wertschätzen und sich auf die Suche gemacht haben, um sie in seinem eigenen Wesen wiederzufinden. Das ist in der heutigen Zeit keine einfache Aufgabe. Ein Mann, der diesen Balanceakt leisten will, muss wahrhaft ein heldenhaftes Gemüt haben und seinem Herzen folgen, unabhängig von gesellschaftlichem Druck.

Treten wir einen Schritt zurück und schauen wir uns an, was sich in den letzten 3000 Jahren in der Welt verändert hat: Viele Traditionen zollen der Göttlichen Mutter in ihren verschiedenen Gestalten große Verehrung, jedoch nur als vergeistigte, spirituelle Frauengestalt. Tantriker ehren auch die kräftige, lebensmutige, uranfängliche weibliche Energie als Teil der höchsten Verkörperung des Göttlichen.

Im Hinduismus wird der Frau im täglichen Leben wenig Respekt entgegengebracht. Geht ein Paar auf der Straße, so läuft die Frau einige Schritte hinter dem Mann. Frauen werden als unbedeutendere Wesen betrachtet, die Erleuchtung nur durch ihre Ehemänner erreichen können oder wenn sie als Mann wiedergeboren werden. Bis in jüngster Zeit wurde in Indien von einer Witwe erwartet, dass sie auf den lodernden Scheiterhaufen sprang, wenn der Leichnam ihres Ehemannes verbrannt wurde. Von Witwern allerdings wurden Zeichen solcher Hingabe nicht verlangt.

In der westlichen Welt haben die Katholiken die Jungfrau Maria angebetet. Gleichzeitig verbrannten sie Tausende von Frauen auf dem Scheiterhaufen, weil sie in der Anwendung von Heilkräutern kundig waren oder weibliche Intuition besaßen. Heil- oder übersinnliche Kräfte wurden als von der „dunklen Seite" kommend betrachtet, als Ergebnis eines Handels mit dem Teufel. Die christlichen Kirchen haben große Angst vor der weiblichen Kraft und haben diese in den vergangenen 2000 Jahren unterjocht.

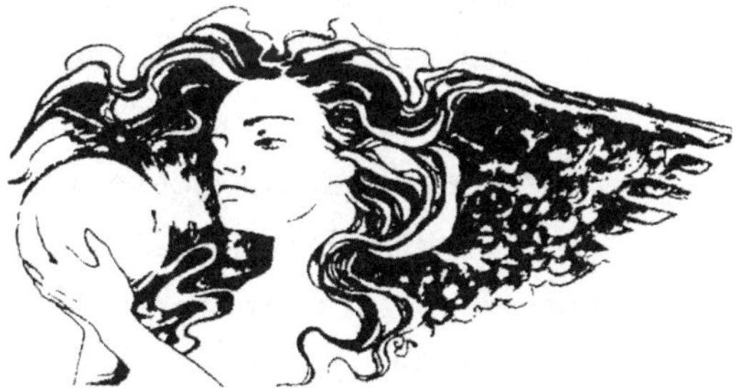

Die Kirche hat sich selbst als einzigen Mittler zwischen der Menschheit und Gott eingesetzt. Wenn die Menschen entdeckten, dass sie Gott direkt erreichen können und die Kirche nicht mehr brauchen, verlöre sie die Macht über ihre Mitglieder. Wenn jemand spirituelles Verstehen unabhängig von der Kirche zeigte, wurde er exkommuniziert oder hingerichtet. Als Ergebnis sind heute viele Frauen nur widerstrebend bereit, ihre spirituelle Kraft zu erkennen und auszudrücken. Die Konditionierung von 2000 Jahren ist nicht so leicht zu überwinden.

Die Kulturen mit tief gehender katholischer oder christlicher Prägung halten weiterhin die Zwiespältigkeit von Heiliger und Hure aufrecht. Sie achten jene Frauen, die ihre Sexualität unterdrücken, und diffamieren diejenigen, die an ihrer Sexualität Freude haben, als Huren. Es heißt, Sex sei keine Sünde, wenn er ohne Freude ist – offensichtlich ist es umgekehrt.

Es gibt überzeugende Hinweise, dass Maria Magdalena keineswegs eine Prostituierte war, sondern vielmehr eine Eingeweihte, die Jesus die tantrischen Künste lehrte. Leider wird diese Information nicht überliefert (siehe Anhang, dort unter „Literatur-, CD-Empfehlungen und mehr", Seite 338 ff.).

Diese Unterdrückung hat sich im letzten Jahrhundert fortgesetzt. Frauen in Osteuropa, unlängst von kommunistischer Herrschaft befreit, haben den Kontakt zu ihrer – wesentlich entehrten – Weiblichkeit verloren. Ein Verhalten, das einer Gesellschaft zwei Generationen lang aufgedrückt wird, arbeitet sich in die Kultur hinein und muss der dritten Generation nicht gelehrt werden.

Die Kulturen im Mittleren Osten und in Asien sind oder waren diejenigen, die Frauen gegenüber den meisten Missbrauch ausübten. Frauen wurden hier wie Eigentum behandelt und nicht gehört. Manche islamischen Sekten führen bei jungen Mädchen Klitorisbeschneidungen durch, im Namen der Reinhaltung. Damit stellen sie sicher, dass die Frauen sich machtlos fühlen und niemals Freude beim Sex erleben.

Die tantrischen Schulen in Indien, China und Tibet gründen alle auf dem Prinzip des Ausgleichs, der Verbindung und Wiedervereinigung männlicher und weiblicher Energien. Diese mag in der Theorie zu einer dynamischen Ausweitung auf eine höhere Ebene des Seins führen. In der Praxis verfehlen viele kulturelle Bräuche dieses Ideal.

Der Taoismus gründete sich jahrhundertelang auf einen Prozess zur Entwicklung des Einzelnen (*Single Cultivation**). Darin wurden Männer ermutigt, die Frauen zum Ausgleich ihrer Energien im Streben nach der eigenen Unsterblichkeit als Objekt zu benutzen. Diese Sichtweise entstammte der Kultur, in der der Taoismus entstand, und setzte sich darin fort. Frauen in China dienten zu dieser Zeit lediglich dem Mann (der sie benutzte). Die Männer im Taoismus lernten, die Lebensenergie ihrer Partnerinnen aufzunehmen. In Übereinstimmung mit dem Prinzip, dass es keine Opfer gibt, darf angenommen werden, dass die Frauen einem solchen System zustimmten. Taoistische Meister, die für ihre Langlebigkeit berühmt waren, erreichten das, indem sie sich der Energie vieler Frauen bedienten. Von Meister Li Ching Yuen, Begründer des *Wu Chi Tao*-Verjüngungssystems, wird berichtet, dass er über 250 Jahre lebte und in dieser Zeit dreiundzwanzig Ehefrauen zu Grabe trug. Sein langes Leben wird zu einem guten Teil auf seiner Ernährungsweise und seine Übungen, im Wesentlichen jedoch darauf zurückgeführt, dass er sich von der Essenz seiner Frauen „nähren" konnte. Auch wenn es meistens Männer waren, die den Taoismus in dieser Weise praktizierten, so gab es in dieser Tradition auch Frauen, die gleichermaßen geschickt darin waren, sich der männlichen Energie zu bedienen, um ihre Jugend aufrechtzuerhalten. Den Priesterinnen in tibetischen und ägyptischen Tempeln wird nachgesagt, dass sie die jungen Mönche von ihrer überschüssigen Energie befreit haben.

Häufig bedienen sich Liebende unbewusst bei ihren Partnern. Dann ist ein Partner nach der sexuellen Vereinigung vielleicht immer energetisiert und erfrischt, während der andere sich erschöpft fühlt. Dieser subtile Energieraub ist der Grund für viele Spannungen in Partnerschaften, die sich, gewöhnlich unerkannt, dann in ganz anderer Art und Weise zeigen. Die

* *Single Cultivation* bedeutet „Einzeltechnik". Es handelt sich um eine Technik, die dem spirituellen Wachstum dient und die allein durchgeführt wird.

gemeinsame Praxis (*Dual Cultivation**), bei der die Energie zwischen männlichen und weiblichen Partnern geteilt und ausgetauscht wird, entwickelte sich in China in der Ming-Dynastie, einer chinesischen spirituellen Renaissance, die 1368 begann. Ab diesem Zeitpunkt begann sich das Bewusstsein der Menschen zu heben, und Männer konnten Frauen als göttliche Wesen betrachten. Der Brauch des Einschnürens weiblicher Füße hatte ursprünglich nicht nur ästhetische Gründe. Alle *Yin*-Energiepunkte befinden sich in den Füßen. Wird die normale Entfaltung und Entwicklung der Füße verhindert, sind nicht nur große Schmerzen und Schwierigkeiten beim Gehen die Folge, sondern die *Yin*-Punkte in den Füßen verkümmern auch. Dadurch wird die Energie in Richtung der Leistengegend gelenkt und macht so mehr *Yin*-Essenz verfügbar, die die Männer abziehen können.

Dieser Brauch erscheint barbarisch, doch bis heute ist es elegant für Frauen, hochhackige Schuhe zu tragen, die einen konstanten Druck auf den Reflexpunkt *Bubbling Spring* ausüben, den Punkt an der Fußsohle, an dem die Erdenergie in den Körper eintritt. Diese Energie wird in das Sexzentrum hochgezogen und lässt die Hüften verführerischer schwingen, ein besonderes erotisches Vergnügen für Männer. Die Mode macht sich die Gestalt des weiblichen Körpers zunutze, zum Wohlgefallen und zur Erregung der Männer. Frauen machen mit, um Aufmerksamkeit zu bekommen und um sich an ihrer weiblichen Energie zu erfreuen.

So freiheitlich sich unsere Kultur auch darstellt, das Ausmaß körperlicher Übergriffe auf Frauen ist erschreckend. Die Fälle häuslichen Missbrauchs steigen in beängstigendem Ausmaß an. Vergewaltigungen nehmen massiv zu, insbesondere durch Bekannte und Freunde. Bis vor Kurzem wurde meist darüber geschwiegen wegen der unsensiblen Art des Umgangs vor Gericht.

* *Dual Cultivation* bedeutet „Doppeltechnik". Diese Technik, die dem spirituellen Wachstum dient, wird zu zweit durchgeführt.

Man nahm an, dass die Frau den Angriff provoziert und nur das bekommen hatte, was sie verdiente. Die Frau wurde zusätzlich noch öffentlich gedemütigt, wenn sie Anklage erhob. Das hat sich ein wenig gebessert. Wie häufig Inzest geschieht, das ist ebenfalls erschütternd. Vergewaltigte Mädchen nehmen meist die Schuld auf sich und verbringen ihr Leben in Scham und Misstrauen. Es ist noch nicht lang her, da war Inzest ein Tabu. Jetzt, wo sich die Tabus lösen und die Menschen sprechen können, stellt sich heraus, dass eine erstaunliche Zahl von Kindern – nicht nur Mädchen, auch kleine Jungen – von Familienmitgliedern und Lehrern sexuell belästigt wurden. Sei dir immer bewusst, dass es keine Opfer gibt.** Die Überwindung dieses Traumas kann enormes spirituelles Wachstum und Mitgefühl erzeugen. Es ist eine Erfahrung, die viele Seelen gewählt haben.

Männer wie Frauen haben Tausende von Jahren die weibliche Energie entehrt, doch das ändert sich gerade. Jetzt ist es an der Zeit, dass die weibliche Energie der Gottheit auf der Erde neu erscheint, um mit der männlichen in Einklang zu kommen. Frauen fordern ihr Erbe als die Göttin, die Leben hervorbringt, zurück. Männer besinnen sich wieder auf ihr Zartgefühl und beginnen ihre weiblichen Anteile zu achten.

Die traditionelle Verehrung des göttlich Weiblichen

Viele Kulturen haben unterschiedliche weibliche Eigenschaften beschrieben und für jede dieser Eigenschaften eine eigene Gottheit geschaffen, die als Bild für diese bestimmte Qualität verehrt werden kann. In der tibetischen Praxis

** Gemeint ist hier nicht die systemische oder praktische Ebene, sondern die spirituelle. Natürlich sieht auch die Autorin das Leid, das misshandelte Menschen erfahren und fühlen. Dennoch ändert das nichts an der Wucht und Wahrheit der übergeordneten Erkenntnis: Es gibt keine Opfererfahrung, die nicht auf einer höheren Ebene eingeladen ist. (Anm. d. dt. Hrsg.)

richtet man sich auf ein solches Bild, wie etwa das der göttlichen Mutter Tara, aus und nimmt es bzw. die entsprechende Energie in den eigenen Körper auf. Dabei werden die Eigenschaften, die diese Gottheit repräsentiert, in das eigene System eingeschleust und man verleibt sie sich quasi ein.

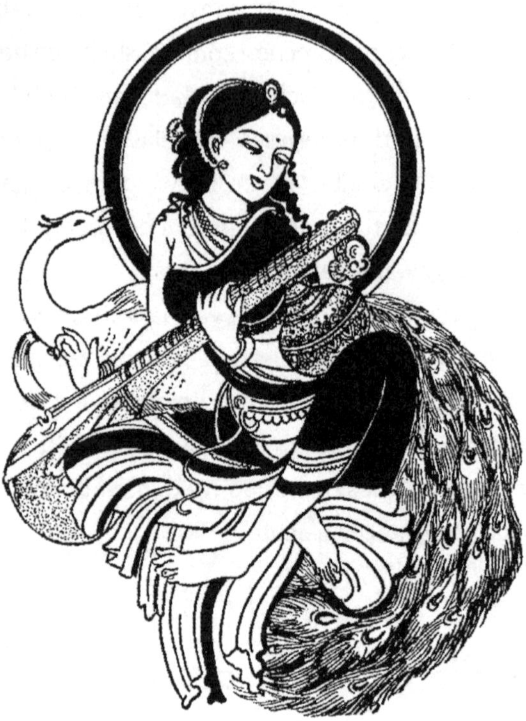

In der hinduistischen Tradition verehrt man viele weibliche Gottheiten, dazu gehören Saraswati, die Göttin der Kunst und Gelehrsamkeit; Lakshmi, die Göttin der Anmut und des Überflusses; Durga, die Kriegsgöttin; Kali, die Egos zerstört, und viele, viele mehr. Der historische Tempel in Hirapur in Indien feiert vierundsechzig *Yoginis* als weibliche Naturgeister. Der Bittsteller konnte, da er heilige Gesänge und Opfer darbrachte, darauf hoffen, die besonderen Wohltaten der jeweiligen Gottheit zu empfangen.

Die Polarität in Beziehungen

Yogische Techniken lehren, wie polar entgegengesetzte Energien auszugleichen und zu integrieren sind. Wie du deine Energie zum Ausdruck bringst, ist eine Spiegelung deiner inneren Einstellung zu männlichen und weiblichen Eigenschaften. Die Übungen des *Ipsalu Tantra* helfen dir, eine neue Bewusstheit und Respekt vor deinen eigenen inneren männlichen und weiblichen Aspekten zu entwickeln.

Die meisten Menschen verbringen ihr Leben in einer höchst polaren Konditionierung. Unsere Kultur hat männliche und weibliche Rollen festgeschrieben. Männer werden konditioniert, gefühllos, zumindest emotional verschlossen zu sein, der gefühlsmäßigen Stimme zu widerstehen und Fürsorge als unangenehm zu empfinden. Diese weiblichen Qualitäten kommen bei Männern selten zum Ausdruck, weil sie bei ihnen von der Gesellschaft und der Familie nicht positiv beantwortet werden.

Traditionell versorgen Frauen ihre Männer und Kinder und fügen sich so in eine untergeordnete Rolle ein. Das hat damit zu tun, dass die Entfaltung männlicher Eigenschaften durch eine Frau lange Zeit abgelehnt wurde. Frauen, die bestimmt und konkurrenzbetont waren oder einen Beruf in Naturwissenschaften, Bauwesen, Justiz, Medizin oder beim Militär anstrebten – Bereiche, die lange als männliche Domäne betrachtet wurden –, mussten heftig gegen den gesellschaftlichen Strom schwimmen. Wenn eine Frau in einer Führungsposition genau das Gleiche tut, wofür man einen Mann als „gewitzten Geschäftsmann" bezeichnet, wird sie schnell als manipulativ bezeichnet. Heute sind Frauen in einer glücklicheren Lage. Viele werden von klein auf dazu angehalten, ihren Verstand, ihre Wettbewerbsfähigkeit und ihr körperliches Potenzial zu entwickeln – Eigenschaften, die früher mit Männlichkeit in Verbindung gebracht wurden. Die Frauenbewegung kämpfte dafür, dass Frauen ihre Selbstbestimmung und Macht zurückbekommen, doch sie nahm das auf eine Art und Weise in Angriff, die keine wirkliche Erfüllung mit sich brachte. Sie versuchte, die Männer im Männlich-Sein zu übertreffen, anstatt sich die unglaubliche Kraft ihrer eigenen Weiblichkeit zu erschließen. Die Rollendefinitionen haben sich in den letzten Jahrzehnten allerdings deutlich vermischt, was viele Menschen bis heute verwirrt. Männern scheinen diese Veränderungen besonders zugesetzt zu haben.

Viele Frauen stellen fest, dass ihnen übersinnliche Fähigkeiten recht einfach zufliegen. Ihre intuitive Veranlagung ist ihnen angeboren. Männer müssen diese Fähigkeiten meist erst entwickeln. Die tantrische Praxis entwickelt bei Männern die Qualitäten, die den Frauen natürlich gegeben sind. Männer werden intuitiver, weicher, naturverbundener und erlauben übersinnlichen Eindrücken, sie zu erreichen. Damit ein Mann die Weiblichkeit in ihrer Essenz wirklich ehren kann, muss er die weibliche Energie in sich selbst (an)erkennen, seiner Inneren Frau und seiner „dunklen Seite" vertrauen. Das mag zuerst einmal fremd erscheinen und anfangs beängstigen, wird einem aber bald selbstverständlich.

Ein männlicher Seminarteilnehmer schrieb unlängst: *Als ich zur* Chakrapuja *ging, erwartete ich, wir Männer würden in unseren Schwestern das göttlich Weibliche erkennen und ehren. Das taten wir. Ich erwartete, dass mein Herz vor Dankbarkeit anschwellen würde für die Geschenke der Gunst, der Stärke, Schönheit und liebevollen Güte, die sie uns brachten. Das tat es. Ich liebte es, in ihren Armen aufzuweichen und mich zu öffnen – Bruder zu werden, ein verliebter Teenager, ein junger Ehemann, ein Baby, ein Vater –, jeder süße Lotos brachte einen Aspekt dieses Juwels zum Glänzen. Nun ist der Duft des Lotos überall. Ich ruhe ständig darin. Mehr und mehr erlebe ich die Welt als weiblich. Jeden Tag fällt es mir leichter, mich hinzugeben. Während meine innere Göttin sich in mir entwickelt, mache ich Erfahrungen, die ich bisher nicht für möglich hielt.*

Polarität und Hormone

Die Sexualhormone bestimmen die körperliche Ausprägung der Polarität. Jeder Körper produziert sowohl Östrogene als auch Testosterone, in verschiedenen Lebensphasen allerdings in unterschiedlicher Menge. Die Hormonproduktion wird von der Hypophyse (6. Chakra) und den Keimdrüsen (Hoden oder Eierstöcken; 2. Chakra) gesteuert.

Etwa im Alter von achtzehn Jahren sind Männer und Frauen am deutlichsten gegensätzlich. Männer haben den höchsten Testosteronspiegel in ihrem Leben und Frauen den niedrigsten. Testosteron ist sowohl für das Geschlechtsleben wie auch für aggressives Verhalten verantwortlich. Ist sexuelle Entlastung versagt und hat der Mann nicht gelernt, sexuelle Energie in eine höhere Energieform umzuwandeln, wird er vielleicht gewalttätig werden. Das kann in Kulturen beobachtet werden, die die männliche Sexualität unterdrücken – wie bei irischen Katholiken mit ihrer Kneipenrauferei oder bei muslimischen Terroristen. Es gibt auch Menschen, für die Gewalt und sexuelle Erregung oder Befriedigung zusammengehören.

Militärisches Training nutzt diesen hormonellen Überschuss. Noch vor nicht allzu langer Zeit wurde in der amerikanischen Armee von jungen Rekruten verlangt, mit dem Gewehr auf der einen Schulter und mit der anderen Hand ihren Hodensack haltend in Formation zu marschieren. Das sollte die Produktion von mehr Hormonen stimulieren. Dazu sangen sie das Marschlied: *This is my rifle and this is my gun. This is for fighting and this is for fun*. (Übersetzt etwa: „Hier die Knarre, hier das Geschütz. Dies ist zum Kämpfen und das hier für die Lust.") Da sexuelle Befriedigung einschließlich Masturbation verboten waren, konnte ein erfahrener Ausbildungsoffizier einen sanftmütigen jungen Mann schnell in einen Killer verwandeln. Mit dem Reifen produziert der Mann zunehmend mehr Östrogen und weniger Testosteron. Er wird weicher, empfindsamer. In der ostindischen Gesellschaft nutzt ein Mann die ersten fünfundzwanzig Jahre seines Lebens, um sich zu bilden, die zweiten fünfundzwanzig, um eine Familie zu gründen und sie zu versorgen. Im Alter von fünfzig Jahren, das ungefähr dem männlichen Klimakterium entspricht, kann er sich auf den Rückzug von der Familie und aus dem Berufsleben freuen und seine ganze Energie der Meditation und der spirituellen Entwicklung widmen.

In der westlichen Kultur trauern die Männer in diesem Alter eher dem Schwinden ihrer Männlichkeit nach. Sie suchen sich junge Frauen, um sich noch einmal richtig als Mann zu fühlen, und nehmen Viagra. So wie der Mann femininer wird, wird die Frau maskuliner. Im Alter von etwa fünfzig Jahren sinkt die weibliche Östrogenproduktion deutlich. Das Klimakterium kann sehr sanft ausfallen. Hitzewellen und Gefühlswandlungen können durch die Praxis tantrischer Techniken – wie *Sahajoli Mudra* und die Wechselatmung (*Nadi Shodhana*) – deutlich abgemildert werden, sodass der Östrogenspiegel sanft und gleichmäßig sinkt. Die zunehmende männliche Energie erlaubt es der Frau, zur Zauberin zu werden und zuvor unerreichbare Weisheit und Kraft zu erlangen. Das sollte von den Frauen gefeiert werden, als Übergangsritus begangen – es gibt keinen Grund, um die verlorene Jugendlichkeit zu trauern.

Vollkommen erwachte Meister, männliche wie weibliche, erreichen einen Zustand vollständiger Ausgeglichenheit ihrer maskulinen und femininen Aspekte. Sie gehen nicht in einen neutralen Zustand (von Weder-noch), sondern integrieren und leben beide Pole vollständig (als Sowohl-als-auch). Manche Menschen sehen beim ersten Betrachten von Babajis Bild eine Frau, doch bei näherem Betrachten erkennen sie auch eine maskuline Erscheinung.

Der Mythos des Seelenverwandtschaft

Einige Mythen behaupten, dass jedes Individuum ursprünglich androgyn gewesen und an einem bestimmten Punkt in einen männlichen und einen weiblichen Teil getrennt worden sei. Jeder Teil geht fortan allein durchs Leben, immer auf der Suche nach der anderen Hälfte, um zur ursprünglichen Ganzheit zurückzukehren. Dieser Glaube zwingt dich dazu, außerhalb nach Vollständigkeit zu suchen, anstatt dich nach innen zu wenden und die inneren männlichen und weiblichen Anteile deines Seins in Besitz zu nehmen und zu integrieren.

Von einer Frau hörte ich unlängst: *Ich war immer eine starke Shakti und hatte folglich ein starkes Bedürfnis nach einem Shiva in meinem Leben. Seitdem ich mit der Technik der Wechselatmung begonnen habe, habe ich eine Art*

Ausgleich meiner eigenen weiblichen und eigenen männlichen Energie erlebt. Meine Wirklichkeit hat sich verändert, da ich schließlich verstanden habe, dass ich bereits in mir selbst vollständig bin. Wie befreiend das ist! Ich brauche keinen Mann mehr und habe so meinen Geliebten (Lebenspartner) gefunden. Ich erfahre eine Erfüllung, die ich niemals für möglich gehalten hatte.

Eine Theorie zum Krieg der Geschlechter

Da die Erdenergie weiblich ist, fühlt sich ein männliches Kind in dieser Kultur eher unpassend. Darüber hinaus fühlt sich ein kleiner Junge von seiner Quelle abgeschnitten, wenn er feststellt, dass er von seiner Mutter getrennt ist. Er muss sich auf seine geistige Kapazität oder seine animalische Stärke stützen, um zu überleben. Davor fürchtet er sich und so wird die Psyche eines Mannes auf einem Fundament aus Angst erbaut. Die Gesellschaft „bestraft" jedoch einen Mann, der seine Angst zeigt, hart. Das wird einfach nicht toleriert. Kinder demütigen den Loser in ihrer Gruppe, der nicht richtig mitmacht. Feiglinge auf dem Schlachtfeld werden erschossen. Der einfühlsame, zartfühlende, verängstigte Junge wird gezwungen, sich hinter einer Fassade der Coolness zu verstecken.

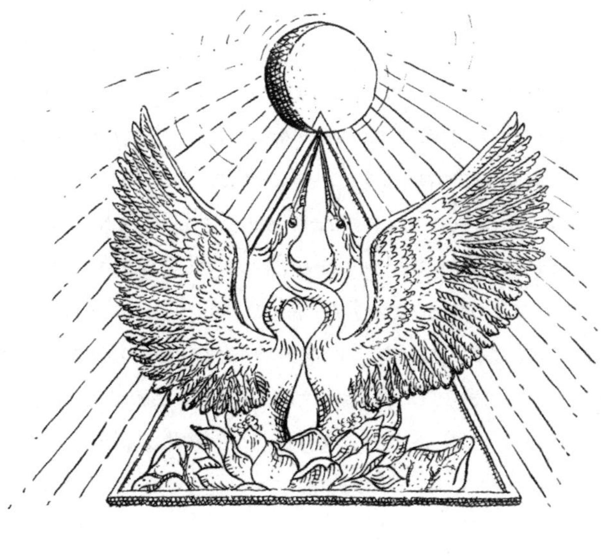

Das kleine Mädchen leidet nicht in gleichem Maße an diesem Abgeschnittensein, da es in natürlicher Weise mit der Erde in Resonanz geht. In seinem Körper trägt es die gleiche Schöpfungskraft wie seine Mutter. Obwohl die Gesellschaft auf männlicher Dominanz gründet, erkennen die Männer, dass Frauen ihnen voraus sind. Und sie bemühen sich sehr, die Frauen davon abzuhalten, ihre wahre Kraft zu entdecken. Die Unterdrückung der Frauen ist ein Ergebnis der Angst der Männer. Die Reaktion der Frau auf diese Unterdrückung ist eine tief empfundene, kochende Wut und Frustration, denn es ist ihr nicht erlaubt, sich selbst zum Ausdruck zu bringen. Ihre Psyche ist von diesem Ärger durchdrungen. Doch die Gesellschaft arrangiert es so, dass es einer Frau nicht gestattet ist, ihre Wut offen zum Ausdruck zu bringen. Daher findet sie heimliche Wege, das zu tun und sich an den Männern zu rächen: mit berechnenden Intrigen, mit abwertenden Bemerkungen, durch sexuelles Kokettieren, Provozieren und Necken, durch Herabsetzung des Mannes. Jedes Geschlecht scheint Vergnügen daran zu finden, das andere schlecht zu behandeln. Ein Mann kann die *Shakti*-Kraft in sich selbst finden, kann seine eigenen weiblichen Aspekte wiederentdecken und sich mit seiner Quelle wiedervereinigen.

Ein männlicher Tantra-Schüler berichtete: *Tantrische Praktiken, besonders der* Ipsalu-*2-Kurs, haben mir den Zugang zu allgemein als weiblich betrachteten Energien eröffnet: Wärme, Mitgefühl, Aufnahmefähigkeit und vor allem Hingabe. Ich hatte bislang das Bedürfnis, immer stark zu sein, und der Gedanke an Hingabe ließ mich zurückweichen; für mich war das Schwäche. Da war so viel emotionaler Schmerz, der durch mein Bedürfnis nach Kontrolle und meinen fortgesetzten Widerstand gegen das Jetzt entstanden war ... und dieser Schmerz führte mich zurück in die Hingabe. Dieser Prozess wurde durch meinen Kontakt mit dem Tantra erleichtert und führte mich in einen solchen Zustand von Frieden, Freiheit und Freude, wie ich ihn nicht im Traum für möglich gehalten hätte.*

Die zweite Stufe der Kobra-Atmung ist die beste Technik des *Ipsalu Tantra*, um diese Veränderung im Bewusstsein, dieses In-Einklang-Bringen der Energien zu unterstützen.

Im anderen Geschlecht das Göttliche erkennen

Heutzutage werden Frauen in manchen tantrischen Kreisen als Göttinnen bezeichnet. Das mag sich wie Schmeichelei anhören, als ob es zur gewohnten Eroberungstaktik gehören würde. Der Begriff oder Varianten davon werden auch gern zur Vermarktung von Beinrasierern, Kleidung usw. benutzt. Im *Ipsalu*-2-Kurs, „Glückseligkeit in Beziehungen" (*Bliss in Relationships*), wird eine *Puja*, ein tantrisches Ritual, durchgeführt, in dem der Mann lernt, die weibliche göttliche Kraft wirklich zu würdigen. Diese Praktik ermöglicht eine weitreichende Transformation des Bewusstseins. In dieser *Puja* bilden die Männer einen Kreis, in dem jeder seinen eigenen Raum hat, seinen Tempel. Die Frauen, als Göttinnen gekleidet, wechseln zwischen den Tempeln, wobei sie der Reihe nach mit jedem Mann ein paar Minuten lang – nicht sexuell orientierte – Herzenergie austauschen. Die Betonung liegt darauf, den höchsten Aspekts jedes Wesens zu erkennen und zu ehren. Wenn Frauen die Anerkennung erhalten, die ihnen ihr ganzes Leben lang versagt wurde, kommen sie leicht in ihre wahre Größe und können dann ihre ganze Fähigkeit zu unbegrenzter Liebe ausdrücken. Die Beziehung der Männer zu den Frauen verwandelt sich von einem Spiel mit Angriffs- und Verteidigungsstrategien zu wahrhafter Liebe.

Ein Seminarteilnehmer berichtete: *In der „*Puja *der Göttinnen" war das Gefühl von Liebe und Angenommensein zwischen uns sehr intensiv. Ich spürte, dass dieses Gefühl mit allen Frauen möglich ist. Jede der Göttinnen war so anders. Und jede Erfahrung war ebenfalls so unterschiedlich wie die Göttinnen. Dennoch war jede von ihnen so schön und märchenhaft, jede trug und verkörperte ein Stück vom Ganzen in sich. So unterschiedlich, dennoch konntest du in jeder Einzelnen von ihnen alle Frauen lieben.*

Einheit aus der Dualität

Es folgt ein kurzer Exkurs zu einem mehr theoretischen, intellektuellen Ansatz.

Die Polarität der Schwingungen

Das materielle Universum basiert auf dem Prinzip der Dualität. In jeder Überlieferung kommt das in irgendeiner Weise zum Ausdruck, auch in den alten tantrischen Schriften. Bevor das Universum entstand, herrschte reine Bewusstheit in einem vollständigen, ruhenden Gleichgewicht. Der Universelle Geist ist Licht im Ruhezustand, ein nicht arbeitender Verstand, bewegungslos. Dem Wunsch nach Verharren stand jedoch die Sehnsucht nach schöpferischem Ausdruck gegenüber. Das schöpferische Potenzial lag im Universellen Schoß bzw. Geist wie ein unbegrenzter, multipotenter Samen (repräsentiert durch *Bindu*) vor. Aus diesem Punkt der Bewusstheit entfaltete sich die gesamte Schöpfung.

In den Schwingungen, die das Spektrum der Lebenskraft ausmachen, gibt es Bereiche der Kontraktion (negativ) und solche der Expansion (positiv) in Wellenform. Jede Welle kreiert eine Aktion und eine Reaktion. Wir nehmen die Aktion wahr, die Reaktion jedoch ist unseren begrenzten Sinnen verschlossen. So entsteht die Illusion von Bewegung, von materieller Wirklichkeit.

Wie ein Film aus einer Projektion von in kurzer Zeit aufeinander folgenden Bildern besteht und die Illusion von Bewegung erschafft und das Bild nie aus dem Film heraustritt und wir die Zwischenräume nicht wahrnehmen, so ist das Universum eine Projektion von geistigen Konzepten, die niemals aus dem Geist heraustreten.

Im Inneren von *Bindu* gibt es zwei Energiepole, einen positiven und einen negativen, die sich vom Ruhepunkt der reinen Bewusstheit aus erstrecken. Im Körper dient der optische Thalamus als stilles Zentrum von Zirbeldrüse

(*Epiphyse*) und Hirnanhangsdrüse (*Hypophyse*), dem jeweils männlichen bzw. weiblichen Zentrum. Der positive Pol wird von *Shiva* repräsentiert, der negative von *Shakti.* Kommen sie in ein vollkommenes Gleichgewicht, wird ätherisches Sehen möglich. Männlich und Weiblich müssen stets ausgeglichen sein, um die Illusion (von Dualität) aufrechtzuerhalten. Ihr Zentrum kann sich jedoch zwischen ihnen verschieben, wie bei einer Schaukelwippe.

Shiva ist das statische Prinzip, reine Bewusstheit, jenseits von Eigenschaften. *Shakti* ist der dynamische Aspekt der Wirklichkeit, das Gesicht der Welt, kosmische Energie in Bewegung. Dies sind die Kräfte, die das materielle Universum erschufen und erhalten. Der Taoismus nennt sie *Yang* und *Yin*. Das Alte Testament führt Noah (was Stille bedeutet) an, der drei Söhne hatte: Ham (Licht), Sem (Form) und Jafet (Schönheit).

In praktischer Hinsicht neigen Männer zur Tagträumerei über ihre Ideen, bis eine Frau daherkommt und sie drängt, diese Idee in die Tat umzusetzen. Es heißt „Hinter jedem erfolgreichen Mann steht eine erschöpfte Frau", was bedeutet, dass die *Shakti*-Energie ein Konzept vom statischen Bewusstsein zur dynamischen Offenbarung vorwärtstreibt. Manche Menschen haben gelernt, sich beide Aspekte, männliche und weibliche, zu erschließen, und können das Ganze selbstständig, ohne Hilfe von außen, leisten.

Solange *Shiva* und *Shakti* vereint waren, schlummerten sie. Doch mit ihrer Trennung begann der Funke der Schöpfung zu tanzen, als ihr Spiel und ihre Bemühung, sich wieder zu vereinen. In einer gewaltigen Explosion entstanden die ersten Manifestationen der Schöpfung, galaktische Nebel und Sternhaufen. Diese Zentren schwingen mit unglaublicher Geschwindigkeit und erzeugen Ultraschallwellen, die erste Erscheinungsform kosmisches *Prana*.

Wissenschaftler sind sich darin einig, dass überall dort, wo Leben ist, auch elektrische Phänomene vorliegen. Elektromagnetische Ströme, die durch positive und negative Ionen und durch das elektromagnetische Feld der Erde beeinflusst werden, sind wissenschaftlich bestätigt.

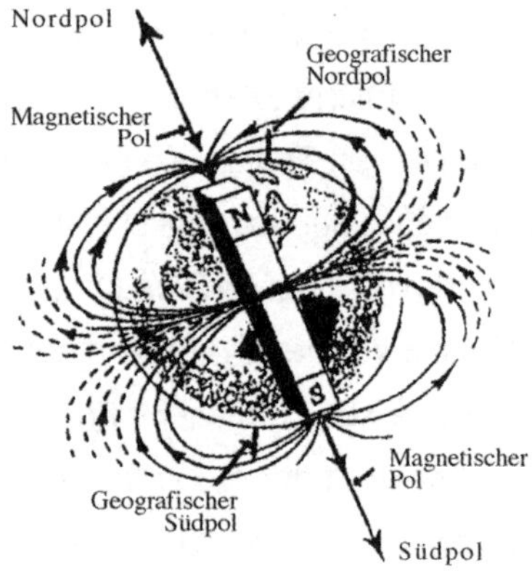

Die Erde ist wie ein riesiger Magnet, mit einem positiven Nordpol und einem negativen Südpol. Jeder Pol zieht entgegengesetzt geladene Ionen an und stößt solche mit gleicher Ladung ab. So entsteht der Energiekreislauf um die Erde herum. Dieser Kreislauf beeinflusst unsere Gedanken und unseren Körper, ohne dass wir es wahrnehmen.

Der elektromagnetische Körper

Der Körper kann wie die Erde als Magnet betrachtet werden, mit einem positiven Pol am oberen Ende und einem negativen Pol am unteren Ende der Wirbelsäule. Das erzeugt einen kontinuierlichen Energiefluss zwischen den beiden Polen. Ist Energie in Fluss, so erzeugt sie Magnetfelder, die sich mit Lichtgeschwindigkeit ausbreiten.

Die Wissenschaft beginnt, Gehirn und zentrales Nervensystem als Sender und Empfänger elektromagnetischer Wellen zu betrachten, die Informationen übertragen und empfangen. Jeder Gedanke und jede Körperfunktion lässt eine Schwingung entstehen, die wiederum auf alle Elemente der Schöpfung einwirkt. Deine Praxis führt also nicht nur dazu, deine verschiedenen Körper (den mentalen, emotionalen und physischen Körper) in einem harmonischen Zustand zu halten, sondern projiziert auch Harmonie in die Welt um dich.

Elektromagnetische Felder entstehen durch Ionen – kleine Teilchen mit positiver oder negativer Ladung, die alle Stoffe durchdringen. Jedes Organ und jeder Prozess in all deinen körperlichen und geistigen Aspekten wird durch die Ionen in dir und um dich beeinflusst. In der Enge einer großen Stadt überwiegen positive Ionen, durch die die Menschen reizbar, depressiv und lethargisch werden können. Am Strand oder in den Bergen gibt es deutlich mehr negative Ionen, die Körper und Psyche erfrischen. Diese Ionen nehmen wir beim Atmen auf. Am besten bekommt uns eine Umgebung, die einfach und rein ist.

Es ist inzwischen erwiesen, dass der negative Pol eines Magneten die Fähigkeit des Körpers zur Sauerstoffversorgung der Zellen positiv beeinflusst und dass mit dem Kopf in Nordrichtung oder gar mit dem negativen Pol eines Magneten in der Nähe des Kopfes zu schlafen die Selbstheilungskräfte des Körpers positiv beeinflusst.

Die Dreiheit – Ida, Pingala und Sushumna

Im menschlichen Körper gibt es im Bereich des Rückgrats drei Haupt-*Nadis*, die für die Verteilung von Energie und Bewusstsein zuständig sind. Der wichtigste ist *Sushumna*, der neutrale Zentralkanal, der am Wurzelchakra entspringt, nach hinten zur Wirbelsäule hin verläuft und dann am Zentralkanal der Wirbelsäule entlang aufsteigt. Der Kanal abwärts und rechts der Wirbelsäule wird *Pingala* genannt. Hier fließt die positive, elektrische, männliche Energie. Auf der linken Seite verläuft *Ida* nach oben, das negative, magnetische, weibliche *Prana*. Hin und wieder werden sie bildhaft als vor und hinter dem Rückenmarkkanal verlaufend dargestellt.

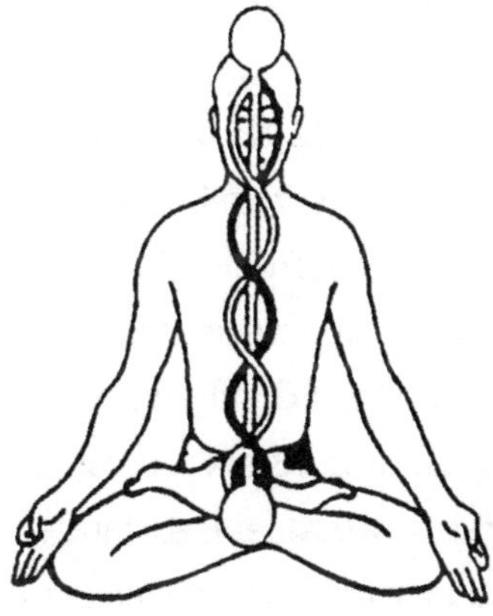

Sushumna verbindet sich mit *Ida* und *Pingala* im Wurzelzentrum und noch einmal im *Ajna-Chakra*, wo *Ida* und *Pingala* auch enden. *Sushumna* geht über dieses Chakra hinaus und endet im Kronenchakra über dem Kopf. Oft werden sie als Spirale dargestellt, in der sich alle drei Kanäle bei jedem Chakra kreuzen. Tatsächlich bilden die Kanäle eine dreidimensionale Spirale um die Wirbelsäule herum, eine Form, die den DNA-Strängen sehr ähnelt. Dieses Bild geistig in sich zu visualisieren ist für die meisten Menschen wohl etwas herausfordernd. Die Visualisierung dient dazu, kosmische Energie in sich hineinzuziehen. Beginne mit dem einfachen Bild der drei parallel verlaufenden Kanäle. Nach einiger Zeit kannst du die Spiralform vielleicht spüren.

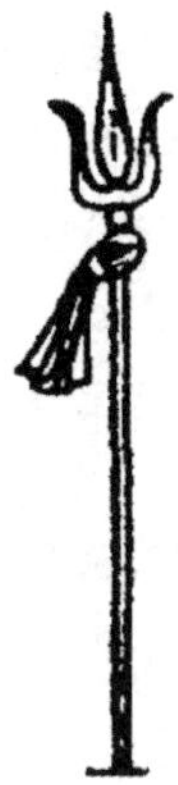

Shiva wird immer mit einem Dreizack dargestellt, wobei eine Zacke *Ida*, die zweite *Pingala* und die dritte *Sushumna* verkörpert. Diese drei Energieströmungen machen deine innere Dreiheit aus – Körper, Geist und Seele (*Prana, Chitta* und *Atman*). Deine Handlungen im Leben sind stets entweder materieller oder psychischer oder spiritueller Natur und basieren auf allen drei Energien. Jede dieser drei Energien hat seine eigenen spezifischen Qualitäten und Merkmale und schafft ihre eigenen Wirkungen.

Tantra setzt *Shakti* und *Shiva* mit Körper und Geist (*Prana* und *Chitta*) gleich, die sich in der menschlichen Gestalt als *Ida* und *Pingala* manifestieren. *Kundalini*, die mächtige spirituelle Energie, muss sich durch *Sushumna* bewegen und das kann sie nur, wenn die männlichen und die weiblichen Kanäle gleichermaßen geöffnet sind. Dann werden die psychischen und die körperlichen Energien ausgeglichen und rhythmisch. Der Geist wird ruhig und der Körper entspannt sich.

Bewusstsein und Geist

Pingala ist verantwortlich für die nach außen gerichtete Bewusstheit und dafür, den Körper anzuregen. Dieses *Nadi* kontrolliert das sympathische Nervensystem. *Ida* zieht den Geist zurück und aktiviert nach innen gerichtete Bewusstheit durch das parasympathische Nervensystem. *Sushumna* ist der Kanal für transzendentes Bewusstsein. Diese drei Kanäle entsprechen den drei Bewusstseinszuständen, die du regelmäßig erlebst: Wachzustand, Traumschlaf und traumloser Zustand des Tiefschlafs.

Im Wachzustand wird die Alltagswelt über den grobstofflichen Körper wahrgenommen. Hier entsteht Freude durch die Befriedigung der Sinne, da die Verbindungen zur Welt durch die Sinnesorgane entstehen. Das sind Funktionen von *Pingala*. Die meisten Menschen erfahren das Leben nur über die untere Ebene des Geistes, den „mentalen Pool" des 3. Chakras, das begrenzte Bewusstsein. Es gibt eine höhere Schicht des Geistes, das kosmische Bewusstsein oder Unbegrenzte Bewusstsein, zu dem wir über das 6. Chakra Zugang haben. Diese Schicht ist dem nicht-erwachten Mensch völlig unbekannt. Es ist eine feinstoffliche Schicht, wenngleich alle vitalen Energien in diesem kosmischen Bewusstseinsraum aktiv sind.

Auf tieferer Ebene triffst du auf das unbewusste Reich des Traumzustands. Dort erlebst du als Äther- oder *Prana*-Körper deine gespeicherten Erinnerungen und Empfindungen (2. Chakra). Ohne die Beteiligung von Sinneswahrnehmungen ist diese Erfahrung vollkommen subjektiv, die Domäne von *Ida*.

Sinkst du in den Zustand des Tiefschlafs, betrittst du die unbewusste Ebene des Geistes und erlebst deinen Astralkörper (4. Chakra). Hier sind niederer Geist und Körper inaktiv und du bist dir deiner Existenz nicht bewusst. Dieses unbewusste Reich ist verknüpft mit dem *Sushumna*-Kanal, bevor dieser erweckt ist.

Normalerweise wechseln wir zwischen diesen Bewusstseinsebenen hin und her, ohne dass uns der Übergang bewusst ist. Die Yogis haben herausgefunden, dass sie durch Meditation und Konzentration auf Atem und *Prana* die Übergänge zwischen den Ebenen in voller Bewusstheit erleben können. Sie erlernten, alle drei Ebenen gleichzeitig bewusst zu erfahren. Sie erreichten schließlich, jenseits der Grenzen des niederen Geistes in die Räume des Unbegrenzten vorzustoßen, zur kosmischen Ebene des Geistes aufzusteigen. *Yoga Nidra*, der yogische Schlaf, ist ein kraftvolles Werkzeug der Heilung.

Das duale Gehirn

Das menschliche Gehirn besteht physiologisch aus zwei eigenständigen Organen (rechter und linker Hirnhemisphäre) mit jeweils unterschiedlichen

Funktionen. Wird die Erregungsleitung über die Brücke zwischen den Hemisphären (*Corpus callosum*) unterbrochen, so agieren linke und die rechte Körperhälfte zunächst sehr unterschiedlich. Das haben medizinische Studien gezeigt. Die linke Hemisphäre ist ein effizienter Computer, gut für Mathematik, lineare logische Prozesse, verbalen Ausdruck und rationale Arbeit an Details. Darüber hinaus ist sie eher farblos, berechenbar und ohne jeden Kontakt zu den emotionalen und spirituellen Aspekten des Wesens. Die meisten Meditationspraktiken zielen auf Beruhigung dieser *Shiva*-Energie und auf Stille ab und lassen dabei *Shakti* außer Acht. Der Meditierende geht sehr ins Mentale, der Körper baut ab und altert.

Die rechte Hemisphäre funktioniert intuitiv und ist nicht-linear, musikalisch, emotional und kreativ. Sie kontrolliert die inneren Körperfunktionen, die Aktivität der Eingeweide. Wir haben nicht gelernt, diesen Teil bewusst einzusetzen und seine Funktionsweise wird in der Welt weder unterstützt noch als gültiger „Arbeitsmodus" anerkannt. Er arbeitet unbewusst. Wenn er gelegentlich darauf besteht, sich auszudrücken, sind die Ergebnisse oft irrationale, verwirrende Ausbrüche eines wenig integrierten Emotionalkörpers. In seinem unreifen Zustand, voll von unterdrücktem psychischem „Material", wirkt er wie ein außer Kontrolle geratenes Kind. Potenziell ist dieser Teil allerdings das Organ höherer Fähigkeiten, die Quelle mystischer Erfahrung.

Die meisten Menschen haben nicht gelernt, beide Aspekte ihres Wesens zu nutzen. Stattdessen gibt es einen interzerebralen Wettbewerb (ein Nullsummenspiel), der die Zusammenarbeit beider Hemisphären blockiert. Du musst dir nur irgendeinen (amerikanischen) Spielfilm der 1940er-Jahre anschauen, um zu erleben, wie polarisiert die damaligen Helden und Vorbilder waren. Die Männer wurden als kalt und gefühllos dargestellt, die Frauen völlig hysterisch und bar jeder Vernunft. Jedermann, der auf eine solche Rolle festgelegt wird, ist letztlich stark reduziert. Die Gesellschaft hat seit dieser höchst polarisierten Zeit einen bemerkenswerten Fortschritt gemacht. Die erfolgreichsten Menschen haben die Hirnfunktionen der linken und der rechten

Hemisphäre auf natürliche Weise integriert. Sie haben gelernt, wie die rechte Hirnhälfte einzusetzen ist, um ein stimmiges Bauchgefühl zu einer Situation zu bekommen. Dann nutzen sie die linke Hemisphäre, um die Details zu einer Lösung auszuarbeiten. Die Forschung hat gezeigt, wie durch Bio-Feedback eine bessere Kooperation der Hirnhemisphären ermöglicht wird. Nach einem Hirnschlag kann eine Hirnhälfte lernen, die Funktionen ihres in Mitleidenschaft gezogenen Pendants zu übernehmen. *Jnana-Yoga* legt großen Wert darauf, den Denkprozess anzuhalten und die beiden Hirnhälften in Einklang zu bringen, um zum Licht zu gelangen. Tantra nutzt den Atem und die sexuelle Energie, um diese Einheit zu erreichen.

Die Wechselatmung (Nadi Shodhana)

Beobachtet man den Atem aufmerksam, so kann man feststellen, dass die Nasenlöcher – der rechte und der linke Atemkanal – nicht gleichermaßen beteiligt sind. Der Atem fließt stets zu einem Großteil durch eines der beiden Nasenlöcher. Das dominierende Nasenloch wechselt in regelmäßigen Intervallen, etwa alle fünfundvierzig Minuten.

In welchem Verhältnis die Dominanz der Hirnhemisphären und die Dominanz der Nasenlöcher stehen, dazu gibt es ausführliche Studien. Sie kamen zu der Erkenntnis, dass das durchlässigere, weiter geöffnete Nasenloch mit der Kontrolle der gegenüberliegenden Hirnhemisphäre korreliert. Die Forscher hätten sich der yogischen Überlieferung zuwenden können, die diesen rhythmischen Wechsel untersucht und hochwirksame Methoden zum Ausgleich der beiden Hirnhälften entwickelt hat. Die gesamte Wissenschaft des *Swara-Yoga* hat sich rund um dieses Thema entwickelt.

Ist das rechte Nasenloch geöffnet, dominiert mentale Energie – das männliche Prinzip, das durch den *Pingala*-Kanal fließt. Es kontrolliert die Sinnesnerven in Augen, Nase, Zunge, Ohren und Haut. Versuchst du zu meditieren, während dieses Nasenloch dominiert, wird dein Geist unruhig umherwandern. Du wirst in einem Augenblick Ereignisse aus der Vergangenheit betrachten, dann etwas für die Zukunft planen, um anschließend eine Aufgabe schon einmal theoretisch zu lösen.

Ist das linke Nasenloch geöffnet, dominiert die Energie der Lebenskraft – das weibliche Prinzip. Es fließt durch den *Ida*-Kanal und kontrolliert die Organe der Handlung: Sprache, Hände, Füße, Reproduktions- und Verdauungsorgane. Versuchst du zu meditieren, wird der Körper unruhig sein, will sich bewegen, laufen, sprechen oder essen.

In den Augenblicken, wo die Dominanz wechselt und ein Punkt des Gleichgewichts erreicht ist (beide Nasenlöcher sind gleichermaßen geöffnet), hat die spirituelle Energie die Kontrolle. Die Energie fließt durch den *Sushumna*-Kanal im Zentrum der Wirbelsäule. Jetzt kannst du mühelos einen Zustand tiefer Meditation erfahren, die Farben oder Klänge feinstofflicher Energien wahrnehmen oder über höhere Wahrheiten kontemplieren. Dein spirituelles Potenzial kann aktiviert werden – und das ist das Ziel aller yogischen Praxis.

Durch die Anpassung der Atemmuster kannst du dich selbst auf sinnvoll auf aktuelle Anforderungen einstellen. Brauchst du rasch Vitalität oder Dynamik, dann schließe das linke Nasenloch und atme durch das rechte. Möchtest du eher fürsorglich sein, schließe das rechte Nasenloch und atme durch das linke. Erzeuge Ausgeglichenheit in der Öffnung beider Nasenlöcher, bevor du zu meditieren beginnst. Ausführlich findest du die Technik der Wechselatmung unter „Zur Vertiefung" am Ende dieses Kapitels (Seite 216 ff.) beschrieben.

Einheit in Yantras

Die Vertiefung in die heilige Geometrie bestimmter Formen, *Yantras*, stimuliert bestimmte Energien im Körper.

Das *Shri-Yantra*, das auch als „Mutter-*Yantra*" bezeichnet wird, da sich alle anderen *Yantras* von ihm ableiten, stellt bildlich die Integration männlicher und weiblicher Energien dar, drückt die männlichen und weiblichen Qualitäten der Chakras aus und weist auf den zentralen Punkt des *Bindu*. Die nach unten weisenden Dreiecke stehen für die Vulva, die sich in den kosmischen Raum öffnende *Yoni*. Die nach oben weisenden Dreiecke repräsentieren den in die *Yoni* eindringenden *Lingam*, um in *Bindu* Leben zu zeugen, dein erweitertes Bewusstsein zu gebären. Dies verweist auf deine Fähigkeit, jenseits der Dualität den Zustand der Absoluten Wirklichkeit zu erfahren. Das kleinste Dreieck im Zentrum steht für den kosmischen Schoß. Es hält den *Bindu*-Punkt des kosmischen Feuers. Die Ecken der Dreiecke formen den Umriss eines Eies, ein Abbild des Kosmischen Eies.

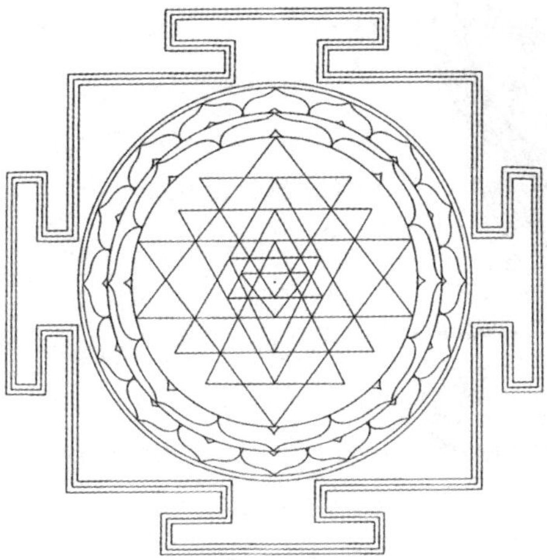

Om ist das Keim-Mantra, der Klang der Schöpfung. Das *Shri-Yantra* ist die bildliche Repräsentation von *Om*, es stellt die Schöpfungskräfte dar. Auf eine Platte gestreute Eisenspäne richten sich in der Form des *Shri-Yantras* aus, wenn sie mit dem Klang *Om* in Schwingung versetzt werden. Meditation auf dieses *Yantra* stimuliert das Dritte Auge (die Zirbeldrüse) und öffnet das ätherische Sehen. Sich geistig auf *Bindu* auszurichten (verbunden mit dem optischen Thalamus) führt dich zurück zu dem Ruhepunkt reinen Bewusstseins. Auf dem Buchumschlag früherer Ausgaben von *Juwel im Lotos* ist eine Schlange zu sehen, die ihren eigenen Schwanz im Mund hat. Dieses uralte

Symbol stellt die Beendigung der Dualität dar. Das Männliche (der Kopf) verbindet sich wieder mit dem Weiblichen (dem Schwanz). Die Polaritäten werden zu einem Kreis, der für Ganzheit steht. Dies kann als kohärente Schwingung angesehen werden, in der die männlichen (schnellen) Frequenzen in die langsamen (weiblichen) Trägerwellen eingebettet sind.

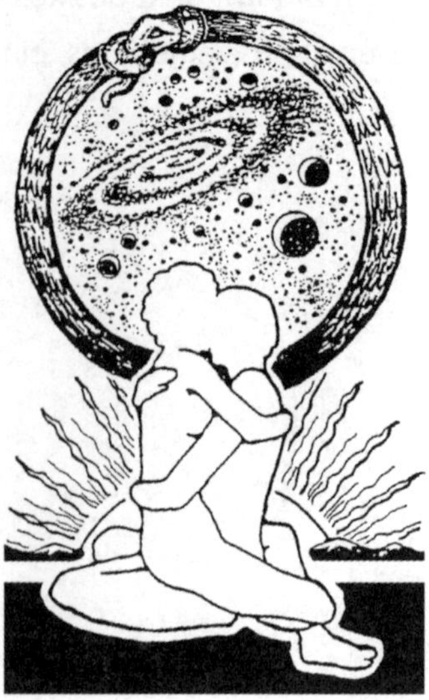

Polarität in der tantrischen Praxis

Die männlich-weibliche Polarität in deiner tantrischen oder yogischen Praxis und in deinen Beziehungen zu meistern bereitet dich darauf vor, die Meisterschaft in deiner menschlichen Existenz zu erreichen und ihre Begrenzungen zu überwinden.

Sexuelle Erregung, in einem tantrischen Kontext, aktiviert *Kundalini* und schafft das Potenzial für großartige spirituelle Erfahrung. Für einen Einzelnen geschieht das, indem man *Ida* und *Pingala* in Einklang bringt und wenn man bereit ist, *Kundalini* in *Sushumna* aufsteigen zu lassen. Bei einem Paar dient der weibliche Körper als *Ida*-Kanal, in dem die magnetische negative Erdenergie durch die Vagina ganz selbstverständlich nach oben steigen kann, während der männliche Körper als *Pingala*-Kanal dient, der bereit ist, auf die himmlische elektrische Energie durch das Kronenchakra zuzugreifen. Machst du die Kobra-Atmung mit deinem Partner gemeinsam, katapultieren eure gebündelten Energien euch beide in transzendente Zustände. In der Leidenschaft tantrischer Praxis wird jeder Mann zu *Shiva* und jede Frau wird *Shakti*, aber dann wechseln die Polaritäten und *Shiva* wird *Shakti*, *Shakti* wird *Shiva*.

Sind die Energien zwischen Partnern ausgeglichen und werden sie geteilt, verbinden sich die ätherischen Körper von Mann und Frau im Augenblick des Orgasmus zu einem einzigen Körper. Jeder hebt die Polarität des anderen auf, jeder macht den anderen vollständig und beide erleben das Aufsteigen von *Kundalini*.

In unserer Kultur kann eine Frau die Glückseligkeit durch den Orgasmus einfacher erreichen als ein Mann, weil sie ihre eigene negative Energie der Wirbelsäule entlang nach oben ziehen und dort auf ihre eigene positive Energie im Gehirn treffen lassen kann. Hierfür braucht sie keinen Partner, da sie sich mit beiden Polen ihres Energiespektrums wohlfühlt.

Ein Mann muss sich häufig erst der inneren Dynamik einer Frau anschließen und sich ihr hingeben, um seine (negative) Energie im Unterleib in Bewegung zu bringen. Das kommt daher, dass die Männer dem damit verbundenen emotionalen Erleben oft Widerstand entgegenbringen. Daher ist der Prozess, *Shiva* auf die Erde zu bringen, um *Shakti* zu begegnen, wenig verbreitet. Die spezielle Kraft des *Ipsalu Tantra Kriya-Yoga* besteht darin, dass es dir den Zugang sowie das vollständige Erleben und Annehmen des gesamten Umfangs deines göttlichen Menschseins, des gesamten männlich-weiblichen Spektrums, eröffnet.

Zur Vertiefung

1. Lies in *Juwel im Lotos* Lektion 4, „Die kosmische Einheit der Gegensätze" (Seite 83 ff.).
2. Mache dir eine Liste der Eigenschaften, die du mit dem anderen Geschlecht in Verbindung bringst, speziell jene, die dir nicht behagen. Wenn du solche Wertungen hast, ergründe, woher sie kommen, und hole dir die entsprechenden Erinnerungen ins Bewusstsein, damit sie heilen können. Erinnere dich an das Spiegelprinzip. Deine Haltung Menschen gegenüber (nach außen) spiegelt Einstellungen wider, die du deinen eigenen inneren männlichen oder weiblichen Qualitäten gegenüber hast. Hat sich ein Mann entschieden, dass er keiner Frau vertrauen kann, wird

er seinem eigenen intuitiven Antrieb, seiner inneren Stimme, auch nicht vertrauen. Glaubt eine Frau, dass kraftvolle Männer gefährlich seien, könnte sie ihre eigene Kraft ebenfalls unterdrücken.

3. Setze deine tägliche Praxis fort, nimm die Wechselatmung dazu. Das Programm könnte so aussehen:
   - **Aktivierung des Körpers**
     Die Ganzatmung (siehe Kapitel 3, Seite 82 f.)
     Rishi Isometrics (siehe Kapitel 3, Seite 84 ff.)
   - **Stillwerden des Geistes**
     Wechselatmung (siehe unten)
     Hong sa-Atem-Mantra (siehe Kapitel 3, dort Seite 82)
   - **Aufbau sexueller Energie**
     Vajroli Mudra für Männer oder *Sahajoli Mudra* für Frauen (siehe Seite 218)
   - **Transmutieren der Energie**
     Solar-Lunar-Atem (siehe Seite 219 f.)
   - **Erfreuen am tantrischen Glück**
     5 bis 15 Minuten Stille Meditation. Tu nichts. Sei einfach.

Wechselatmung (Nadi Shodhana)

Mit der Wechselatmung kannst du den *Prana*-Fluss in den drei Hauptkanälen deines Körpers ausgleichen – *Ida, Pingala und Sushumna*. In *Juwel im Lotos* wird eine leicht abgewandelte Form dieser Atmung vorgestellt (siehe Lektion 4, „Die kosmische Einheit der Gegensätze", dort Seite 95 f.). Die hier vorgestellte Variante der Wechselatmung zeitigt ein wenig andere Ergebnisse. Sie

- lädt dich mit *Prana* auf, lässt Energie durch alle Nervenbahnen im Körper fließen und reinigt dabei von negativer Energie;
- aktiviert die Organfunktionen und bringt Harmonie in das Geist-Körper-System;

- reinigt und entschlackt den Körper und hilft, Abfallprodukte auszuscheiden, und
- bereitet *Sushumna* auf die *Kundalini*-Erweckung vor.

Ablauf:

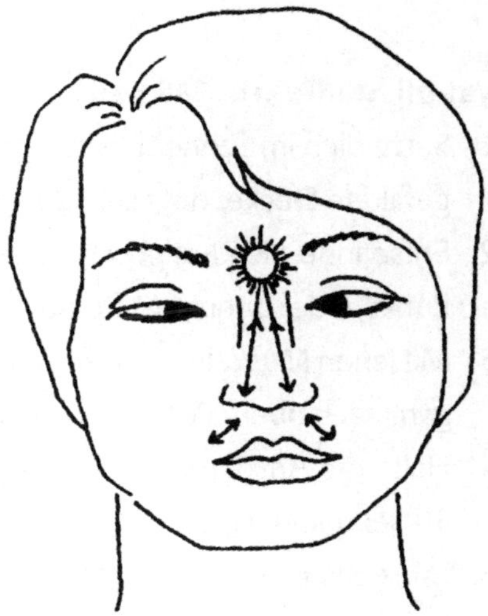

1. Setz dich in bequemer Position auf ein Meditationskissen oder auf einen Stuhl.
2. Atme (die gesamte Luft aus deinen Lungen) vollständig aus, durch beide Nasenlöcher.
3. Schließe das rechte Nasenloch mit dem Daumen der rechten Hand, der Zeigefinger ruht auf dem *Ajna-Chakra*, der Mittelfinger ruht sanft auf dem linken Nasenloch (*Shiva Mudra*). Atme durch das linke Nasenloch ein und zähle dabei bis 6. Stelle dir einen Laserstrahl vor, der durch das linke Nasenloch eintritt und in deinem Dritten Auge (in der Mitte der Stirn zwischen den Augenbrauen) endet.
4. Halte den Atem an und zähle dabei bis 3.
5. Schließe nun das linke Nasenloch mit dem Mittelfinger, löse den Druck vom rechten und atme durch das rechte Nasenloch aus, zähle dabei bis 6. Lass wieder das Bild eines Lichtstrahls vor deinem geistigen Auge entstehen, der vom Dritten Auge ausgeht und aus deinem linken Nasenloch hinausströmt.
6. Zähle mit leeren Lungen bis 3.
7. Lass das linke Nasenloch geschlossen und atme durch das rechte wieder ein, zähle dabei bis 6.
8. Halte den Atem an und zähle bis 3.

9. Löse den Druck vom linken Nasenloch, schließe das rechte und atme durch das linke Nasenloch aus, zähle dabei wieder bis 6.
10. Mit leeren Lungen bis 3 zählen.

Jetzt ist die erste Runde zu Ende. Atme auf diese Weise (Schritte 3 bis 10) insgesamt 7 Runden. Ruhe dich anschließend aus.

Vajroli Mudra (für Männer)

1. Setze dich im Schneidersitz oder im Lotossitz so auf ein Kissen oder eine gefaltete Decke, dass sich deine Wirbelsäule mühelos aufrichtet.
2. Entspanne dich bei geschlossenen Augen. Konzentriere dich auf einen Punkt in der oberen Mitte des Schambeins.
3. Mit jenen Muskeln, die den Urinstrahl stoppen können, hebst du den *Lingam* nach oben. Perineum und Anus bleiben dabei entspannt.
4. Halte die Anspannung 10 Sekunden, anschließend entspannst du dich 10 Sekunden lang.
5. Fahre mit dieser Übung (Anspannen und Entspannen) ein paar Minuten lang fort.

Sahajoli Mudra (für Frauen)

1. Versichere dich, dass du saubere Füße hast.
2. Setze dich im Schneidersitz oder im Lotossitz so auf ein Kissen oder eine gefaltete Decke, dass sich deine Wirbelsäule mühelos aufrichtet. Lege die Ferse eines Fußes außen an den Eingang deiner Vagina. Sollte das unbequem sein, setz dich auf eine zusammengerollte Socke.
3. Entspanne dich mit geschlossenen Augen. Konzentriere dich auf einen Punkt in der oberen Mitte des Schambeins.
4. Spanne die Vaginalmuskeln 10 Sekunden lang an und entspanne sie anschließend 10 Sekunden.
5. Fahre mit dieser Übung ein paar Minuten lang fort ... mit zunehmender Intensität.

Solar-Lunar-Atem (Polarisierendes Pranayama)

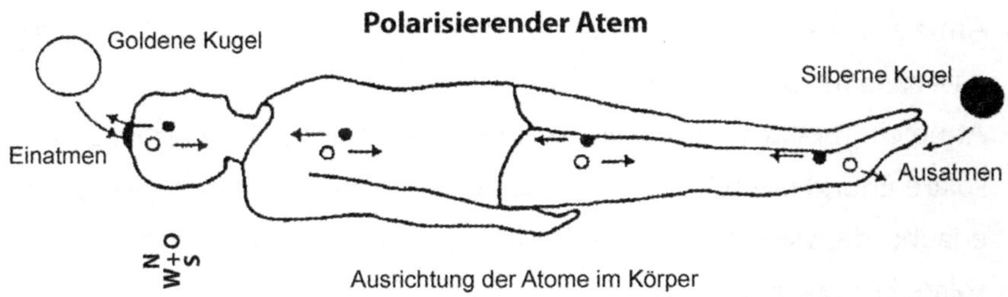

Der Solar-Lunar-Atem verjüngt den ganzen Körper. Er frischt das gesamte Nervensystem und die 72.000 *Nadis* auf. Er heilt den Körper, da er *Prana* wieder frei fließen lässt. Das bringt dich mit deiner Umgebung in Einklang. Diese Balance verlängert dein Leben und beseitigt Unglück und Karma, die durch einen unausgeglichenen Geist und Körper geschaffen werden.

Lege dich in der Totenstellung (*Shavasana, Savasana*) entspannt auf den Rücken, wobei dein Kopf nach Norden ausgerichtet ist. Dadurch richtet sich der *Prana*-Fluss in deinem Körper am Magnetfeld der Erde aus.

1. Lass das Bild einer goldenen Kugel vor deinem geistigen Auge entstehen, die direkt über deinem Kopf schwebt. Atme ein, lass die warme, solare Energie durch das Kronenchakra in deinen Kopf hinein und durch ihn hindurch bis hinunter in deine Füße fließen. Stell dir vor, dass sich eine silberfarbene Kugel unter deinen Füßen befindet. Spüre, wie beim Ausatmen die Energie der silberfarbenen Kugel durch deine Fußsohlen in deinen Körper hineinfließt. Ziehe die kühle, silberne Energie während des Ausatmens nach oben, durch deinen Körper hindurch bis in dein Kronenchakra.
2. Wiederhole das noch 2-mal.
3. Praktiziere beim Einatmen die Wurzelsperre (siehe Kapitel 9, Seite 242 ff.) und spüre, wie die Energie der silbernen Kugel durch deine Füße in deinen Körper eintritt. Ziehe die kühle, silberfarbene Energie durch deinen

Körper nach oben bis sie in dein Herz (*Anahata-Chakra*) hineinfließt. Halte den Atem dort einen Augenblick lang an und spüre die lunare Energie.

4. Atme aus, löse die Wurzelsperre und nimm weiterhin die silberne Energie im *Anahata-Chakra* wahr.
5. Atme ein, praktiziere die Wurzelsperre und bringe die warme, goldene solare Energie durch das Kronenchakra hinunter zum *Anahata-Chakra*; erlaube, dass sich die kühle, silberfarbene lunare und die warme, goldene solare Energie dort vermischen.
6. Atme aus, löse die Wurzelsperre und sende die solare Energie nach oben zum Kopf, die lunare hinunter zu deinen Füßen.
7. Wiederhole 2-mal die Schritte 3 bis 6.
8. Atme ein, praktiziere die Wurzelsperre und hole diesmal sowohl die lunare Energie (von unten) als auch die solare Energie (von oben) zum Herzen. Halte den Atem an, während sich die Energien im Herzen vermischen. Was dabei entsteht, ist weißes Licht. Spüre, wie dein Herzzentrum warm wird und sich ausdehnt.
9. Ziehe kurz etwas Luft durch die Nase ein (englisch „*sniff*") und atme dann langsam aus, während du die Wurzelsperre löst und die lunare Energie aus den Füßen und die solare aus dem Kopf herausfließen lässt. Entspanne in der Totenstellung mindestens 10 Minuten lang.

Die goldene Farbe steht für die Sonne, den Vater, die silberne für den Mond, die Mutter. Wird die Polarität (*Shiva–Shakti*, *Yang–Yin*, *Männlich–Weiblich*) ausgeglichen, stellt sie die anfängliche universelle Einheit wieder her.
Nimm dir jeden Tag Zeit für diese Praxis und versuche jeden Tag ein wenig mehr Zeit dafür einzuplanen. Du wirst bald feststellen, dass du entspannter bist, mehr Energie hast, jünger und gesünder aussiehst und dich auch so fühlst. Lass dir genug Zeit, bis sich Ergebnisse zeigen, zwinge oder überanstrenge dich nie. Atmen ist wie Meditation eine lebenslange Praxis und je besser die Atmung ist, umso länger lebst du.

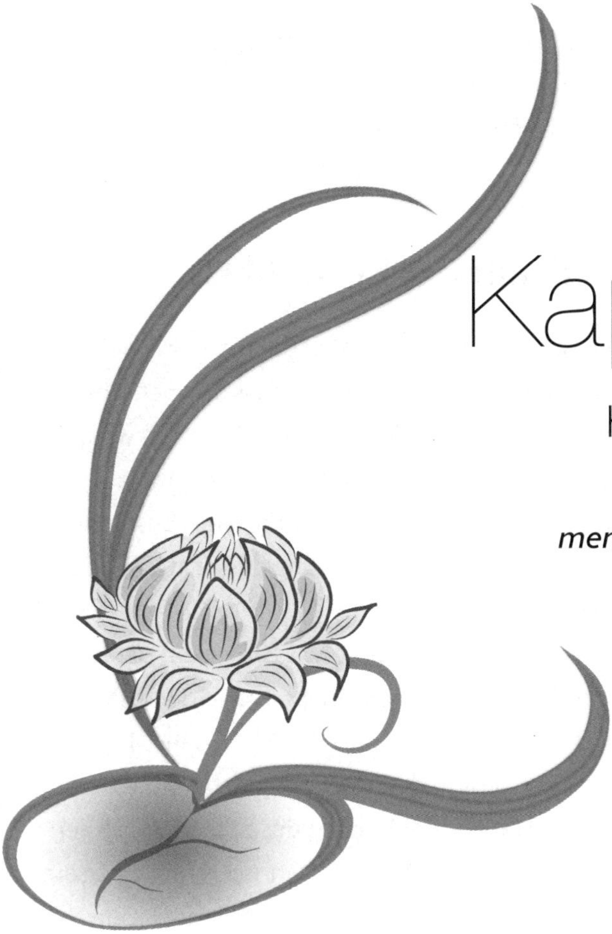

Kapitel 9

Kundalini erwecken

Die nächste Ebene menschlicher Entwicklung

Das wichtigste Ziel des tantrischen Wegs ist die Aktivierung der *Kundalini*- Energie im Körper. Wer dies erreicht, lebt in einem anhaltenden Zustand der Glückseligkeit.

Kundalini kann als Bewusstsein definiert werden, als Grundlage der Existenz, die meist geläuterte Art von Energie auf körperlicher Ebene, die subtilste Erscheinungsform des Einen, mit dem es untrennbar verbunden ist. In den vollen Ausdruck dieses universellen Bewusstseins einzutreten ist ein Quantensprung vom begrenzten menschlichen Sein hin zu kosmischen Fähigkeiten. Es ist das Ziel jedes spirituellen Weges, dieses Erwecken zu erreichen. Der Pfad des Yoga ist darin unübertroffen und höchst entschieden.

Der Schlüssel zur Zukunft der Menschheit

Das Erwecken von *Kundalini* ist der nächste Schritt in der menschlichen Entwicklung. Die Naturwissenschaft mag davon ausgehen, dass das menschliche Gehirn seine höchste Entwicklungsstufe bereits erreicht hat. Die Yogis wussten immer, dass das Gehirn seine Entwicklung stets fortsetzt. Es nimmt langsam Form an, fortwährend und unmerklich ... strebt in Richtung eines bestimmten Zieles, das die nächste Ebene menschlicher Entwicklung darstellt. Was in der Welt kann wichtiger sein als das?

Gegenwärtig nutzen wir durchschnittlich nur etwa 10 Prozent der Kapazität unseres Gehirns und die Wissenschaft weiß nicht, wofür die restlichen 90 Prozent da sind. Eine höhere Art von Bewusstsein würde sehr viel mehr der ungenutzten Kapazitäten des Gehirns ins Spiel bringen. Um dieses Bewusstsein zu erwecken, ist eine Neukonfigurierung des zentralen Nervensystems nötig, die eine erweiterte Sensitivität der Wahrnehmung, größere kognitive Fähigkeiten, intuitives Wissen, dimensionsübergreifendes Gewahrsein und die Fähigkeit zu Dingen, die heute als Wunder betrachtet werden, mit sich bringt. Dieses Bewusstsein erschließt dir den Zugang zu der heiligen Quelle, aus der alles Wissen, Suchen und Forschen geboren wurde, die der Ursprung aller Literatur, Musik und Kunst ist. Du kommst mit der Quelle aller Schöpferkraft, allen Edelmutes und der übernatürlichen Kräfte im Menschen in Verbindung.

Deine am meisten verehrten Lehrer lebten im Licht erweckter *Kundalini*, in dem das Bewusstsein seines unsterblichen Selbst in all seiner himmlischen Großartigkeit, Erhabenheit und seinem Mysterium gewahr wird. Im Westen wurde dieser Zustand als „Christusbewusstsein", „kosmisches Bewusstsein", „mystisches Bewusstsein" und „Gottesschau" (Gottesschau der Seelen nach dem Tode, *visio beatifica*) bezeichnet. Im Osten wird er „Selbstverwirklichung", „Erleuchtung", „Buddha-Bewusstsein", *Samadhi* oder *Satori* genannt.

Heilige und Weise in der ganzen Welt stimmen überein, dass das Wesen dieses Seinszustands nicht mit Worten beschrieben werden kann. Einer der bekanntesten Fachleute zum Thema *Kundalini*, Gopi Krishna, nannte vier Eigenschaften, die einen Menschen mit aktivierter *Kundalini* auszeichnen. Er

1. lebt in andauernder Glückseligkeit;
2. besitzt unanfechtbare Lauterkeit;
3. zeigt latente Genialität und
4. greift auf kosmische Weisheit zu – d. h., er weiß genau, wie jeder einzelne Augenblick am besten genutzt werden kann.

Wenn sich das Wissen um diese höchste Bestimmung menschlichen Lebens und um die Praxis der *Kundalini*-Erweckung verbreitet, werden die

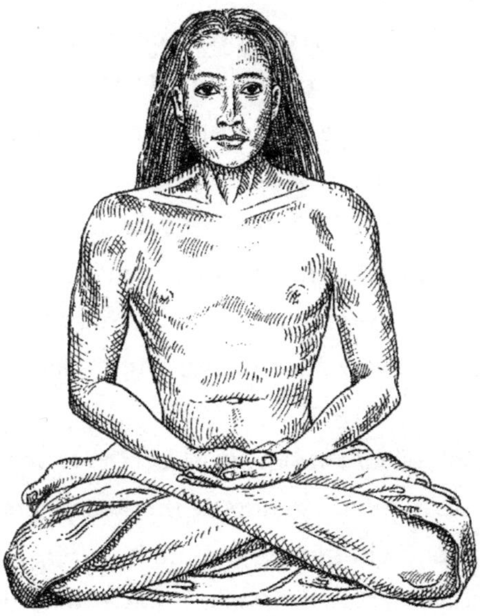

ideologischen und religiösen Gräben, die heute die Welt trennen, vielleicht zugeschüttet. Techniken, um mit *Kundalini* zu arbeiten, sind in jeder fortgeschrittenen Kultur zu finden. Ähnlichkeiten zwischen den tantrischen Schulen Indiens, Chinas und Tibets lassen klar werden, dass sich alle aus einer gemeinsamen Quelle entwickelten.

Die Kundalini-Energie

Die im Körper ruhende Energie, aus der sich das gesamte Potenzial entwickeln kann, befindet sich in einer Drüse unter dem Kreuzbein am unteren Ende der Wirbelsäule. Im Sanskrit heißt sie *kunda*. Die Medizin kennt diese Drüse und nennt sie *Glomus coccygeum*, Steißknötchen, hat ihre Funktion jedoch bis heute nicht verstanden. *Kunda* bedeutet „Reservoir". Dieses Reservoir liegt völlig ruhig wie in einem Bassin ohne die kleinste Welle. Die Energie schläft so tief, dass man durch ein ganzes Menschenleben gehen kann, ohne sich ihrer bewusst zu werden.

Kundalini ist ein kleiner Energievorrat, der aktiviert wurde. Es ist nicht die ganze *kunda*, sondern nur eine kleine Welle, die aktiviert und ins Bewusstsein gebracht wurde. Sie ist die Andeutung dessen, was möglich ist, wenn wir auf das unendliche Reservoir der Urkraft zugreifen. Wenn das Erwachen geschieht und diese Energie sich aufwärtsbewegt, um das Gehirn zu nähren, erschrickst du vor den sich öffnenden Dimensionen, der Erkenntnis und den Fähigkeiten, die dir plötzlich zur Verfügung stehen. Diese waren stets präsent, entziehen sich aber deiner Aufmerksamkeit, bis *Kundalini* aktiviert wird.

Ein winziger Bruchteil von *Kundalini* ist bereits erweckt. Er erfüllt deinen Körper mit Leben, stellt gerade genug Bewusstsein bereit, um den Tag gut durchzustehen ... aber nicht genug, um die höheren Ebenen zu erfahren. Dieser geringe *Kundalini*-Fluss speist alle Sinne. Nimmt der Fluss zu, hast du

Zugang zu den unsichtbaren spirituellen Dimensionen jenseits der Grenzen deiner Sinne. Mit dem Erwachen von *Kundalini* beginnst du, die Essenz der Seele zu erfahren.

Das traditionelle Modell

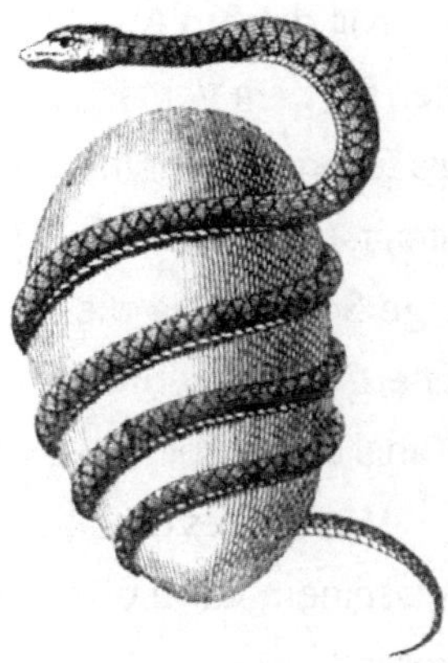

Traditionell wird *Kundalini* als Schlange dargestellt, die zusammengerollt an der Basis der Wirbelsäule schläft. Wird sie gestört, entrollt sie sich und steigt zum Kronenchakra empor. Die wellenförmige Bewegung von *Kundalini* ähnelt sehr der Bewegung einer Schlange, daher diente die Schlange Tausende von Jahren in vielen Kulturen als Symbol für aufsteigendes Bewusstsein. Interessanterweise ergab eine Umfrage, dass die Schlange das in der USA am meisten gefürchtete Tier ist. Liegt das nur an ihrem schlechten Ruf oder zeigt sich darin die Angst der US-Amerikaner vor Veränderung?

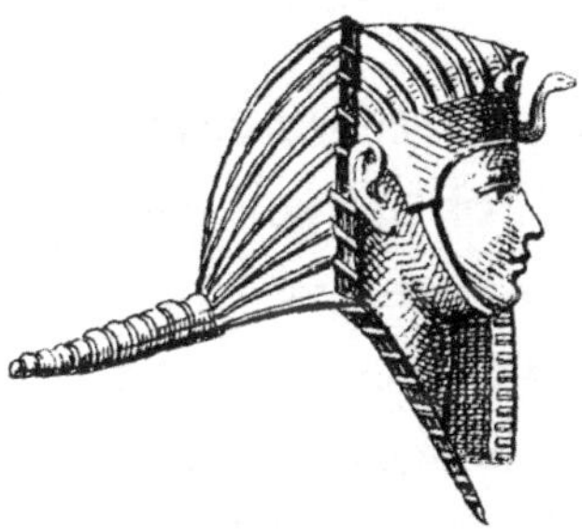

Abbildungen aus dem Altertum zeigen die Schlange, und insbesondere die Kobra, wie sie sich um die Hirnhemisphären windet. Ein aufgerichteter Schlangenkopf im Zentrum stellt das erweckte Kronenchakra dar. Im alten Ägypten trug der Pharao ein Stirnband (*Uraeus*) mit dem Bild einer Schlange auf seiner Stirn.

Kundalini wird durch die *Shakti*-Energie aktiviert, durch jene Energie, die in Indien als die Urkraft verehrt wird, die den Kosmos erschuf. Als Sexualkraft erschafft sie Liebe und Sehnsucht, die treibende Kraft deiner Entwicklung, *Libido*, „das andere Gesicht Gottes". In der hinduistischen Mythologie muss *Shakti*, das weibliche göttliche Prinzip, den beschwerlichen Aufstieg auf sich nehmen, um zu *Shiva*, dem männlichen göttlichen Prinzip, zu gelangen. *Shiva* sitzt über der Krone in tiefer Meditation, bis *Shakti* kommt, um ihn zu aktivieren. Einmal vereint, verwirklichen sie transzendente Glückseligkeit. Die Techniken der meisten yogischen Wege arbeiten darauf hin, *Shakti* die Wirbelsäule entlang nach oben fließen zu lassen, wo sie *Shiva* begegnet ... und den Körper verlässt, hineinfließt in den transzendenten Raum.

Mit diesem Ansatz haben nicht viele Yogis das Ziel erreicht und viele werden bei dem Versuch wahnsinnig. Die Aktivierung von *Kundalini* wird in Indien als seltenes Phänomen betrachtet. Der *Ipsalu*-Weg schlägt vor, dass *Shiva* hinabsteigt, um sich mit *Shakti* am Wurzelchakra zu treffen. (*Kriya-Yoga* ist die einzige Schule, die diesen Schritt als Möglichkeit mit einbezieht.) Wenn die Energie sich vermischt und in Einklang ist, steigt sie durch den *Sushumna*-Kanal die Wirbelsäule empor.

Wer dieses ekstatische Erwachen gerade hinter sich hat, könnte das Ereignis seinem Guru oder seiner Lieblings-Gottheit zuschreiben. Das Erwachen kommt jedoch immer von innen, vom Inneren Geliebten. Niemand kann bei einem anderen *Kundalini* aktivieren.

Zur physiologischen Wirkung

Physiologisch steht *kunda* in Verbindung mit dem Reservoir von Zerebrospinalflüssigkeit (*Liquor*) an der Rückenmarksbasis. Der Liquor strömt kontinuierlich zum Gehirn empor und versorgt es mit Nährstoffen, jede Zelle. Dann bewegt sich der Liquor im Rückenmarkskreislauf wieder nach unten und transportiert dabei Stoffwechselabbauprodukte ab. Die Bewegung der Energie der Lebenskraft (*Shakti*) magnetisiert die Zerebrospinalflüssigkeit. Wenn diese magnetisierte Flüssigkeit das Gehirn erreicht, werden viele zuvor schlafende Neuronen aktiviert.

Es gibt zwei Hauptarten von *Prana*-Energie. Die an der Rückenmarksbasis verfügbare Energie ist lunares *Prana*, *Shakti*, magnetische weibliche Energie, die mit unserer körperlichen Erscheinungsform und den unteren Chakras in Beziehung steht. Die im Gehirn verfügbare Energie ist solares *Prana*, *Shiva*, elektrische männliche Energie, die aus den Himmeln kommt. Diese beiden Energien mischen sich fortwährend in deinem Körper. Wäre dem nicht so, könnte das Leben nicht andauern.

Die vier Gehirnventrikel (*Kavitäten*) dienen als Reservoir für Zerebrospinalflüssigkeit. Wenn die Flüssigkeit durch *Shakti*-Energie magnetisiert ist, bilden diese Reservoirs ein Magnetfeld, das *Shiva* (elektrische Energie) anzieht. Der historische Mythos findet sich in deiner eigenen Physiologie wieder.

Die Energie an der Basis der Wirbelsäule und in den Genitalien ist dichter und somit einfacher wahrzunehmen. Sie kommt vom Wurzelchakra. Bei der Kobra-Atmung kannst du die aufsteigende Energie spüren. Hältst du die Hand dicht über das Kronenchakra, wirst du eine kühle Brise spüren – das ist die aufsteigende Lebenskraft. Sie wird „Schlangenfeuer" genannt, ist aber tatsächlich *Shakti*, eine kühle, weibliche Energie, die durch das Rückenmark nach oben vibriert. Die solare Energie, *Shiva*, bewegt sich am Rückenmark hinab. *Kundalini* kann im Gehirn nicht gespürt werden, solange die Sensitivität dafür nicht geweckt ist. Tantra lehrt, wie die rohe, wollüstige Sexualenergie auf eine höhere Stufe gebracht wird. Beim Praktizieren der Techniken, die die Energie das Rückenmark emporsteigen lassen, wird diese Energie geläutert, sodass sie im Gehirn wahrnehmbar wird.

Wenn du die Kobra-Atmung praktizierst, wird mehr und mehr magnetische *Shakti*-Energie in die Zerebrospinalflüssigkeit hineingezogen, damit das Gehirn sozusagen darin baden kann. Dadurch wird mehr elektrische *Shiva*-Energie in den Körper hineingezogen, da sie von der ihr entgegengesetzten Polarität angezogen wird. Das Wesen tantrischer Praxis ist die Aufrechterhaltung eines Gleichgewichts dieser Energien. Dominiert die männliche Energie, wie bei den meisten Menschen in dieser Kultur, können sich die weiblichen Energien nicht bewegen. Nur wenn ein Gleichgewicht erreicht wird, erfährst du das Aufsteigen von *Kundalini*.

Kundalini erwecken

Das vollständige Erwachen von *Kundalini* im Körper ist die intensivste spirituelle Erfahrung, die du in deinem Entwicklungsstadium erreichen kannst. Es kann plötzlich geschehen oder nach und nach über einen Zeitraum von mehreren Jahren. Viele Menschen erfahren im Alter um die vierzig einen natürlichen Schub von *Kundalini*-Energie. Manche erfahren einen intensiven Vorgeschmack, ein vorübergehendes Sich-Öffnen, vielleicht um sie dazu anzuregen, das Notwendige für ein dauerhaftes Erwachen zu tun. Dieser Prozess kann durch verschiedene Methoden angeregt werden:

- viele Jahre der Meditation,
- mechanische Schwingungen,
- elektromagnetische Felder,
- Klangschwingungen,
- die Atmung zur Kumulation und zum Ausgleich von *Prana* und
- durch sexuelle Energie.

Im *Ipsalu Tantra* erfolgt die Aktivierung von *Kundalini* systematisch. Diese Energie ruht in der Nähe des 1. Chakras und wird durch Stimulation dieses Chakras aktiviert. Unter „Zur Vertiefung" (Seite 241 ff.) in diesem Kapitel werden dazu einige kraftvolle Übungen vorgeschlagen. Das Reservoir der *Shakti*-Energie an der Basis der Wirbelsäule wird durch Stimulation der *Medulla oblongata*, der Einbuchtung an der Schädelbasis, aktiviert. Dies ist die weibliche Pforte des 6. Chakras und direkt mit dem *Kundalini*-Reservoir verbunden. Die *Medulla* wird durch die Klänge der Kobra-Atmung stimuliert.

Aktivierung durch die Atmung

Du kannst dich innerlich in den Fluss der Zerebrospinalflüssigkeit einschwingen – es handelt sich um einen Fluss, der normalerweise wie beim Atem außerhalb deines bewussten Gewahrseins stattfindet. Da es einfach ist, sich dem Atem mit bewusster Aufmerksamkeit zuzuwenden, wird dieser eingesetzt, um die Energie in die Spinalflüssigkeit hineinzuziehen. Sich dem Fluss der Spinalflüssigkeit gewahr zu werden erfordert etwas mehr Praxis. Der Atem ist ein körperliches Phänomen, das den Zugang zur ätherischen Dimension erlaubt, in der *Kundalini* ruht. Das Reservoir am *Sakrum* kann auch durch schnelle intensive Atmung stimuliert werden. Verstärktes Atmen führt dem Körper mehr Sauerstoff, um seine Funktionen anzufeuern, sowie mehr *Prana* zu, um den Ätherleib zu stimulieren. *Kundalini* steht in enger Beziehung zur Sauerstoffmenge in deinem Körper. Durch intensives Atmen wird das Verhältnis zwischen Sauerstoff (Lebensenergie) und Kohlendioxid (tote Energie) im Körper erhöht. Je mehr Sauerstoff im Körpersystem ist, umso mehr *Kundalini* wird aktiviert.

Verschiedene spirituelle Wege bieten Methoden des *Kundalini-Yoga* an, die das Energieniveau des Schülers stimulieren und ein rasches Erwecken der Energie erleichtern sollen. Das charakteristische Merkmal aller *Kundalini*-Techniken ist die Verwendung von Energie (*Prana, Shakti*) als Mittel, um Bewusstsein (*Shiva*) im Körper zu erwecken.

Der tantrische Ansatz

Der tantrische Weg betrachtet sexuelle Energie als eine Ausdrucksform von *Kundalini*. Folglich wird das Erwecken von *Kundalini* einfach erreicht, indem Bewusstsein in sexuelle Erregung und den Orgasmus gebracht wird.

Gopi Krishna sagte einmal: Lingam *und* Yoni, *die männlichen und weiblichen (Genital-) Symbole, die es in Indien seit jeher gibt, spiegeln das umgekehrte Wirken des zerebrospinalen Systems wider. Dabei wird jedes verfügbare Quäntchen der normalerweise für amouröse Zwecke verwendeten Bioenergie für die unter Hochdruck stattfindende Umgestaltung des Körpers und Gehirns genutzt, die alle Körperorgane mit einbezieht. Mit dem Fluss des von den Nerven aus allen Körperteilen destillierten Nektars ins Gehirn wird der Bereich der Verzückung von den Genitalien zum Groß-*

hirn verlagert. Das Phänomen ist uralt und so weit verbreitet, dass es verwundert, dass die moderne Wissenschaft selbst heute keine Ahnung davon hat.

Bewusstes, erweitertes körperliches Lieben produziert einen Überschuss an Hormonen, die eine Heilung und Verjüngung des Körpers bewirken. Die Geschlechtshormone Östrogen und Testosteron sind in der Lage, in Entwicklungszeiten größere Veränderungen im Gehirn zu bewirken – in den letzten drei Monaten der Schwangerschaft, in den ersten vier Lebensjahren, in der Pubertät und im (männlichen und weiblichen) Klimakterium. Diese Hormone dringen in die Zellkerne ein und aktivieren oder blockieren Gene und schaffen so unentwegt Veränderungen. Sie haben ihren Anteil am *Kundalini*-Quantensprung. Der weibliche Körper hat hier einen natürlichen Vorteil. Der Geschlechtsakt führt zu einer Stimulation von *Kundalini*, wenn der G-Punkt an der Scheidenwand berührt wird. Dies ist ein Grund, warum Frauen während und nach dem Akt deutlich öfter als Männer Glückseligkeit (*Samadhi*) erleben. Die Frauen mögen die manuelle Stimulation durch Massage des G-Punkts schätzen, die diese Erfahrung weiter intensiviert.

Ein unbewusster Mann erfährt Sexualität ohne die Beteiligung von *Shakti-Kundalini*. Der männliche Körper funktioniert so, dass der Anblick einer attraktiven Frau als visuelles Stimulans oftmals ausreicht, um das 2. Chakra zu aktivieren sowie eine Erektion und dann auch eine Ejakulation zu bewirken. Die Energie kann sowohl das Herz als auch *kunda* (1. Chakra) umgehen.

Möchte ein Mann mehr *Kundalini*-Energie in seine Erregung einbringen, können besondere Techniken angewendet werden, die die Prostata stimulieren (wobei automatisch auch das Wurzelchakra stimuliert wird). Dazu gehören: 1. Massage des Perineums, 2. anale Stimulation und innere Prostatamassage und 3. *Aswini Mudra* (An- und Entspannen des Afterschließmuskels).

Kundalini kann durch die Beeinflussung sexueller Energie gelenkt werden. Bei einem unbewussten Menschen fließt die orgastische Energie nach unten und kehrt zurück zu Mutter Erde. Das tantrische Ziel ist es, die Richtung des Stromes umzukehren und *Kundalini* durch die Chakras die Wirbelsäule hinauf in Richtung Himmel fließen zu lassen. Bist du im Augenblick des Orgasmus mit wollüstigen Gedanken und dem Wunsch nach Befriedigung erfüllt, entwickelt sich die wachgerufene Energie rein sexuell und bewegt sich nach unten. Bist du aber voller Liebe und sehnst dich nach Gott, verwandelt sich die orgastische Energie in *Kundalini* und bewegt sich aufwärts, um dich mit dem Universum zu verbinden. Sie wird kreisend mit der Energie deines Partners fließen, während sich eure Körper in vielen Dimensionen vereinigen.

Die meisten Menschen messen dem bisschen Vergnügen, das sie beim Sex erleben, großen Wert bei. Letztlich ist die Erregung jedoch nur die Aktivierung der eigenen Energie, der Lebenskraft. Selbst wenn die Menschen diese Energie auf solch wenig bewusste Art einsetzen, beschert sie ihnen einige ihrer wichtigsten Lebenserfahrungen. Versuche dir vorzustellen, welche Erfahrungen möglich sind, wenn die sexuelle, die *Kundalini*-Energie sich in ihrer ganzen Kraft entfalten darf. In der Gegenwart eines Menschen, dessen *Kundalini* erweckt ist und frei fließt, nimmst du vielleicht sexuelle Erregung wahr. Spirituelle Erregung aber tritt dann auf, wenn deine Energie schneller schwingt, um sich der dieses fortgeschrittenen Wesens anzugleichen. Du kennst die Erfahrung jedoch nur im Zusammenhang mit sexueller Erregung, daher wirst du sie vermutlich so interpretieren. Sowohl sexuelle Energie als auch *Kundalini* werden durch den Atem aktiviert. Der Atem bildet die Brücke zwischen Körper und Seele. Im *Ipsalu Tantra* wird der Atem eingesetzt, um das Reservoir an *Kundalini*-Energie im Körper zu erschließen. Die verschiedenen Ebenen der Kobra-Atmung sind äußerst kraftvolle Werkzeuge, um diese Energien zu erwecken.

Gewöhnlich erfahrene sexuelle Erregung ist begleitet von schneller, flacher Atmung. Tiefes, kraftvolles Atmen kann Erregung schaffen, da der Atem *Kundalini*-Energie stimuliert. Es ist ungewohnt, den Geschlechtsakt mit ruhigem Atem zu erfahren. Bist du dazu in der Lage, hast du das zwanghafte Stadium deiner sexuellen Entwicklung abgeschlossen.

Die Risiken der Aktivierung von Kundalini

Dieses Thema ist zeitgemäß. Da auf der Erde neue Energien verfügbar sind, erwacht *Kundalini* bei vielen Menschen spontan und oftmals ohne Vorbereitung.

Es gibt einige Menschen, die in eine „*Kundalini*-Psychose" rutschten, oft im Anschluss an Zeiten intensiver spiritueller Praxis und/oder in Wechselwirkung mit einem kraftvollen spirituellen Meister. Der Prozess der Erweckung von *Kundalini* kann tatsächlich körperliche Erkrankungen, Halluzinationen von Dämonen und Gottheiten und Symptome einer psychotischen Episode hervorbringen. In dem Augenblick, wenn *Kundalini* erwacht, erfahren die Menschen plötzlich eine ganz andere Realität, in der die Grundenergien hinter der materiellen Welt wahrnehmbar werden. Sie werden sich ihrer göttlichen Natur gewahr und verbinden sich mit anderen Wesen auf dieser Ebene. Sie erleben unbegrenzte Energie und werden sich ihrer Unsterblichkeit gewahr.

Den Unterschied zwischen gewöhnlichem Bewusstsein und Überbewusstsein illustriert die Geschichte der ab ihrem zweiten Lebensjahr tauben und blinden Helen Keller, dargestellt in dem Film *Licht im Dunkel* bzw. für das Fernsehen *Wunder geschehen*. Darin wird ein Augenblick beschrieben, in dem sie plötzlich die Beziehung zwischen sinnlich wahrnehmbaren Zeichen und Objekten entdeckt. Sie erkennt, dass Dinge Namen haben und Menschen durch Worte kommunizieren können. Stell dir vor, wie ihr Sehen und Hören plötzlich und gleichzeitig zurückkehren. Male dir aus, wie sie von Eindrücken, Emotionen und Informationen überflutet wurde. Das muss überwältigend gewesen sein. Ein plötzliches Erwachen von *Kundalini* schafft eine ebensolche Art der Fassungslosigkeit.

Die *Kundalini*-Psychose kann mit einer schlecht vorbereiteten LSD-Erfahrung verglichen werden. Plötzlich taucht eine andere Dimension der Realität auf. Wer auf einem „schlechten Trip" ist, ist oft nicht in der Lage, die Wahrheit und die Klarheit, die erscheinen, gelten zu lassen. Die eigene Reaktion und der Widerstand gegen ungewöhnliche Wahrnehmungen machen die Erfahrung höchst erschreckend. Das Ego hat sich ein Gefühl von der Realität konstruiert, mit dem es sich sicher und lebenstüchtig fühlt. Wenn diese Realität zerbricht, wird das Ego ängstlich. Beunruhigte Freunde bestehen in diesen Fällen normalerweise auf „professionelle" Hilfe. Die landläufige medizinische Antwort auf solch erweiterte Wahrnehmungen besteht darin, die Sinne ruhigzustellen. Es gibt unzählige Fälle, in denen Menschen wegen des spontanen Aufsteigens von *Kundalini* ins Krankenhaus eingeliefert wurden. Die Menschen haben keine Ahnung von dem, was da gerade mit ihnen passiert, genauso wenig wie diejenigen, die sich um sie kümmern. Sie wissen lediglich, dass das, was sie erfahren, außerhalb des Normalen und beängstigend ist.

Das Verzeichnis aller bekannten psychischen Störungen DSM* beinhaltet nun auch einen Zustand von „religiöser Erfahrung".

Eine Psychose kann auftreten, wenn *Kundalini* zu schnell oder zu früh in Bewegung kommt, bevor der Betreffende darauf vorbereitet ist, mit den neuen Energien umzugehen. Vielleicht ist er auf der emotionalen Ebene nicht vollständig bereit. Jemand, der kein vollständiges Gewahrsein des Emotionalkörpers entwickelt hat und der nicht bereit dazu ist, mit diesen Aspekten umzugehen, könnte eher „ausflippen", als seine bisher zurückgewiesenen Anteile anzunehmen. Vermutlich gibt es noch zu viel Anhaftung an alte Überzeugungen und Gewohnheiten, die die Person nur widerwillig oder gar nicht zur Kenntnis nehmen will. Brennt das innere Feuer des Bewusstseins, wird jeder Gefühlszustand viel intensiver erlebt. Alte Ressentiments verwandeln

* *Diagnostisches und Statistisches Manual Psychischer Störungen DSM-5* ist eine von der Schulmedizin weltweit akzeptierte Liste psychischer Krankheitsbilder (siehe „Literatur-, CD-Empfehlungen und mehr", Seite 338 ff.).

sich plötzlich in große Wut. Wer in liebevoller Harmonie lebt, empfindet diese erweitert und vertieft. Daher ist es so entscheidend, den Emotionalkörper zu reinigen, bevor *Kundalini* aufsteigt. Die Methoden des *Ipsalu Tantra* bereiten Körper und Geist – durch systematische Stimulation und Aktivierung der Kanäle und Chakras – auf die Aufnahme dieses neuen Bewusstseins vor. Die Themen, die im Körpergewebe und im Unbewussten eingelagert sind, werden angesprochen und nach und nach geklärt, sodass sie nicht zu schnell oder geballt an die Oberfläche kommen. Dein Körper ist ein dreidimensionales Abbild deiner Überzeugungen, inneren Einstellungen und Strategien. Werden selbst-limitierende Einstellungen und Urteile fallen gelassen, passt sich der Körper der neuen Situation an. Wird *Kundalini* aktiviert, erfährt der Körper eine vollständige Transformation. Jedes Mal, wenn du den Zustand der Glückseligkeit erlebst, wird die DNA reorganisiert und weiter ausgebaut. *Kundalini* wurde auch als „kosmisches Feuer" bezeichnet. Sie ist eine elektromagnetische Energie hoher Ladung, die sich vom normalen Stoffwechselprozess unterscheidet. Wenn diese Energie erwacht, werden innere Programme, die dem höheren Zweck nicht dienen, ausgebrannt. Die innere Führung wird nahelegen, dass du deine Lebensgewohnheiten hinsichtlich Ernährung und Seelenhygiene veränderst.

Das sanfte Aufsteigen von Kundalini

Es gibt keinen Grund zur Furcht. Die *Kundalini*-Erfahrung kann sanft erfolgen, sodass du in der Lage bist, als erleuchtetes Wesen weiter in der Welt zu agieren, statt dich in eine Einsiedelei zurückzuziehen oder weggesperrt zu werden, weil du nicht mehr funktionieren kannst und unfähig bist, für dich selbst zu sorgen. Damit *Kundalini* sanft aufsteigen kann, muss das Ego bereit sein, seine Anhaftungen Schritt für Schritt loszulassen. Das Einzige, was du verlieren musst, ist deine Vorstellung von dir als begrenztem Wesen und deine Überzeugungen über das Leben an sich. Da es sich hierbei ohnehin um Illusionen handelt, ist das nur ein kleiner Verlust. Was in diesem

Prozess sterben wird, ist das begrenzte Ego-Bewusstsein, dieses System von Überzeugungen, Erinnerungen, Anhaftungen und Einstellungen, durch das du dich selbst definierst.

Dieser Prozess verlangt großes Vertrauen. Du musst dir eingestehen, dass dein früheres Leben auf falschen Annahmen basierte. Keine deiner Strategien funktioniert mehr. Du erlebst eine Zeit, in der du nicht weißt, wer du bist und was das ganze Leben eigentlich soll. Du musst ganz leer werden, bevor du neues Verstehen erhältst. Das Unbekannte ist eine große Herausforderung. Spirituell Suchende sind bereit, endlose Stunden mit Meditation, Ritualen und Praktiken zu verbringen, zögern aber, in die Leere einzutauchen. Vertraue dem Sein, gib die Kontrolle ab, lege dein Leben in seine Hände. Gib dich deiner eigenen höheren Kraft hin. Erspüre, inwieweit du bereit bist, all die bisher nicht gesehenen emotionalen Bruchstücke, die auf verschiedenen Ebenen deiner Psyche gespeichert sind, anzunehmen und abzuarbeiten. Sie werden in kathartischer Meditation, in der Therapie, beim Liebesakt oder einfach im Strom des Lebens an die Oberfläche geschwemmt. Mit solchen emotionalen Augenblicken gehst du am effektivsten um, indem du ganz und gar in das Erleben eintauchst, während du gleichzeitig als nicht-urteilender Beobachter präsent bist.

Deinen Augenblick erschaffen

Der Prozess des Erwachens schreitet für alle Wesen stetig voran. Mithilfe der *Ipsalu Tantra*-Praktiken kannst du diesen natürlichen Prozess stark beschleunigen. Bei regelmäßiger Praxis kommt der Augenblick, in dem du die *Kundalini*-Energie in dir aufsteigen spürst wie einen sanften elektrischen Strom, der vom Sexualzentrum aus zum Gehirn emporsteigt – wie eine kalte Flamme, bohrend wie ein Stachel und zugleich zart wie eine Blüte. *Prana* ist wie das uns überall umgebende, sichtbare Licht, *Kundalini* dagegen schießt in einem schmalen Tunnel das Rückgrat empor wie der gebündelte Lichtstrahl eines Lasers.

Wenn es beginnt, vertraue und begib dich wie auf einem Wildwasserfloß in die Strömung. Natürlich ist auf diesem wilden Trip zunächst alles neu und möglicherweise erschreckend. Du betrittst eine neue Wirklichkeit und bist den gleichen Unsicherheiten ausgesetzt, die du als Baby beim plötzlichen Eintauchen in eine dir unverständliche Welt erfahren hast. Wenn *Kundalini* vollständig erwacht, gehst du durch die Geburt des Höheren Selbst ... das ist eine wahre Wiedergeburt, in der du zugleich Eltern und Kind bist.

Kundalinis Aufstieg durch die Chakras

Die Chakras sind Stationen beim Aufstieg von *Kundalini*. Die Schlange bewegt sich durch jedes Chakra, verweilt einen Augenblick, befreit dabei das wahre Potenzial dieses Chakras ... wie eine Pflanze erblüht, wenn sie gegossen wird. Vielleicht hast du von der Jakobsleiter gehört oder von den Sieben Stufen zum Himmel. Das sind symbolische Bezüge zum Fließen der Energie, die durch die sieben Chakras aufsteigt. (Die Chakras werden in *Juwel im Lotos* in Lektion 6, „Die Chakras erwecken", Seite 125 ff., detailliert erläutert.)

Das Wesen der tantrischen Praxis ist es, die *Kundalini*-Energie durch die Wurzel- und Geschlechtsdrüsen zu stimulieren und diese sexuelle Energie durch die Wirbelsäule zu den spirituellen Zentren im Gehirn zu bewegen. Es ist nur eine kurze Reise, etwa einen Meter lang, aber eine beschwerliche. Während des Aufstiegs musst du jede Ebene der Psyche durchdringen. Vielleicht hast du schon viele Leben auf dieser Reise verbracht und bist noch nicht am Ziel angekommen. Bald kommt die Zeit, in der diese lang und gut gehütete Saat sprießt und zur vollen Blüte gelangen wird.

Die meisten Menschen leben auf der ersten Bewusstseinsebene, der körperlichen Ebene. Dabei sind sie lediglich einen knappen Meter von ihrer Göttlichkeit entfernt. Verstrickt in ihre Meinungen, haben sie die Sicht auf ihr spirituelles Erbe verloren. Wenn du Kundalini zu erwecken beginnst und sie von einem Chakra zum nächsten aufsteigt, fließen neue Energien durch dein Wesen. Vielleicht erlebst du manchmal unwillkürliche Körperbewegungen (*Kriyas*), die einen inneren Widerstand gegen das Fließen der Energie anzeigen. Hat sich dein System auf das Fließen der Energie eingestellt, verlieren wichtige Ziele und Wünsche ihre Faszination. Das Bewusstsein wird geläutert und schwingt in höheren Frequenzen. Auf jeder Bewusstseinsebene eröffnen sich dir neue Dimensionen des Seins. Schließlich gehst du über die Sinnesebene hinaus und betrittst die feinstofflichen Körper (den ätherischen, den mentalen und den astralen). In dem Raum jenseits der üblichen Sinne erfährst du die Ausdehnung des Körpers in das Körperlose, die Seele. *Kundalini* ist somit die Vorbereitung auf die Erfahrung deines Göttlichen Wesens. Wenn die Energiezentren ganz aktiviert sind und *Kundalini* frei fließt, wirst du dich zum ersten Mal als ein vollständiger Mensch fühlen. Im *Ipsalu*-System wird dies als vierte Ebene der spirituellen Entwicklung bezeichnet. (Siehe Kapitel 2, Seite 36 ff.)

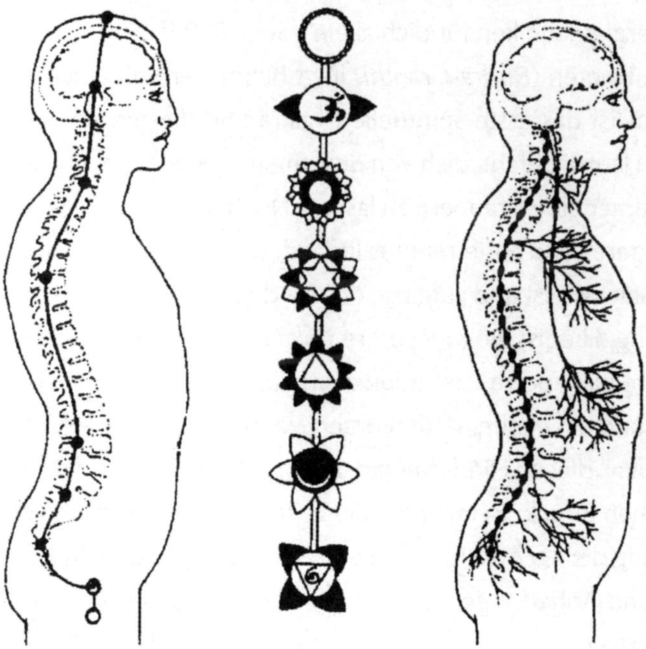

Die Granthis

Im Rückgrat befinden sich drei psychisch-energetische Knoten (*Granthis*), die das Fließen von *Kundalini* hemmen. Diese Knoten beugen einem verfrühten Aufsteigen von *Kundalini* vor. Jeder Knoten repräsentiert eine Hürde in deiner Entwicklung, die zu überwinden ist. Mit jedem Knoten, den du löst, zeigt sich die Bereitschaft des Körpers, Energie auf einem höheren Niveau zu empfangen.

Der 1. Knoten (*Vishnu-Granthi*) sitzt am Basischakra. Das Hindernis ist in diesem Fall deine Anhaftung an äußere Sicherheit, materiellen Besitz und Selbstsucht. Auch Negativität, Lethargie und Ignoranz halten dich hier fest. Die Wurzelsperre (*Mula Bandha*) öffnet den Knoten.

Der 2. Knoten (*Brahma-Granthi*) ist das Tor zum Herzchakra. Es geht dabei um deine Bedürftigkeit in der Anhaftung an Menschen und an deine Ansichten und Meinungen. Du bist in Strategien zu Kontrolle, in Ehrgeiz und Selbstbehauptung verfangen und findest nicht zum Mitgefühl. Die Zwerchfellsperre (*Uddiyana Bandha*) unterstützt die Öffnung (siehe Anhang, dort unter „Energietechniken für dich allein", Seite 319 ff.)

Der 3. Knoten (*Rudra-Granthi*) liegt hinter der Kehle, am siebten Halswirbel. Das ist das erste spirituelle Chakra und das am schwersten zu öffnende. Du läufst Gefahr, dich von den entstehenden übersinnlichen Kräften und Phänomenen verzaubern zu lassen. Noch hast du den Wunsch, dich als ein besonderes und abgetrenntes Individuum zu sehen. Erst wenn du deine Individualität loslässt und aufgibst, öffnest du den Raum für weitere spirituelle Entwicklung. Hier ist die Kinnsperre (*Jalandhara Bandha*) hilfreich.

Die Dreifachsperre (siehe *Juwel im Lotos*, Lektion 9, „Sexuelle Energie erzeugen und umwandeln", dort unter „Bandhas", Seite 188 ff.) ist eine Technik, um mit all diesen Hindernissen umzugehen. Die Sperren schaffen einen dynamischen Druck. Beim Entspannen schnellt die Energie nach oben. Die Anwendung der Technik funktioniert nur mit dem inneren Willen, die Eigenschaften und Anhaftungen, die mit den Hindernissen verbunden sind, wirklich loszulassen.

Der aktuelle Stand der Forschung

Satyananda Saraswati, von dem die Lehren des *Kriya-Yoga* stammen, erklärte, dass das ganze Universum in der Schädelhöhle enthalten sei. Der Raum in der Mitte deines Gehirns, das dritte Ventrikel, wird „Höhle des Brahman [des Schöpfers]" genannt. Dort kannst du die Milchstraße erfahren, die er als Entstehungsort dieser Galaxie betrachtet (und die Wissenschaft stimmt dem zu). Sobald deine *Kundalini*-Energie durch tantrische Praxis erweckt ist, erfährst du dauerhaft orgastisches Bewusstsein. Das ist nicht nur Vorstellung. Du siehst es tatsächlich in dir geschehen (siehe Abbildung 1). Dieser Vorgang kann nun physiologisch beschrieben werden.

In Kapitel 5 wurde dargestellt, wie jede mystische Erfahrung als Ausdruck des Körpers erklärt werden kann. In *Stalking the Wild Pendulum* beschreibt Itzhak Bentov die Untersuchungen über die Wirkung tiefer Meditation auf Herz und Gehirn. Die Aufzeichnung der Herzfrequenzen eines Meditierenden zeigt das rhythmische Muster einer Sinuswelle, das durch eine stehende Welle in der Aorta entsteht. Diese Schwingung erzeugt eine Kettenreaktion, die vier weitere Schwingungsmuster im Gehirn entstehen lässt. Das führt zu magnetisch polarisierten Strömen, die durch das Gehirn und um jede Hirnhemisphäre fließen (siehe Abbildung 2).

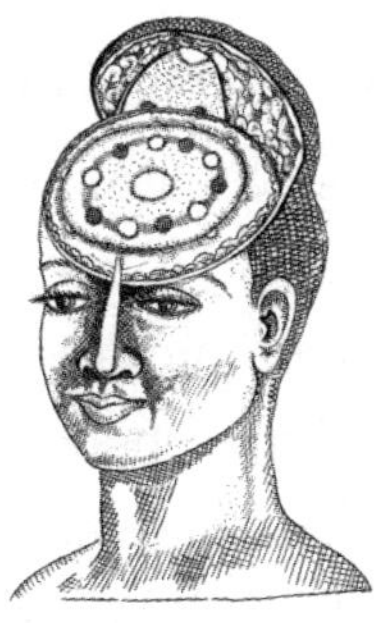

Abbildung 1
Illustration von Satyananda Saraswatis Vision in tiefer Meditation

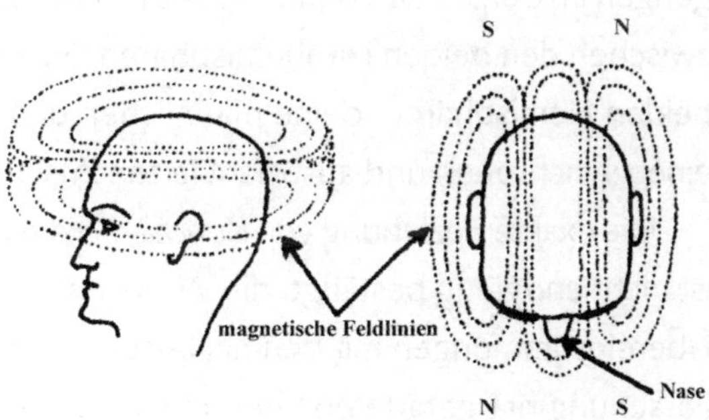

Abbildung 2
Abbildungen von Itzhak Bentovs Feldern, die durch eine kohärente Herzschwingung entstehen

Diese polarisierten Ströme fließen am sensorischen Cortex jeder Hemisphäre entlang und durchqueren einen Bereich, in dem ein Lustzentrum nachgewiesen ist. Die Stimulation dieses Zentrums erzeugt beim Meditierenden die Erfahrung von Ekstase.

Im Gehirn erzeugen polarisierte Ströme ein Magnetfeld, das wie eine Antenne Informationen aus der Umgebung empfängt, die dort in Wellenform vorliegen und alles Wissen und alle Weisheit enthalten. Ist es auf einen bestimmten Frequenzbereich eingestimmt, sendet und empfängt das Gehirn Informationen. Es steht in direktem Kontakt mit der Kosmischen Intelligenz.

Der Ton, der im Herzen (EKG) im Zustand tief empfundener Liebe entsteht, schwingt etwa mit 7 Hertz (der obere Bereich der Thetawellen), im Gehirn (EEG) kann diese Schwingung durch das Praktizieren von *Yoga Nidra* erreicht werden. In diesem Herzton enthaltene höhere Frequenzen, die Obertöne, schaffen Resonanzen in den Gehirnventrikeln – dem Reservoir der Spinalflüssigkeit. Dieser Stimulus wird auf der linken Seite des Nackens (im *Ida*-Kanal!) zum Schädel hinaufgeführt. Diese resonante Schwingung ist der Innere Klang, über den viele erfahrene Meditierende berichten.

Die beiden Seitenventrikel oder lateralen Ventrikel reichen in die beiden Hemisphären hinein. Ihre schwingende Flüssigkeit schafft resonante Schwingungen im *Corpus callosum*, der aus Nervenfasern bestehenden Verbindung zwischen den beiden Hirnhemisphären. So kommen bei der Meditation die beiden Hemisphären, deine männlichen und deine weiblichen Aspekte, in einen synchronen und ausbalancierten Zustand.

Die exakte Beziehung von *Kundalini* mit den hier untersuchten Bereichen ist nicht endgültig bestätigt, die Wissenschaft findet jedoch mehr und mehr Übereinstimmungen mit den historischen spirituellen Überlieferungen. Die Forschung hat gerade erst begonnen. Mit zunehmender Glaubwürdigkeit werden vielleicht immer mehr Menschen das *Kundalini*-Phänomen schätzen lernen und sich für seine Erforschung interessieren.

Zur Vertiefung

1. Lies mehr zum Thema *Kundalini* in *Juwel im Lotos* in Lektion 5, „Kundalini und die Kobra-Atmung", Seite 103 ff.
2. Lies *Moola Bandha, the Master Key* von der *Bihar School of Yoga* (siehe Anhang, dort unter „Literatur-, CD-Empfehlungen und mehr", Seite 338 ff.), um dir die Vorzüge und die Kraft dieser vitalen Technik bewusst zu machen, die für sich in der Lage ist, *Kundalini* zu aktivieren. Du lernst ihre Wirkungen auf Körper, Geist und den Energiefluss detailliert kennen. Für ernsthaft Praktizierende werden dort einige fortgeschrittene Formen dieser Technik vorgestellt.
3. Setz deine tägliche Praxis fort, praktiziere zusätzlich die Wurzelsperre (*Mula Bandha*) und die *Sushumna*-Aktivierung.
   Die inzwischen vollständige *Ipsalu ASATE*-Formel könnte nun so aussehen:
   - **Aktivierung des Körpers**
     Die Ganzatmung (Kapitel 3, Seite 82 ff.)
     Rishi Isometrics (Kapitel 3, Seite 84 ff.)
   - **Stillwerden des Geistes**
     Wechselatmung
     Hong sa-Atem-Mantra (Kapitel 3, Seite 82)
   - **Aufbau sexueller Energie**
     Vajroli Mudra für Männer oder *Sahajoli Mudra* für Frauen
   - **Transmutieren der Energie**
     Sushumna-Aktivierung (siehe Seite 243 f.) oder Kobra-Atmung, Transmutations-Atmung, Solar-/Lunar-Atem
   - **Erfreuen am tantrischen Glück**
     5 bis 15 Minuten Stille Meditation. Äußere dich durch spontane Bewegung, *BodyFlow*.

Finde deine eigenen Techniken für die einzelnen Stufen. Was immer dir liegt und den jeweiligen Schritt unterstützt, ist gut. Je mehr Freude die Techniken dir machen, die du wählst, desto mehr positive Anregung gibt dir die Formel insgesamt.

Mula Bandha (Wurzelsperre)

Bei dieser Technik wird der Afterschließmuskel kontrahiert. Das ist ein erster Schritt, denn die Kontraktion des Schließmuskels umfasst anfangs auch das Perineum (den Damm). Hier geht es nun darum, die Muskulatur des Perineums allein zu bewegen, um bessere Ergebnisse zu erzielen. (Zur vollständigen *Mula Bandha* siehe auch in *Juwel im Lotos*, Lektion 9, „Sexuelle Energie erzeugen und umwandeln", dort Seite 191 f.)

1. Setz dich bequem und lege die linke Ferse an das Perineum bzw. die Öffnung der Vagina, sodass dort ein leichter Druck spürbar wird. Ist das unbequem, dann setz dich auf eine zusammengerollte Socke oder ein kleines Kissen, um diesen Druck zu erzeugen. Ein Tennisball funktioniert ebenfalls. Atme frei und entspannt. Männer richten ihre Aufmerksamkeit auf das Perineum (zwischen den Genitalien und dem Anus) und Frauen auf die Zervix (den Gebärmutterhals).
2. Kontrahiere langsam die Muskeln, die diese Region im Körper anheben, und entspanne sie anschließend wieder.
3. Grenze deine Aufmerksamkeit ein, sodass die vordere Harnröhrenmuskulatur (*Vajroli Mudra/Sahajoli Mudra*) und die Analmuskulatur (*Aswini Mudra*) während der Kontraktion des Perineums entspannt bleiben.
4. Praktiziere das Anspannen und Entspannen einige Minuten lang.
5. Um eine kraftvollere Wirkung zu erzielen, koordiniere die Kontraktionen mit deinem Atem. Atme tief ein, hebe den Perinalbereich an, lege das Kinn auf die Brust (Nackensperre) und halte diese Position, solange es bequem ist.
6. Entspanne Kinn und Muskulatur beim Ausatmen.

Zum besseren Verständnis hier ein Vergleich der drei Kontraktionspunkte im Genitalbereich:

- *Für Frauen:*
  Sahajoli Mudra (Klitoris, untere Vaginalmuskulatur und Harnröhre)
  Mula Bandha (obere Vagina nahe beim Gebärmutterhals)
  Aswini Mudra (Analmuskulatur/Schließmuskel)

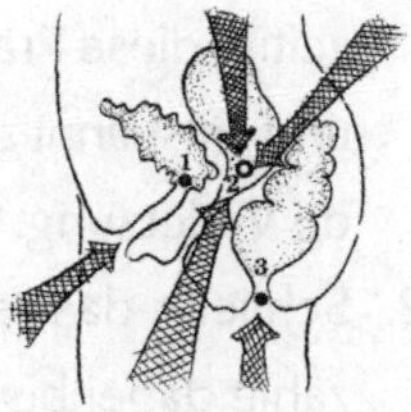

- *Für Männer:*
  Vajroli Mudra (Penis)
  Mula Bandha (zwischen Anus und Hodensack; Perineum, Damm)
  Aswini Mudra (Analmuskulatur/Schließmuskel)

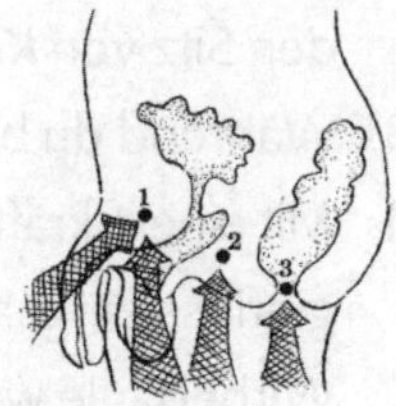

Sushumna-Aktivierung

Dies ist ein anderer Weg, um männliche und weibliche Energie ins Gleichgewicht zu bringen. Normalerweise bewegt sich die Energie innerhalb *Ida* aufwärts und in *Pingala* abwärts. Durch den Richtungswechsel (in *Pingala* hinauf und in *Ida* hinab) lässt sich die Polarität neutralisieren. Als Ergebnis bildet sich ein Energiewirbel um die Wirbelsäule herum. Dieser Prozess lädt die schlafende *Kundalini*-Energie mit *Prana* auf, sodass sich die „Schlangenkraft" regt und schließlich den *Sushumna*-Kanal hinaufsteigt.

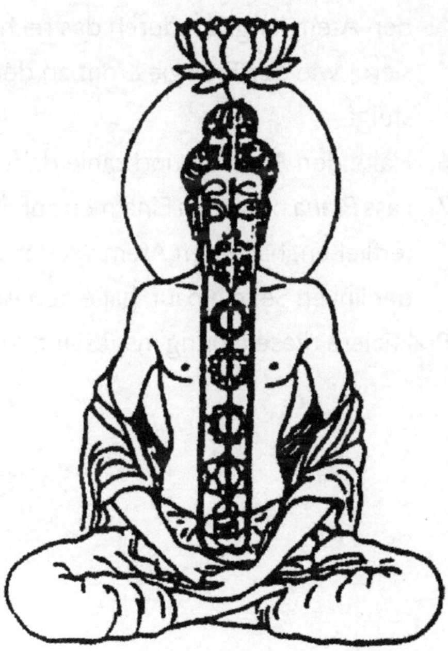

1. Sitze aufrecht, um die Wirbelsäule frei zu halten. Während der Atempraxis (*Pranayama*) werden im Körper viele Prozesse in Gang gesetzt. Die Konstitution des Körpers wird neu- oder umgestaltet. Die stärksten Wirkungen zeitigt diese Praxis entlang der Wirbelsäule, daher ist es wichtig, aufrecht und entspannt zu sitzen. Mit einer schiefen und verdrehten Haltung riskierst du Verletzung.
2. Schließe das rechte Nasenloch und atme langsam durch das linke ein, zähle dabei bis 4. Konzentriere den Geist und visualisiere *Prana*, wie es auf der linken Seite der Wirbelsäule hinabströmt bis ins Wurzelzentrum, den Sitz von *Kundalini*.
3. Während du bis 16 zählst, halte dort die *Prana*-Energie.
4. Mit einem kräftigen, kurzen Atemzug (*sniff*) visualisierst du, wie der Energiefluss langsam durch das *Sacrum* (Kreuzbein) zur anderen Seite der Wirbelsäule wandert.
5. Öffne das rechte Nasenloch und schließe das linke. Zähle dabei bis 8, lass den Atem langsam durch das rechte Nasenloch ausströmen und visualisiere, wie der Energiestrom an der linken Seite der Wirbelsäule hinaufsteigt.
6. Halte den Atem an und zähle dabei bis 4.
7. Lass *Prana* nun beim Einatmen auf die gleiche Weise die rechte Seite hinunterfließen, halte den Atem wieder an, beim Ausatmen fließt es wieder auf der linken Seite hinauf, halte den Atem wieder an. Das ist die 1. Runde.

Praktiziere diese Übung insgesamt 7-mal.

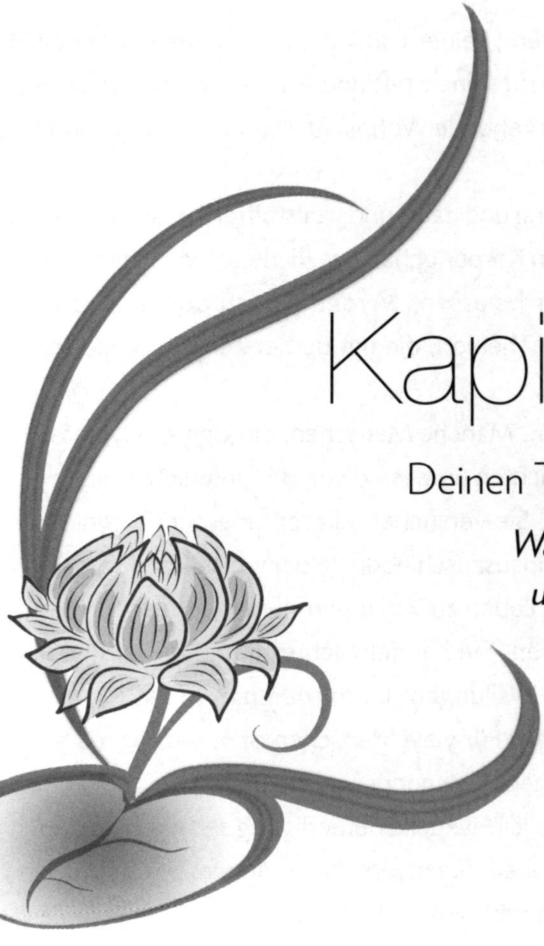

Kapitel 10

Deinen Tempel vorbereiten

Was der Körper braucht, um gut genährt zu sein

Der physische Körper muss so rein und gesund wie möglich sein, wenn die höheren Energien der Glückseligkeit zu fließen beginnen. Der Tempel, der der Körper ist, sollte vorbereitet sein, um diese Energie im Körper halten zu können.

Deine Körperlichkeit ist so heilig wie jeder andere Aspekt deines Wesens. Ehre deinen Körper als eine Erweiterung deiner Seele. Erfreue dich an seiner

Schönheit, an seinen Fehlern, seiner Fähigkeit zur Freude, an seinem Elan und seiner Vitalität. Wenn du seine Kraft und Fähigkeiten (an)erkennst, beachte, dass er eine vorübergehende Wohnstatt ist und dass du viel mehr bist als ein materieller Körper.

Freudvolle Beschäftigung und nähr- und vitalstoffreiche Lebensmittel sind für einen vitalen, gesunden Körper genau das Richtige. Manche Menschen, die sich mit ihrem Körper befassen, werden jedoch durch unbewussten Druck angetrieben, durch Themen, die mit den ersten drei Chakras in Zusammenhang stehen:

1. Chakra: Überleben. Manche Menschen, die joggen, Gymnastik machen, auf ihre Ernährung achten usw., sind von der unterschwelligen Furcht vor dem Tod angetrieben. Sie versuchen, diesen unentrinnbaren, nicht zu verstehenden Übergang hinauszuschieben. In der taoistischen Tradition versuchen die Menschen, ihr Leben zu verlängern, um mehr Zeit für ihre spirituelle Entwicklung zu haben. Sie handeln achtsam und bedächtig, um die Intensität der emotionalen Wallungen zu reduzieren.

2. Chakra: Vergnügen. Für viele Menschen ist es wichtig, dass sie mit einem attraktiven Körper mehr Gelegenheit zu sexuellem Vergnügen haben. Die Überzeugung jedoch, allein sexuelle Befriedigung sei beglückend, schafft Abhängigkeit und mag in einem Suchtverhalten münden. Sex produziert Endorphine, führt zu einem hormonellen Hoch, das sie für eine kurze Zeit sich gut fühlen lässt. Wird die sexuelle Energie aber nicht transmutiert, verschwindet dieses gute Gefühl schnell wieder und hinterlässt ein heftiges Verlangen nach dem nächsten Hoch. Menschen, die die Befriedigung ihrer Bedürfnisse von ihrer Körpererscheinung abhängig machen, werden vom Älterwerden und dem Verlust ihrer Attraktivität stark herausgefordert werden.

3. Chakra: Eitelkeit, Anerkennung, Macht. Andere Menschen möchten gut aussehen, um bewundert zu werden. Athleten trainieren für den Wettkampf und den Sieg. Manche möchten ihr „Bestes" geben, doch das basiert noch immer auf dem Bedürfnis nach Leistung, die das Selbstwertgefühl stärken soll. Wieder andere versuchen begehrenswerte Partner anzuziehen, um respektiert und beneidet zu werden. Manche Menschen, insbesondere Frauen, spüren ihre Macht über andere – sowohl über Männer als auch über Frauen –, die ihnen zufließt, weil sie begehrenswert aussehen, bewusst.

Wenn diese Motive des Ego Antrieb dafür sind, seinen Körper zu hegen und pflegen, gut für ihn zu sorgen, wenn du all das tust, um Liebe oder Geborgenheit zu bekommen, dann versuchst du wahrscheinlich, eine tiefempfundene Leere und ein Gefühl der Wertlosigkeit zu kompensieren. Doch ganz gleich, wie gut dein Körper aussieht, es wird nie genug sein, um diese Leere zu füllen.

Gute Vorsätze

Viele Menschen verordnen sich Diäten und Übungsprogramme, die sie bald wieder fallen lassen. Es sind bestimmt Teile des Ego, die diese Form der Selbstsabotage betreiben. Die dir innewohnenden Standpunkte und Urteile bewirken vielleicht, dass du zu einigen Teilen deines Körpers keinen Zugang hast. Wenn du nicht gut aussiehst, dein Körper nicht fit und gesund ist, dann steckt dahinter wohl eine Absicht und es gibt gute Gründe für dich, diesen Zustand zu erhalten. Was wäre, wenn du plötzlich gut aussähest und noch immer nicht die ersehnte Liebe erfahren würdest? Was wäre, wenn dein Partner sich bedroht fühlte, weil du attraktiver geworden bist und mehr Aufmerksamkeit bekommst? Was wäre, wenn du Aufmerksamkeit bekämst und das Gefühl hättest, sie gar nicht zu verdienen? Vielleicht bekommst du mehr Aufmerksamkeit, wenn du kränkelst? Vielleicht helfen dir körperliche Einschränkungen, einer unerwünschten Verantwortung oder einer abschreckenden Herausforderung aus dem Weg zu gehen. Vielleicht unterstützt dich dein körperlicher Zustand darin, dumpf zu bleiben, und schützt dich so vor den Unsicherheiten des Lebens. Es gibt eine Menge Strategien, um in einem altvertrauten Raum der Geborgenheit und Sicherheit zu bleiben.

Irgendwann stellst du fest, dass das Einzige, worum es wirklich geht, die Rückkehr zu deiner wahren Natur ist, zu der ein Körper gehört, der sich kraftvoll und energiegeladen anfühlt. Was immer dich daran hindert, kommt nach und nach ins Bewusstsein: Das mögen mentale Hürden wie begrenzende innere Einstellungen und Überzeugungen sein, emotionale Hürden wie Anhaftung und Unvollständigkeit, körperliche Hürden wie Gifte, schlechte Ernährung, Austrocknung – und so fühlst du dich energielos. All das sind die Ursachen, die die göttliche Kraft davon abhalten, vollständig in deinem Körpertempel zu wirken. Wenn du diese versteckten Programmierungen ins Bewusstsein holst und ihnen ihre Macht nimmst, wird der Weg frei ... Die Weisheit des Körpers führt dich, du wirst tun, was notwendig ist, um den Tempel vorzubereiten, um Gastgeber zu sein für die höhere Präsenz. Nur in der mystischen Einheit von Körper, Geist und Seele findest du wahre Erfüllung.

Energiestau

Lebendige Gesundheit ist das Ergebnis eines ungehinderten freien Flusses von Körperenergien, Nährstoffen, Flüssigkeiten, chemischen Botenstoffen und elektrischen Impulsen. Ist das freie Fließen blockiert, sind Müdigkeit, Krankheit und vorzeitiges Altern die Folge. Der heute übliche Lebensstil ist für das freie Fließen eine ernsthafte Herausforderung.

Den meisten Lebensmitteln ist heute ihre Lebenskraft entzogen. Die wenigsten Menschen sind natürlich und gesund ernährt. Unser Körper nimmt permanent schädliche Substanzen zu sich – über die verschmutzte Luft, verunreinigtes Wasser, Lebensmittel, die Konservierungsstoffe, Insektizide, Herbizide, Hormone, Antibiotika und andere unbekannte Substanzen enthalten, über Amalgam-Zahnfüllungen, Medikamente und Freizeitdrogen, Obst, Gemüse und Getreide, das gentechnisch verändert wurde, über Strahlung verschiedenster Art u. v. m. Außerdem dringen unentwegt zahllose Mikroorganismen in unseren Körper ein. Das alles ist allgemein bekannt.

Lebensformen und Substanzen, die dem Körper nicht nutzen, müssen erkannt, unschädlich gemacht und ausgeschieden werden. Das verbraucht Energie und Substanzen, die besser dafür tätig würden, um gesunde Zellen zu erhalten. Gifte, die darauf warten, ausgeschieden zu werden, werden gespeichert – in dein einzelnen Zellen und in den interzellulären Zwischenräumen. Es erfordert viel Energie, diese Gifte aus dem Körperkreislauf herauszuhalten, um den Körper zu schützen. Durch diese Körperbereiche darf kein *Prana* fließen, da es die gespeicherten Gifte freisetzen würde. An den Wänden der Blutgefäße wird giftiges Material abgelagert und blockiert so die Zirkulation des Blutes. Viele Menschen haben eine träge Darmfunktion und eine schlechte Verdauung. Nimmst du Giftstoffe in einer Konzentration auf, mit der dein Körper nicht mehr fertig wird, werden die Giftdepots immer größer, bis der Körper nicht mehr damit umgehen kann und letztendlich daran stirbt.

Wenn du zu viel in deinem Kopf lebst, hast du vielleicht den Kontakt zu deinem Körper verloren, spürst nicht mehr, wann er Nahrung, Flüssigkeit und Bewegung braucht (und wie viel), bist nicht mehr mit deinem Atem verbunden. Du spürst nicht, was deinem Körper nicht guttut.

Der menschliche Körper gleicht einem prächtigen Ross, das den Geist transportiert, wohin immer er will. Er ist ein perfekter Diener, eine äußere Manifestation deiner inneren Einstellung und Gefühle. Würdest du sehen, wie jemand ein solch edles Tier misshandelt, ihm Gift zu fressen und kein Wasser gibt, ihm nicht ausreichend Bewegung gönnt oder seinen Bedarf an Zuneigung und Liebe ignoriert, du wärest empört! Schau einmal genau hin, wie du deinen Körper behandelst.

Deine Unbewusstheit ist die Ursache dafür, dass keine Veränderung in Gang kommt, da du dir gegenüber nicht genug Respekt aufbringst, um dich verantwortungsvoll um dich zu kümmern oder aufgrund eines heimlich wirkenden Programms, womöglich gar eines Todeswunsches. Vielleicht wählst du die schleichende Vergiftung, um dein Bewusstsein auf einem niedrigen Niveau zu halten. Lethargie, Vergiftung und die sich daraus ergebende mangelnde Gesundheit sind wirkungsvolle Ablenkungs- und Abwehrmittel gegen spirituelles Erwachen. Du könntest viele gesundheitsschädliche Einflüsse durch Luft- und Wasserfilter, gesunde Lebensmittel, regelmäßige Bewegung, Verzicht auf Suchtmittel usw. eindämmen. Gelingt es dir, ein klares Körperbewusstseins und eine hohe Schwingung aufrechtzuerhalten, dann ist es sogar möglich, in einer verschmutzten Umwelt zu überleben. Eine bessere Lebensführung fördert die Entwicklung des Bewusstseins, die dann wiederum mehr positive Entwicklungen anregt. Es entsteht eine Aufwärtsspirale.

Den Stau auflösen

Steigt dein Energieniveau durch spontanes Erwachen von *Kundalini*, eine wunderbare Erfahrung von Liebe schlagartig oder durch regelmäßige spirituelle Praxis allmählich an, führt dein Körper diese zusätzliche Energie unmittelbar einem Prozess der Reinigung und Heilung zu. Der Körper mag sich dann eine Zeitlang unwohl anfühlen, bis die innere Blockade aufgehoben ist und die freigesetzten Gifte abgebaut und ausgeschieden sind. In ähnlicher Weise kann dich eine tiefe Meditationserfahrung vorübergehend desorientiert zurücklassen. Das hohe Energieniveau, das entsteht, wenn *Kundalini* erwacht, kannst du erst halten, wenn der Körper frei ist und die Energie überall frei fließt. Nur dann kannst du die Göttliche Präsenz vollständig empfangen und verkörpern.

Als ich Juwel im Lotos *schrieb, hatte ich eine intensive dreiwöchige Reinigung mit Weizengrassaft hinter mir. Ich kam schnell mit der Arbeit an dem Buch voran, indem ich einen Monat lang täglich sechzehn Stunden lang arbeitete. Ohne die vorhergehende Reinigung hätte ich nicht so intensiv arbeiten können. Es ist eine interessante Synchronizität, dass die Gelegenheit und der Impuls zu dieser Reinigung entstanden, als es Zeit wurde, das Buch in Angriff zu nehmen.*

Entwickle ein Programm für dich, um dich zu reinigen und zu entschlacken. Es gibt dazu eine Menge Bücher, Systeme und Hilfsmittel (siehe Anhang, dort unter „Literatur-, CD-Empfehlungen und mehr", Seite 338 ff.).

Um das lebendige Fließen der Lebensenergie im Körper aufrechtzuerhalten, empfiehlt sich eine Lebensführung mit bewusster, lebendiger Ernährung, Entschlackung, Körperübungen, Meditation, Atem und Schlaf, die eine allmähliche und gründliche Reinigung unterstützt. Finde eine Herangehensweise, die zu dir passt und die ein fester Bestandteil deines Lebens wird. Manchmal wirst du den Pfad verlassen. Finde etwas, was dich fest verankert und dein körperliches Wesen immer wieder auf den Pfad zurückbringt.

Ernährung

Bewusst essen

- Mache eine Meditation aus jeder Mahlzeit. Sei dabei ganz präsent und bewusst.
- Esse nicht beim Autofahren, Lesen oder Fernsehen. Tu immer nur eine Sache.
- Lass jede Mahlzeit ein Fest sein. Nimm dir ein bisschen mehr Zeit und schaffe eine angenehme Atmosphäre. Kreiere ein Fest für deine Sinne, richte das Essen ansprechend an. Stelle frische Blumen auf den Tisch und lege dir ruhige Musik auf.
- Bereite und esse die Mahlzeit mit Dankbarkeit und offenem Herzen. In solch einem heiligen Raum arbeiten alle Körpersysteme besser. Die Schwingung des Essens ändert sich tatsächlich.
- Segne die Mahlzeit mit der Bitte, die Lebensmittel mögen mit deinem Körper gut zusammenwirken, damit diejenigen Bestandteile, die deinen jetzt Körper unterstützen, leicht aufgenommen werden, und diejenigen, die ihm nicht guttun, leicht ausgeschieden werden können.
- Nimm dir Zeit. Esse niemals angespannt oder in Eile.
- Genieße den Duft, die Konsistenz und den Geschmack des Essens.
- Kaue gründlich. Dabei wird Speichel produziert, der Enzyme enthält, die die Verdauung bereits im Mund beginnen lassen. Ist das Essen ausreichend zerkleinert, erreicht es den Magen in einer flüssigeren Form und macht die Verdauung im Magen einfacher. Sind die Stücke zu groß und die Ver-

dauung zu langsam, fault das Essen im Magen (das gilt speziell für Fleisch) und produziert Giftstoffe.

- Trinke nicht beim Essen. Getränke laden dazu ein, das Essen „hinunterspülen", bevor es richtig gekaut und ausreichend zerkleinert ist, und verdünnt zudem die Verdauungssäfte, was die Verdauung weiter beeinträchtigt. Diese Regel gilt umso mehr für sehr kalte, geeiste Getränke, die das Verdauungsfeuer dämpfen und den gesamten Verdauungsprozess stoppen.
- Nimm nur angemessene Mengen an Nahrung zu dir. Höre auf zu essen, kurz bevor du satt bist. Das entlastet die Körperenergien von der Verdauungsarbeit und setzt mehr Energie für Heilung und Lebensfreude frei. Forschungen zum Thema „Langlebigkeit" haben gezeigt, dass eine Ernährungsweise mit geringer Kalorienaufnahme ein wesentlicher Faktor für eine höhere Lebenserwartung ist.
- Beende das Abendessen mindestens drei Stunden vor dem Schlafengehen. Späte Mahlzeiten können nicht mehr verdaut werden, bevor das System in den nächtlichen Ruhemodus schaltet. Essen, das über Nacht im Magen oder Darm liegt und dort gärt, macht dich am nächsten Morgen lustlos und träge. Nimm deine Hauptmahlzeit möglichst mittags ein.

Wichtige Regeln zur Ernährung

- Die Lebenskraft wird dem Körper über die Nahrung zugeführt.
- Lebensmittel sind am lebendigsten, wenn sie so frisch wie möglich sind und in keiner Weise industriell verarbeitet wurden.
- Der basische pH-Wert im Körper ist entscheidend für gute Gesundheit und ist abhängig von deiner Ernährung. (So spiegelt sich die Balance von *Shiva* und *Shakti* im Körper wider.)
- Wähle biologisch erzeugtes Obst und Gemüse, das frei ist von Pestiziden, Herbiziden, Fungiziden, Düngemitteln, Wachsen, Farbstoffen, genetischen Veränderungen usw.

- Wähle biologisch produzierte Milchprodukte und Fleisch aus Freilandhaltung, hormonfrei und ohne Antibiotika. Vielen Menschen geht es besser ohne Milchprodukte und Fleisch. Prüfe deine Körperreaktionen.
- Koche die Lebensmittel nur wenig. Mikrowellen zerstören die Lebenskraft der Nahrungsmittel und ihre Nähr- und Vitalstoffe.

Die für dich optimale Ernährungsform finden

Jeder von uns hat einen Körper, der anders funktioniert in puncto Stoffwechsel, Biorhythmus und hinsichtlich der Frage, welche Lebensmittel ihm besonders guttun bzw. welche gar nicht. Außerdem gelten zu unterschiedlichen Zeiten jeweils andere Vorlieben. Es gibt keine Ernährungsweise, die für alle die richtige ist. Finde dein eigenes System, das deiner augenblicklichen Situation entspricht und die Vorlieben deines Körpers berücksichtigt. Es wird Momente geben, in denen du dich nicht passend ernährst. Genieße, was du isst, ganz und gar und ohne Schuldgefühle. Schuldgefühle verschließen die Tür zur Bewusstheit. Bleibst du bewusst und voller Freude, vergibt der Körper gelegentliche Fehltritte gern.

Die medizinische Forschung hat nachgewiesen, dass es ein Gehirn in den Verdauungsorganen gibt: das enterische Nervensystem. Es besteht aus ebenso vielen Nervenzellen wie das zentrale Nervensystem. Es sammelt und bewertet Informationen zur Interaktion von Lebensmitteln und Emotionen und steuert die Verdauung entsprechend. Das „Bauchgefühl" ist also nicht nur eine Redensart. Diese Intelligenz, ein Gehirn im Bauch, gibt es tatsächlich. Sie steht dir für deine Entscheidungen zur Verfügung.

Da auf dem Markt zahllose Wundermittelchen, Nahrungsergänzungsmittel, Kräutermischungen, homöopathische Mittel und andere Essenzen angeboten werden, suchst du vielleicht Unterstützung, um diejenigen auszuwählen, die dir wirklich guttun. Anstatt dich zwanghaft (äußeren) Regeln und Einschränkungen zu unterwerfen, höre lieber jederzeit auf die Wünsche deines Körpers. Dazu stehen dir die folgenden Hilfsmittel zur Verfügung:

Kinesiologie bedient sich Muskeltests und liefert so gute Rückmeldungen. Halte eine Substanz in einer Hand, während ein Freund sanft versucht, deinen anderen, waagerecht ausgestreckten Arm hinunterzudrücken. Wenn du ein Lebens- oder Nahrungsergänzungsmittel in der einen Hand hältst, das dein Körper nicht verdauen kann, wird die Armmuskulatur schwächer. Bei einem Lebensmittel, das deinem Körper guttut, reagieren deine Muskeln stark. Um eine Vergleichsgrundlage zu erhalten, solltet ihr zuerst einmal testen, ohne etwas in der anderen Hand zu halten.

Das Auspendeln ist ein einfacher Weg, um mit deinem Körper in Kontakt zu kommen, eine Möglichkeit, sich seiner Weisheit zu bedienen. Du kannst dafür ein Pendel, aber ebenso gut auch einen Schmuckanhänger an einer Kette oder eine Unterlegscheibe an einer einfachen Schnur oder einem Faden verwenden. Halte die Schnur locker mit der linken Hand, wobei das Pendel über dem Mittelpunkt der unten dargestellten Abbildung schweben sollte. Versetz dich in einen konzentrierten meditativen inneren Raum, halte das fragliche Lebens- oder Nahrungsergänzungsmittel nah an deinen Bauch und bitte den Körper, seine Bewertung durch das Pendel zu zeigen.

Auf der Skala von –10 bis +10 bedeutet –10 Gift, +10 ein optimales Nahrungsmittel. 0 ist neutral, also weder schädlich noch nährend. Mache deine eigenen Erfahrungen und zeichne sie ein paar Tage lang auf. Vermutlich stellst du fest, dass du dich lebendiger fühlst, wenn die Lebensmittel auf deinem Speiseplan bei einem Wert von +5 oder höher liegen. Überprüfe, ob es stimmt, dass du dich besser fühlst, je höher die Werte deiner Lebensmittel sind. Gelegentlich kannst du dir Nahrung mit Werten von –2 oder –3 erlauben, wenn es etwas ist, was dir wirklich gut schmeckt. Es hat sich gezeigt, dass es für die Seele schwierig ist, sich im Wesen zu zeigen, wenn der Körper mit der Verarbeitung von Lebensmitteln mit Werten von –2 und darunter belastet ist. Finde heraus, was dein Körper sagt. Es kann passieren, dass das Ego sich in diesen Prozess einmischt. Hast du bei einer bestimmten Speise starke Überzeugungen oder Gefühle, dann kann dies das Ergebnis beeinflussen. Lausche der Weisheit deines Körpers und deinem Höheren Selbst und erlaube diesen, deine Auswahl zu treffen. Die Art der Zubereitung hat erheblichen Einfluss auf die Qualität des Essens. Versuche folgendes Experiment: Teile eine Zucchini oder einen Kürbis in zwei Hälften, gare die eine Hälfte sanft im Dampf, die andere in der Mikrowelle. Sei nicht überrascht, wenn dein Körper die gedämpfte Hälfte mit +8, die andere mit –8 bewertet.

Verwandte Nahrungsmittel können unterschiedliche Werte haben. Weißer und brauner Reis können ganz unterschiedliche Werte haben, das Gleiche gilt für Trauben mit und ohne Kerne.

Frage nach geeigneten Mengen, nach der Dosis bei Nahrungsergänzungsmitteln. Frage nach den Zusammenstellungen deiner Mahlzeiten. Getreide und Milch mag zusammen ein Okay erzielen, zusammen mit einer Banane möglicherweise nicht.

Es empfiehlt sich, nach ein paar Wochen neu zu testen, um festzustellen, ob die Bewertungen sich verändern. Manchmal kannst du nach einer Detox-Kur bestimmte Nahrungsmittel besser vertragen. Hast du einmal mit einem Entschlackungsprogramm begonnen, so halte es wenigstens vierzig Tag durch, denn so lange braucht es, bis jede Blutzelle des Körpers ausgetauscht ist und bis die Körperflüssigkeiten gereinigt sind.

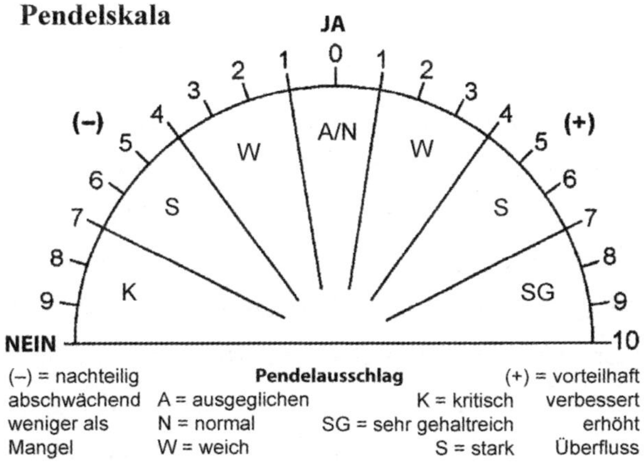

Sucht und Allergien

Zwischen Allergien und Süchten besteht eine Wechselbeziehung. Nimmst du bestimmte Speisen täglich zu dir und wirst du unruhig, wenn sie fehlen, deutet das auf eine Sucht hin. Oftmals sind Menschen allergisch auf das süchtig machende Nahrungsmittel. In Ermangelung der notwendigen Enzyme kann der Körper die Speisen nicht vollständig verdauen. Unverdaute giftige Rückstände werden im Körper eingelagert. Bekommst du deine tägliche Dosis der süchtig machenden Substanz nicht, beginnt der Körper mit der Reinigung, indem er das Gift in das System hineingibt, damit es entsorgt werden kann. Das mag sich wie Entzug anfühlen. Isst oder trinkst du mehr von denselben Nahrungsmitteln, hört der Reinigungsprozess wieder auf. Bist du erst einmal in dem Kreislauf von Allergie und Sucht gefangen, unfähig, dich diesem selbstzerstörerischen Verhalten zu entziehen („Ich kann gar nicht glauben, dass ich das alles gegessen habe!"), entstehen oft zusätzlich Schuldgefühle. Sie fungieren als Klebstoff, der das Zwangsverhalten aufrechterhält.

Schuld ist der Preis, den du bereitwillig bezahlst,
um deinen eigenen unmöglich hohen Ansprüchen
nicht gerecht werden zu müssen.

Ipsalu Tantra setzt *Yoga Nidra* als Technik gegen Suchtverhalten ein. Eine entsprechende Affirmation, einmal ins Unbewusste eingepflanzt, befreit den Körper von seinem Verlangen nach der unwiderstehlichen Substanz und gibt dem Reinigungsprozess Raum. Die Entscheidung, Bewusstsein in den Sucht-Allergie-Kreislauf zu bringen, ist ein weiteres kraftvolles Mittel, um ihn zu durchbrechen. Eine schokoladensüchtige Frau, die mehrfach täglich zur Schokolade greifen musste, wagte den Versuch. Sie sammelte alle von ihr heiß geliebten Schokoladensorten zusammen und arrangierte sie hübsch auf einem Silbertablett. Dazu gestaltete sie einen Altar mit Kerzen, Räucherwerk usw. und nutze die ihr bekannten Techniken, um in einen Zustand tiefer Meditation zu gelangen. In diesem höchst bewussten Zustand des nicht-urteilenden Beobachtens gab sie sich die vollständige Erlaubnis, so viel Schokolade zu essen, wie sie wollte. Und am ersten Tag aß sie so viel, bis ihr übel wurde. Am nächsten Tag wiederholte sie es und stellte fest, dass sie bereits viel weniger davon aß. Nach sieben Tagen hatte sie deutlich weniger Appetit darauf. Die Schokolade hatte von da an und viele Jahre lang jede Macht über sie verloren. Diese Technik wurde immer wieder erfolgreich angewendet, um mit dem Rauchen aufzuhören. Erlaube dir das Rauchen, jedoch nur in einem höchst meditativen Zustand. Lass Urteil oder Schuld los und konzentriere dich auf das Vergnügen des Rauchens. Sei Beobachter und schau, was passiert.

Hier kommen die gleichen Prinzipien zur Wirkung, die empfohlen wurden, um emotionale und unbewusste Themenkomplexe ans Licht zu bringen. Die Gefühle werden im Lichte nicht-urteilender Bewusstheit tief empfunden, bis sie ihre emotionale Ladung verlieren. Die Prinzipien wirken ebenso auf der Ebene körperlichen Verhaltens, das den unterdrückten unbewussten Einstellungen und Glaubenssystemen entsprießt.

Der Unterschied zwischen körperlichem und emotionalem Hunger

Viele Menschen wenden sich dem Essen zu, wenn sie glücklich sind und feiern wollen. Andere beginnen zu essen, wenn sie unglücklich sind und Trost suchen. Die Nahrungsaufnahme produziert Endorphine, die Glückssubstanzen des Körpers. Ernährungsexperten haben herausgefunden, dass es oftmals zu einer Gegenreaktion kommt, wenn man sich diese Freude versagt. Das Ego rebelliert und protestiert. Essen als sinnliche Befriedigung und Belohnung kann Teil deiner *Sadhana* (täglichen Praxis) sein. Schenkst du jedem einzelnen Moment beim Essen deine völlige Aufmerksamkeit, sind kleine Mengen ebenso befriedigend und du musst keine Riesenportionen mehr unbewusst in dich hineinstopfen. Eine asketische Haltung zum Essen verträgt sich mit dem Geist des Tantra ebenso wenig wie unbewusster übermäßiger Genuss.

Anhaftung ans Essen

Viele Menschen leben, um zu essen, anstatt dass sie essen, um zu leben. Sie wählen gern Speisen, die sie kennen und die sie mit angenehmen Kindheitserinnerungen der Liebe und Geborgenheit in Verbindung bringen. Manche Essfanatiker fühlen sich angegriffen, wenn es heißt, ihre heiß geliebten Gaumenfreuden seien ungesund. Jede Art psychologischer Schutz- und Abwehrmechanismen kommen zum Einsatz: Leugnen, die Kritik wird für ungültig erklärt, feindliches Verhalten, Rechtfertigungen usw. Wie würdest du auf den inneren Konflikt reagieren, etwas zu lieben, was dich verletzt, oder auf die Befürchtung, eine wichtige Grundlage deiner Bequemlichkeit oder deiner Freude zu verlieren? Zucker verschafft uns eine Erfahrung, die der euphorischen Verbindung, dem Erleben der kosmischen Energie, nahekommt. Für Menschen, die das wahre Gefühl der Einheit mit dem Göttlichen nicht kennen oder den Entwicklungsweg zum Erwachen des Bewusstseins scheuen, bietet Zucker eine kurzzeitige Pause vom Schmerz des spirituellen Getrenntseins.

Wasser

Fast jeder Mensch leidet an chronischer Dehydrierung, das trifft auch auf drei Viertel aller Amerikaner zu. Die allermeisten Krankheiten, die in dieser Generation so verheerende Auswirkungen haben, haben mit Dehydrierung zu tun. Der Körper braucht täglich etwa 2 Liter reines Wasser, in trockenem und heißem Klima noch mehr, größere Menschen brauchen ebenfalls mehr. Hast du Durst, löschst du ihn statt mit Wasser oftmals mit Kaffee, Tee, Fruchtsaft oder Softdrinks. Das Koffein in Kaffee, Tee und den meisten Softdrinks wirkt allerdings harntreibend, d. h., es entwässert deinen Körper mehr, als es ihm Flüssigkeit zuführt. Der in den meisten Säften und Softdrinks enthaltene Zucker ist derart giftig, dass der Körper einen großen Teil Wasser braucht, um den Zucker zu lösen. Das entzieht dem System ebenfalls Wasser, sodass für die Zellfunktionen weniger zur Verfügung steht. Für jedes solche Getränk, das du zu dir nimmst, solltest du noch einmal dieselbe Menge reines Wasser trinken.

Ist der Wasserstoffwechsel im Ungleichgewicht, werden Kalzium-Ionen in den Gelenken abgelagert, was Arthritis verursacht. Andere wichtige Ionen werden mit dem Harn ausgeschieden, weil nicht ausreichend Wasser vorhanden ist, um sie im Körper zu behalten. Daraus ergibt sich wiederum in manchen Zellen ein Sauerstoffmangel; sie werden anfällig für krebserregende Viren, die in anaerobem Klima gedeihen. Schon 5 Glas Wasser täglich reduzieren das Darmkrebsrisiko um 45 Prozent, Blasenkrebs um 50 Prozent und Brustkrebs um 79 Prozent!

Wassermangel ist zudem Auslöser Nummer eins für Tagesmüdigkeit. Bei 80 Prozent der Betroffenen besserte in einer Studie Wasserzufuhr Rücken- und Gelenkschmerzen. Sinkt der Wassergehalt im Körper um 2 Prozent, so führt das zu einem verschwommenen Kurzzeitgedächtnis, Fehlern bei grundlegenden Rechenoperationen und Schwierigkeiten bei der Konzentration auf Texte oder den Computerbildschirm. Schon ein nur geringes Wasserdefizit verlangsamt den Stoffwechsel.

Das DNA-Molekül hat die Form einer Helix, die durch Wasserstoffbrücken verknüpft werden. Hat die Zelle nicht genügend Wasser, kollabiert die Helix und die DNA kann sich nicht fehlerfrei replizieren. Deshalb ist Dehydrierung eine Hauptursache für Zellschäden, die den Alterungsprozess beschleunigen.

Es ist interessant, dass eine Kultur, die von den Themen des 2. Chakras (Sex und nicht-integrierte Emotionen) so zwanghaft fasziniert ist, zugleich so wenig Wasser aufnimmt – das Element, das vom 2. Chakra regiert wird. Die Erfolglosigkeit der Menschen, mit ihrer Sexualenergie und ihren karmischen Verpflichtungen (die ebenfalls im 2. Chakra ruhen) zurechtzukommen, kostet sie buchstäblich das Leben.

Bewusst für dich sorgen

Der Körper hat noch andere grundlegende Bedürfnisse, die in den vorangegangenen Kapiteln schon beschrieben wurden. Dazu gehört liebevoller Austausch und Kontakt, aber auch, für andere da zu sein und genug Streicheleinheiten und Umarmungen zu bekommen. Gut für dich selbst zu sorgen ist deine Aufgabe. Dazu gehört auch, dass du dir Zeit für freudvolle Unternehmungen nimmst, die Sonne zu genießt und ganz bewusst atmest. Auf diese Weise für dich zu sorgen ist auf ein tiefes Vertrauen in das Gute im Leben gegründet. Wenn du deinem Körper darüber hinaus die Lebensmittel in der Quantität und Qualität anbietest, die er wirklich braucht, und in jedem Augenblick seine Empfindungen in wacher Aufmerksamkeit wahrnimmst, wird er freudig und dankbar reagieren: Du wirst jede Menge Energie haben und weniger Schlaf brauchen. Deine Haut wird strahlend und dein Haar schön. Du erreichst und hältst du dein Normalgewicht ganz mühelos. Schmerzen und Beschwerden verschwinden und für Krankheiten bist du nicht mehr anfällig. Deine Meditation wird tiefer und befriedigender. Dein Geist wird wacher und kreativer. Deine sexuelle Energie intensiviert sich, sexuelles Erleben wird tief befriedigend. Und du wirst dich auf ganz selbstverständliche Weise Aktivitäten zuwenden, die deine Gesundheit weiter unterstützen.

Der Körper regeneriert sich innerhalb von sieben Jahren vollständig – jede Zelle wird in dieser Zeit einmal ersetzt. Widmest du dich konsequent den Bedürfnissen deines Körpers, kannst du nach sieben Jahren buchstäblich in einem neuen, vollkommen gesunden Körper wohnen.

Sexuelle Gesundheit

Deine Sexualorgane und -drüsen sind äußerst wichtig, wenn es darum geht, Energie für die tantrische Praxis zu erzeugen und so dein Bewusstsein zu erweitern. Ihre Gesundheit und ihre Funktionen verdienen also deine besondere Aufmerksamkeit.

Amerika liegt ganz vorn, wenn es um Unfruchtbarkeit, prämenstruales Syndrom (PMS), hormonelles Ungleichgewicht, Krankheiten in Zusammenhang mit der Menopause, Eierstock-, Eileiter- und Gebärmutterentzündungen, Frigidität, Prostataleiden, männliche Unfruchtbarkeit (*Azoospermia*), vorzeitige Ejakulation und Impotenz geht. Eine Untersuchung zu Beginn dieses Jahrtausends kam zu erschreckenden Ergebnissen: 57 Prozent der amerikanischen Frauen haben eine sexuelle Dysfunktion (können keinen Orgasmus bekommen oder sind einfach sexuell desinteressiert) und 46 Prozent der Männer sind impotent oder ejakulieren vorzeitig.

Krisen der sexuellen Gesundheit können zurückgeführt werden auf:

- vergiftete und nähr- und vitalstoffarme Lebensmittel, wie oben dargestellt;
- Drogenkonsum (sowohl durch verschreibungspflichtige als auch durch Entspannungsdrogen) und Alkohol;
- Bewegungsarmut;
- flachen Atem (unzureichende Aufnahme von *Prana*);
- eine gespaltene Einstellung zum Thema „Sexualität", d. h. gleichzeitiges Zelebrieren und Unterdrücken von sexuellen Energien. Dieses Durcheinander, gepaart mit Schuld oder Scham, verhindert, dass *Prana* (der Lebenskraft) in die Sexualorgane fließt;
- weitverbreitetes Unwissen über den Liebesakt und mangelnde Empfindsamkeit sowie darauf, dass
- auf tiefster Ebene in der Tat ein Mangel an Liebe herrscht.

Denke daran, dass ein stetes Fließen von *Prana*-Energie und gelegentliche Augenblicke der Ekstase, des Zustands der Glückseligkeit, Voraussetzung für die Gesundheit der Zellen, der Organe und des ganzen Körpers sind.

Weibliche Themen

Brustkrebs. Die Brust will liebende Energie zum Partner, zu den Kindern und in das eigene Heim lenken. Wird der Energiestrom blockiert oder nicht empfangen, steigt das Krankheitsrisiko. Die Brust ruft danach, liebkost und als Quell der Liebe verehrt zu werden. Schau dir an, welche Frauen mit Brustkrebs geschlagen sind – oftmals haben sie, wie auch ihre Partner, Probleme mit dem Geben und Empfangen von Fürsorglichkeit. Frauen, die ihre Liebe frei zum Ausdruck bringen, haben eine weitaus größere Chance, nicht von Krebs, insbesondere von Brustkrebs, befallen zu werden.

PMS (prämenstruales Syndrom). Fast jede gebärfähige Frau in Amerika leidet an irgendeiner Form von menstrualer Störung. Viele behindert das stark in ihrem Leben – sowohl körperlich als auch emotional. PMS wird durch einen plötzlichen Abfall des Hormonspiegels (Östrogen und Progesteron) 3 oder 4 Tage vor der Menstruation hervorgerufen. Das kann durch eine gesündere Lebensweise und eine veränderte Einstellung zum weiblichen Rollenbild gelindert werden. Die Hormonschwankungen werden durch regelmäßige tantrische Praxis – wie *Sahajoli Mudra, Mula Bandha* (Wurzelsperre) und Atemtechniken (insbesondere Kobra-Atmung Stufe 2) – ebenfalls ausgeglichen. Lass dein Beobachterbewusstsein wahrnehmen, was in diesen Tagen in dir geschieht, und lass es ins Licht des Bewusstseins treten. Es ist die monatliche emotionale Entspannung deines Körpers, nutze sie zu deinem Vorteil.

Menopause. Tantrische Techniken können bei Frauen die mit den Wechseljahren einhergehenden Beschwerden (Stimmungsschwankungen und Hitzewellen) stark abmildern oder ganz auflösen. Wie beim PMS resultieren diese Symptome aus einem Abfall des Hormonspiegels, jedoch nicht nur 3 oder 4 Tage lang, sondern dauerhaft. Hier empfehlen sich die gleichen Tantra-Methoden wie beim PMS. Selbst wenn die Eierstöcke nicht mehr aktiv sind, können andere Drüsen (die Nebenniere) und Gewebezellen (Fettgewebe) Östrogen produzieren.

In China und Indien sind Leiden infolge der Menopause eher selten. Frauen leiden unter dieser Umstellung nicht. Wird die nicht mehr stattfindende Menstruation als Verlust gesehen, wird die Erfahrung noch leidvoller. Wie viel besser ist es, diese Veränderung mit einem Ritual zu feiern, einer Krönungszeremonie, die die Stärke und Weisheit ehrt, die eine Frau an diesem Punkt ihres Lebenslaufes erreicht.

Die Atmung ist der Schlüssel, denn sie trägt die Energie in deinen Körper hinein, stärkt so das Immunsystem und bringt das endokrine System in Balance. Durch die tantrische Praxis kannst du dich vital und voller Schwung fühlen. Die übliche Hormonersatztherapie arbeitet mit Östrogen aus Pflanzenextrakten oder dem Harn trächtiger Stuten. Diese Behandlung birgt ein hohes Krebsrisiko und kann zu Leberproblemen führen. Alternativen auf Kräuterbasis helfen vielen Frauen.

Gynäkologische Unterleibsentzündungen. Mindestens eine von sieben Frauen leidet an irgendeiner Form der Infektion der Geschlechtsorgane. Die Hälfte von ihnen bemerkt das gar nicht, da keine starken Symptome auftreten. Zu den Ursachen zählen Verhütungsgels (Anti-Spermizide), gebleichte Tampons, Strumpfhosen und Antibiotika. Gesunde Bakterien werden abgetötet und gesundheitsschädliche Mikroorganismen gedeihen. Kräuterprodukte bieten Abhilfe. Ein offenes und liebendes Herz stärkt die Aktivität des Immunsystems.

Hysterektomie – Gebärmutterentfernung. Jährlich lassen sich mehr als 500.000 Frauen in Amerika die Gebärmutter und die Eileiter entfernen. Viele dieser chirurgischen Eingriffe sind unnötig und viele weitere wären durch die Anwendung tantrischer Techniken zu vermeiden. Nach der Entfernung fragen Frauen manchmal, ob die tantrische Praxis für sie jetzt überhaupt noch Sinn macht, da sie keine Eileiter mehr haben, die stimuliert werden könnten. Die biochemische Wirkung ist sicherlich beeinträchtigt, aber der Energiekörper wurde durch den chirurgischen Eingriff nicht beeinflusst. Er bleibt intakt, vielleicht braucht es jetzt sogar zusätzliche Praxis … Experimentiere, finde heraus, welche Praxis für dich die richtige ist.

Frauen und Männer

Unfruchtbarkeit. Über 10 Millionen Amerikanerinnen sind unfruchtbar. 9 Millionen von ihnen haben im letzten Jahr medizinische Hilfe zur künstlichen Befruchtung in Anspruch genommen – Dienste, die mehr als 2 Milliarden Dollar Kosten verursachen und in 87 Prozent der Fälle nicht zum Erfolg führen. Viele dieser Frauen könnten Kinder haben, wenn sie gesünder wären. Denn es ist so: Weiß der weibliche Körper, dass er nicht genug Stärke und Lebenskraft hat, um ein neues Leben zu unterstützen, ohne die eigene Gesundheit zu beeinträchtigen, lässt er eine Schwangerschaft nicht zu.

Die Anzahl von befruchtungsfähigen Spermien in der Samenflüssigkeit des Mannes hat sich in den vergangenen 70 Jahren halbiert. Das ist eine Reaktion auf eine ungesunde Lebensweise und die Unsicherheit bezüglich des männlichen Rollenbildes. Machos kommen nicht mehr so gut an. Doch nach wie vor fühlen sich Frauen von männlicher Kraft angezogen und ein zu einfühlsamer Mann zieht oftmals den Kürzeren. Diese Doppelbotschaften reichen ohne Weiteres aus, um den männlichen Körper zu verunsichern.

Safer Sex. Zu Beginn deiner tantrischen Praxis empfiehlt sich die Verwendung eines Kondoms. Es stört den Energiefluss nicht und kann durch die Desensibilisierung des Lingam sogar dazu beitragen, die „Standfestigkeit" des Mannes zu verlängern. Tantra im Rahmen einer verbindlichen Partnerschaft zu üben ist der beste Schutz vor sexuell übertragbaren Krankheiten. Führst du ein Leben mit wechselnden Partnern, dann wähle Partner(innen), die auf eine gesunde Ernährung, Lebensweise und Einstellung Wert legen. Meditiere vor jeder neuen Begegnung tief und bitte um innere Führung. Sobald dein Herzchakra sich öffnet, wird die Thymusdrüse immer mehr aktiv und stärkt so auch das Immunsystem. Eine wachsende Anzahl von Menschen trägt das HIV-Virus in sich. Menschen mit einem starken Immunsystem (d. h. mit geöffnetem Herzchakra) haben deutlich bessere Überlebenschancen.

Männerthemen

Impotenz (Erektionsstörung). 10 Prozent der amerikanischen Männer erreichen niemals eine Erektion. Fast jeder Mann kennt solche Störungen gelegentlich. Hauptursachen sind schlechte Durchblutung, hormonelles Ungleichgewicht, Medikamente und Drogen. Die Unsicherheit der Männer, was ihr Rolle als Mann anbelangt, und der schwelende Groll der Frauen, der unbewusst darauf abzielt, sie zu entmannen, verschlimmern die Situation noch. Trotz der gefährlichen Nebenwirkungen, bis hin zum Tod, wird jährlich mehr als 1 Milliarde Dollar für Viagra ausgegeben. Die Männer sind so verzweifelt, dass sie riskieren, alles zu verlieren. Die Praxis von *Vajroli Mudra* und geeignete Kräuterextrakte können hier erfolgversprechend eingesetzt werden. Den psychischen Aspekten sollte ebenfalls Aufmerksamkeit geschenkt werden. Die Dialoge und Prozesse wie in Kapitel 4 bis 6 (Seite 89 ff.) beschrieben, helfen hierbei weiter.

Vorzeitige Ejakulation. Früher, als der Geschlechtsverkehr bereits nach etwa 5 Minuten vorüber war, hieß „vorzeitig" einfach eine Ejakulation vor dem Eindringen. In einem tantrischen Kontext, in dem der Liebesakt auf mehrere Stunden ausgedehnt wird, bekommt „vorzeitig" eine ganze neue Bedeutung. *Vajroli Mudra* ist die klassische Übung, um das Standvermögen zu verlängern. Die Anwendung der Lehren in Zusammenhang mit der Umwandlung und Transmutation von Energie erlaubt es Männern, den Orgasmus hinauszuzögern und die Ejakulation unbegrenzt hinauszuschieben (siehe Kapitel 12, Seite 310 ff., „Den Orgasmus ausdehnen").

Prostataentzündung, Prostatakrebs. Die Hälfte der Amerikaner leidet an Prostatavergrößerung. Im Alter von 50 Jahren findet sich bei 35 Prozent der Männer ein Prostatakarzinom. Das sind epidemische Ausmaße! Die operative Entfernung ist ein Multi-Milliarden-Dollar-Geschäft. Das Wurzelchakra steht mit der Prostata in Verbindung. Durch regelmäßiges Praktizieren von *Aswini Mudra* und *Mula Bandha* (Wurzelsperre) erhält ein Mann seine Energie, denn durch die pumpende Bewegung (*Mula Bandha*) wird die Prostata stimuliert. Kontraktionen der Aftermuskulatur (*Aswini Mudra*), ein gesunder Lebenswandel und spezielle Kräuterextrakte sind ebenfalls eine große Hilfe, wenn es darum geht, Prostatabeschwerden vorzubeugen.

Zur Vertiefung

1. *Achte auf deine Essgewohnheiten.* Zeichne 1 Woche lang alles auf, was du isst, schreibe auch Uhrzeit und Menge nieder. Sei ehrlich zu dir selbst und übernimm die Verantwortung für die Auswahl deiner Nahrungsmittel. Bewerte sie. Wie fühlst du dich 1 Stunde nach der Mahlzeit? Hat dieses spezielle Nahrungsmittel dir Energie geschenkt und dein Wohlsein gefördert oder fühlst du dich eher matt und verwirrt?
2. *Darmreinigung.* Die meisten Menschen tragen Reste Abbauprodukte von Nahrungsmitteln in ihrem Darm mit sich herum, die dort seit Jahren festkleben. Das ist die Ursache für viele Körperleiden und Krankheiten. Die Beseitigung dieser Ablagerungen hilft, eine große Anzahl von Beschwerden zu heilen. Es gibt eine Menge Produkte und Programme, die dich beim Umgang mit diesen Ablagerungen und bei der Rückkehr zu einer natürlichen Verdauung unterstützen (siehe Anhang, dort unter „Literatur-, CD-Empfehlungen und mehr", Seite 338 ff.).
3. *Die Reinigung des Systems.* Erwäge ein Fünf-Tage-Programm zur Reinigung und Stärkung der Nieren (wenn du zur Ängstlichkeit neigst) oder der Leber (wenn du Ärger oder Groll in dir trägst).
4. *Yoga Nidra.* Wende *Yoga Nidra* auf die Auswahl der Lebensmittel an. Wähle in der Praxis einen geistigen Entschluss wie „Ich bevorzuge Lebensmittel, die mein Körper leicht verdaut" oder „Ich gebe meinem Körper das, was er für Gesundheit notwendig braucht".
5. *Bauchreiben.* Massiere deinen Bauch mit kreisenden Bewegungen, auf der rechten Seite aufwärts, auf der linken abwärts, also im Uhrzeigersinn. Beginne mit kleinen Kreisen, die größer und anschließend wieder kleiner werden. Die traditionelle taoistische Praxis empfiehlt 36 Kreise im Uhrzeigersinn und 24 im Gegen-Uhrzeigersinn, doch mach einfach so viele, wie dein Körper möchte. Das regt die Verdauungsorgane an.

6. *Die Zwerchfellsperre.* Im Anhang unter „Energietechniken für dich allein" (Seite 319 ff.) ist *Uddiyana Bandha* beschrieben, eine Praxis, die für die Verdauungsorgane wundervoll ist und auch dabei hilft, einen *Granthi*-Knoten zu lösen, der die Bewegung von *Kundalini* blockiert.
7. *Nauli* ist eine weitere großartige Verdauungshilfe sowie eine machtvolle Praxis zur Öffnung des *Manipura-Chakra*, um das Körperfeuer zu entfachen. Zusätzlich produziert es Energie, die die Aktivierung von *Kundalini* unterstützt. Halte die Wurzelsperre, atme aus beim Ein- und Nach-oben-Rollen des Bauches, atme ein beim Aus- und Nach-unten-Rollen – die Bewegung ist ein aktives Kreisen. Fahre damit etwa 1 Minute lang fort. Atme anschließend vollständig aus und lasse den Bauch noch 1 Minute nach oben und nach unten rollen. Atme tief ein und aus und drücke das Feuer nach unten in die Genitalien hinein. Mach dazu einen Laut wie ein Grunzen. Wiederhole den gesamten Ablauf 3-mal. Achte darauf, welche neuen Empfindungen im Unterleib du feststellst.
8. *Vajroli oder Sahajoli Mudra* (Kapitel 8, Seite 218) sind unübertroffen darin, die sexuelle Gesundheit zu sichern, gemeinsam mit dem *Aswini Mudra* (Kapitel 4, Seite 107), der Wurzelsperre (*Mula Bandha*, Kapitel 9, Seite 242 f.).
9. Mit pH-Teststreifen aus der Apotheke lässt sich feststellen, ob der Säure-Basen-Haushalt in deinem Körper ausgeglichen ist.

Für Paare

Bereitet euch ein Fest der Sinne: eine Stimmung wie in einem Tempel, anregende Musik, Räucherwerk, Blumen, Kerzen, eine hübsch auf einem Tablett arrangierte Auswahl von Delikatessenhäppchen unterschiedlicher Farbe und unterschiedlichen Geschmacks. Wählt festliche Kleidung.

Verwöhnt euch gegenseitig so erfindungsreich und sinnlich wie möglich. Versucht unbedingt den „Lippenservice" und nutzt jeden Körperteil, um euch gegenseitig die Häppchen anzubieten. Seid spielerisch, fantasievoll ...

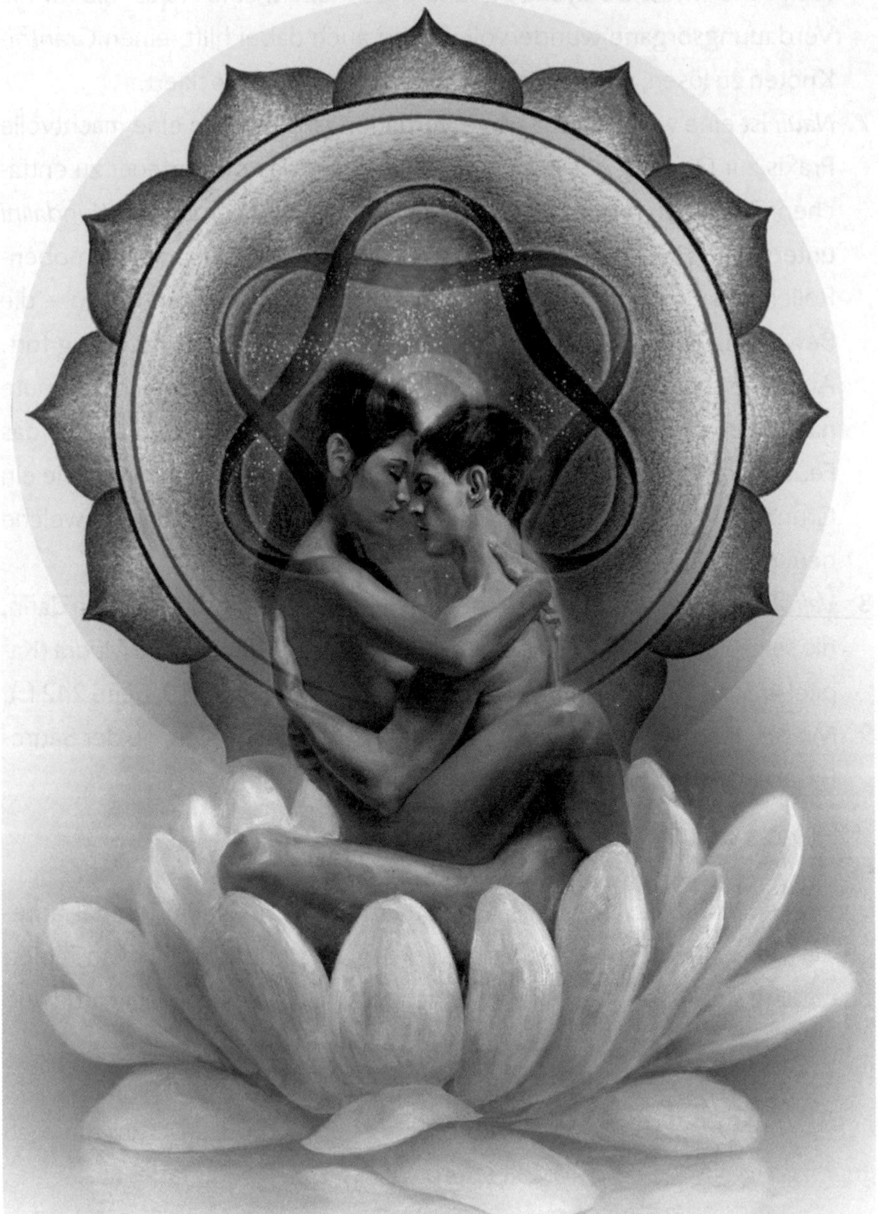

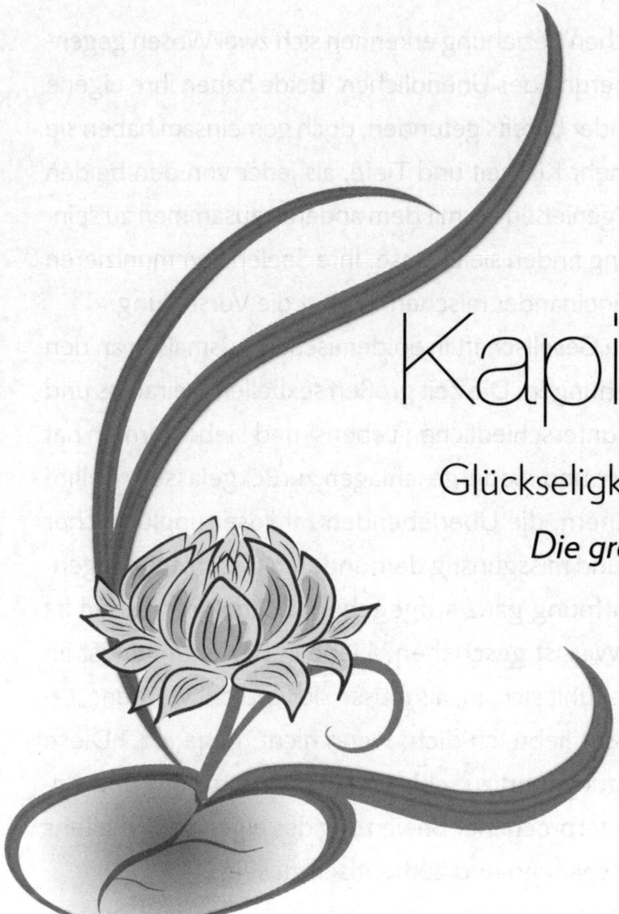

Kapitel 11

Glückseligkeit in Beziehungen

Die größte Herausforderung

In einer Beziehung kann emotionale Klärung viel schneller und tiefer gehen, als wenn man sie mit sich selbst allein macht. Die Voraussetzung dafür ist ein bewusster Umgang damit. Durch den Partner wirst du immer wieder an deine unerledigten Themen erinnert. Auch der Ausgleich der Polaritäten erfolgt als Paar tiefer und schneller als allein. Eine tantrische Beziehung ist ein kräftiger Antrieb in Richtung „Glückseligkeit".

In einer idealen tantrischen Beziehung erkennen sich zwei Wesen gegenseitig als jeweilige Verkörperung des Unendlichen. Beide haben ihre eigene Kraft unabhängig voneinander bereits gefunden, doch gemeinsam haben sie mehr Freude, finden sie mehr Klarheit und Tiefe, als jeder von den beiden allein erfahren könnte. Sie genießen es, mit dem anderen zusammen zu sein. In der sexuellen Vereinigung finden sie Ekstase. Ihre Seelen kommunizieren wie zwei Herzen, die sich ineinander mischen. Das ist die Vorstellung.

In der Realität leidet die Gesellschaft in epidemischen Ausmaßen an den Folgen gescheiterter Beziehungen. Die Zeit großen sexuellen Freiraums und des Experimentierens mit unterschiedlichen Lebens- und Liebesformen hat viele Menschen verwundet und niedergeschlagen zurückgelassen. Millionen von Frauen und Männern, die Überlebenden zahlloser unglücklicher Lieben, sind misstrauisch und missgünstig dem anderen Geschlecht gegenüber. Viele haben die Hoffnung ganz aufgegeben. Zölibatäres Leben ist sehr populär geworden. Was ist geschehen? Liebe in Beziehungen ist an Bedingungen geknüpft. Es fühlt sich an, als müsse sie verdient werden: „Erfüllst du meine Bedürfnisse, liebe ich dich; wenn nicht, gehe ich." Diese unausgesprochene Bedingung führt zu schleichender Verbitterung und Anspannung. Im Gefühl ununterbrochener Bewertung des eigenen Verhaltens fällt es schwer, sich zu entspannen und authentisch zu sein.

Bisher hast du nur diese an Bedingungen geknüpfte Form der Liebe erfahren. Sie ist jedoch ein schwacher Ersatz für wirkliche Liebe. Viele Menschen geben sich jedoch damit zufrieden, gebraucht statt geliebt zu werden. Alle Beziehungen werden vom Ego beherrscht, das das Leben immer durch seine Vergangenheits- oder Zukunfts-„Brille" sieht und lebt. Es ist unfähig, im Jetzt zu sein. Liebe hingegen lebt nur im Augenblick, im ewigen Jetzt. Doch wenn du ins Jetzt kommst, entdeckst du all die eingefrorenen Emotionen, die in der ewig währenden Gegenwart verharren. Alles, was du vermeiden wolltest, kommt hoch und will dir die Hand zum Gruß reichen. Es kommt, um geheilt zu werden.

Beziehungen als Therapie

Die unteren drei Chakras bleiben verschlossen, solange unsere Kindheitsthemen unbewusst und unerlöst bleiben. Es geht dabei um die Dinge, die du von deinen Eltern ersehnt und nicht bekommen hast (Aufmerksamkeit, Bestätigung, Liebe) oder um die, die du bekamst und nicht haben wolltest (Missbrauch, Verlassen-Werden, unerfüllbare Erwartungen). Unser Wesen tut alles, um diese Wunden zu heilen, diesen Erfahrungen ein Happy End zu bescheren. Das Ego erschafft diese Erfahrungen, sowohl in Träumen als auch in der Realität, immer wieder neu, jedes Mal in der Hoffnung, nun damit in Frieden zu kommen. Jeder Mensch wählt Sexualpartner, die die Situation mit einem Elternteil nachstellen, in der Regel dem gegengeschlechtlichen. War dieser Elternteil kontrollierend und dominant, fühlst du dich von einem solchen Partner unwiderstehlich angezogen. War der Elternteil kritisch, wirst du dich zu einem kritischen hingezogen fühlen. Da können hundert andere mögliche Partner daherkommen, nicht dominant und nicht kritisch, und du findest sie langweilig. Der Punkt ist nicht, dass du gern beherrscht oder kritisiert wirst. Was dich an diesem oder dieser neuen Geliebten fasziniert, ist nicht, wer diese Person ist, sondern vielmehr, wer sie sein wird, nachdem du sie „in Ordnung gebracht" hast. Insgeheim planst du, sie so zu verändern, dass sie dich liebt und respektiert und so ist, wie du dir deinen Vater bzw. deine Mutter gewünscht hast. Damit wärst du geheilt und indirekt auch der entsprechende Elternteil.

Eine Seminarteilnehmerin, die das hörte, erwiderte entrüstet, dass das auf sie sicherlich nicht zutreffe. Ihre zweiundzwanzigjährige Ehe sei perfekt und darin seien keinerlei solche Mechanismen zu finden. Seltsamerweise wünschten sowohl sie als auch ihr Partner Privatsitzungen. Beide waren verzweifelt, voller Angst, den anderen zu verlieren, was auf Gefühlen der Unzulänglichkeit basierte, die wiederum auf Kindheitserfahrungen zurückzuführen waren. Diese Angst davor, verlassen zu werden, hat ihre sexuellen Ausdrucksmöglichkeiten stark eingeschränkt. Jeder war für den anderen ein vollkommenes Bild eines Elternteils. Entsteht eine Beziehung, so bedeutet das im Allgemeinen, dass beide Partner im anderen den Ersatz für ein Elternteil gefunden haben. Es ist eine neue Gelegenheit, das zu bekommen, was sie als Kind suchten. Die Drehbücher der Partner passen gut zueinander, jeder beherrscht die Rolle, die der andere von ihm verlangt. Beispielsweise mag er eine dominante Partnerin suchen und sie hat das Potenzial dazu. Sie sucht einen kritischen Partner und das kann er bieten. In einem anderen Kontext wäre sie vielleicht alles andere als dominant und er keineswegs kritisch, aber sie zeigen beide diese Eigenschaften, um für den anderen interessant zu bleiben.

Das heiße Erröten, das uns eine „neue Liebe" beschert, ist – obwohl äußerst erregend – nichts anderes als ein Sturm der Hormone, ausgelöst durch die Erwartung der Erfüllung von Kindheitsthemen. Beide Liebende projizieren ihren „Kram" aus der Vergangenheit – Erwartungen, Bedürfnisse, Abneigungen, Ängste usw. – auf ihren Partner. Das Gefühl aus den Flitterwochen hält nicht sehr lange an, die raue Wirklichkeit der Erfüllung dieser Erwartungen zeigt sich bald. Versuchst du, das zu sein, was der andere erwartet, kannst du nie authentisch oder spontan sein. Du kannst dich nie als der Mensch zu erkennen geben, der du wirklich bist, denn den will dein Partner nicht. In einer Beziehung begegnen sich zwei Menschen, die versuchen, sich gegenseitig ihre Bedürfnisse zu erfüllen. Bleibt die Erfüllung aus, werden sie frustriert und bewertend. Jeder gibt dem anderen die Schuld für das eigene Elend. Keiner ist sich bewusst, was da abläuft, jeder lebt mechanisch alte Muster und sieht den Partner nie wirklich so, wie er ist. Jeder schätzt am anderen nur den Teil, der ins eigene Drehbuch, in die eigene Inszenierung passt.

Entscheidest du dich, eine Beziehung zu verlassen, bevor die Kindheitsthemen aufgearbeitet sind, wirst du mit an Sicherheit grenzender Wahrscheinlichkeit in eine andere Beziehung geraten, in der exakt die gleichen Themen wieder auftauchen. Es mag so aussehen, als ob du zehn Beziehungen hattest, aber tatsächlich hattest du eine Beziehung in zehn Auflagen.

Frauen, die vor einem Ehemann, der sie misshandelt, fliehen, suchen sich häufig bald einen anderen gewalttätigen Mann – das ist das Prinzip. Das Sein (das Höhere Selbst) lässt dich (die Persönlichkeit) nicht vom Haken, bis du die Aufgabe abgeschlossen hast, die Lektionen gelernt hast, die diese Beziehungen für dich bereithalten.

Tantrische Beziehungen

Zwei Menschen können ihre Themen gemeinsam bearbeiten, indem sie die bislang in diesem Buch dargestellten Prinzipien erweitern: Beobachter für den Prozess des Partners sein; nicht im Drama stecken bleiben; den „Kram", der auftaucht, nicht persönlich nehmen; nicht werten oder kritisieren; eben einfach nur den Raum für den Partner bereitstellen, damit dieser durch seinen Prozess gehen kann. Die Kunst besteht darin, dass nicht beide zur gleichen Zeit in ihren Prozess gehen können, weil sonst jeder auf den anderen reagiert. So war es meist bisher, und du weißt, dass das nicht funktioniert. Einer muss in der Erwachsenenrolle bleiben. Geschieht es dennoch, dass ihr euch beide in eurem Drama verfangt, ist es hilfreich, sich für eine Weile zurückzuziehen, die Situation abkühlen zu lassen und dann neu Anlauf zu nehmen.

Wenn beide Partner, zusammen oder unabhängig voneinander, ihre Themen bearbeitet, ihre Lektionen gelernt und einen Zustand der Vollständigkeit erreicht haben, erwarten sie nicht, dass der andere sie glücklich macht. Das ist die Chance für eine tantrische Beziehung, in der sie zusammen sind und sich ohne Erwartungen aneinander freuen.

Maharishi Mahesh Yogi, der Begründer der Transzendentalen Meditation, sagte gern zu seinen Schülern: „Ich liebe dich – aber nimm es nicht persönlich." Wenn dein Ego diese drei magischen Worte hört, konzentriert es sich völlig auf die Person, die da Liebe anbietet. Das geschieht in der Annahme, dass sein lebenslanger Hunger nach Liebe nur von dieser einen Person gestillt werden kann. Sind zwei Menschen in Freiheit „in Liebe miteinander", ist jede Seite für sich „in Liebe" und hat unabhängig vom anderen einen Zustand des Liebens erreicht. Dann sind sie frei in der Entscheidung, „miteinander" zu sein.

Die einzige Konstante in all meinen gescheiterten Beziehungen bin ich.

Was die geliebte Person wirklich sucht

Einige sexuelle Techniken werden im folgenden Kapitel (Seite 287 ff.) vorgestellt. Vor allem aber macht dich die Arbeit, die du mit deiner nach innen gerichteten Achtsamkeit und der täglichen Praxis (die unter „Zur Vertiefung" am Ende jedes Kapitels vorgeschlagen wird) leistest, zu einem weitaus gefühlvolleren und leidenschaftlicheren Liebhaber. Das geschieht quasi als Nebenwirkung, auch ohne spezielle Techniken. Deine Fähigkeiten in Bereichen, die weitaus wichtiger sind als der der sexuellen Befriedigung, werden zunehmen. Du entwickelst dein menschliches Wesen, statt im Machen und Können besser zu werden. Du bist mehr an Humor und Unbeschwertheit, Mitgefühl und Verständnis, Ausdauer und Ungezwungenheit interessiert. Was du am meisten ersehnst und am meisten fürchtest, ist wahre Innigkeit und Nähe. Die einzelnen Aspekte dessen sind im Folgenden ausgeführt:

Emotionale Aufrichtigkeit. Deine Gefühlszustände zu erkennen und die Erlaubnis, sie bewusst wahrzunehmen, tut der Kommunikation in einer Beziehung unendlich gut. Wenn du beispielsweise erkennst, dass du den Ärger über deine Mutter oder deinen Vater immer wieder in deine Beziehungen projizierst, gibt dir das die Möglichkeit, die Vergangenheit loszulassen und ins Jetzt zu kommen. Unterdrückter Ärger ist das tödlichste Gift für sexuelle Leidenschaft. Der Ärger, den du nicht überwinden und loslassen kannst und stattdessen auf deinen Partner projizierst, löscht das sexuelle Feuer oder verwandelt es in Gewalttätigkeit. Beide Partner brauchen die

Möglichkeit, ihre Gefühle zu spüren und auszudrücken, ohne falsch verstanden zu werden und ohne dass der andere etwas persönlich nimmt, was ihn oder sie gar nicht betrifft.

Emotionale Reife. Das bedeutet, dass du für deine Gefühle und Verwirrungen die Verantwortung übernimmst, statt deinem Partner Vorwürfe zu machen. Werden deine Knöpfe gedrückt, dann sei deinem Partner dankbar, dass er dir zeigt, wo du noch hinsehen musst. Erkenne an, dass du genau diesen Partner gewählt hast, da er oder sie deine Knöpfe besser drücken kann als irgendjemand sonst! Gelingt es, die unbewussten Verhaftungen und Energien, die durch diesen „Knopf" sichtbar werden, zu lösen, findet eine erstaunliche Verwandlung statt, nicht nur in dir, sondern auch in deinem Partner und in der Beziehung als Ganzes.

Verletzlichkeit. Hast du dir nie eine Blöße gegeben, nie genug vertraut, um dein zartes Wesen zu zeigen, dann hast du nie einen wahrhaftigen Liebesakt erlebt. Du hast vielleicht Sex gehabt, aber das ist etwas ganz anderes. Nur, wenn du mit offenem Herzen und ohne Hintergedanken in die Beziehung gehst, kann sich dein Partner wirklich auf dich als vollständiges Wesen beziehen. Sei verletzbar. Es braucht viel Mut, zuzulassen, dass ein anderer Mensch dich wirklich sieht und erkennt. Als Kind hast du beschlossen, dass dein wahres Wesen nicht geliebt wird. Du hast gelernt, die Rolle zu spielen, die deine Eltern dir zugedacht hatten, um von ihnen wenigstens ein bisschen Liebe zu bekommen ... Die meisten Menschen setzen diese Farce ihr ganzes Leben lang fort und können keine authentischen Verbindungen eingehen.

Anerkennen und anerkannt werden. Ihr möchtet beide genau so (an)erkannt und geschätzt werden, wie ihr seid, und nicht als Objekt eines Projekts betrachtet werden, das der Verbesserung und „Reparatur" bedarf. Hör damit auf, dem anderen immer eine Nasenlänge voraus sein, dem anderen überlegen sein zu wollen.

Ausgedehnte Präsenz. Warst du je mit einem Sexualpartner zusammen, der zwar da, aber nicht anwesend, nicht bei sich zu Hause war? Das ist leider sehr häufig der Fall. Ein Geliebter, der tatsächlich präsent ist im Hier und Jetzt und genießt, was immer geschieht, ist etwas sehr Kostbares. So könnt ihr den Liebesakt zu einer Meditation werden lassen, bei der eine Seele die andere berührt. Das ist großartig und tief berührend, sogar ohne sexuelle Vereinigung. Eheberater empfehlen ihren Klienten manchmal, sich Fantasien hinzugeben, um die sexuelle „Leistungsfähigkeit" zu steigern. Wenn die Beziehung nicht funktioniert, liegt das normalerweise daran, dass einer oder beide Partner in den Augenblicken, in denen es um wirkliche Nähe geht, nicht wirklich anwesend sind. Sie sind in ihrer Vorstellungswelt unterwegs, bei einer ehemaligen Liebe oder einem Idol, jemandem, der mit der aktuellen Situation gar nichts zu tun hat. Das ist das eigentliche Problem. Das noch zu steigern, ist sicherlich nicht die Lösung. Wenn sich ein Paar hingegen entscheidet, seine unterschiedlichen Wirklichkeiten gemeinsam zu erforschen, ist das etwas ganz anderes. Beide sind in der Erfahrung präsent.

Vertrauen. Fühlst du dich in dir selbst genug sicher, dann ist es nicht bedrohlich, wenn dein Partner mit einem anderen Menschen Spaß und Freude teilt. In deiner früheren Programmierung kanntest du nur einen einzigen Grund, warum jemand (männlich oder weiblich) an einer anderen Person interessiert war oder dieser Person Aufmerksamkeit schenkte: den Hintergedanken sexueller Eroberung. Verständlicherweise löste das beim Partner eine intensive negative Reaktion aus. Ein besitzergreifender Wutanfall ist dann die einzige Möglichkeit, das eigene Territorium zu verteidigen. Eine Beziehung begrenzt und schränkt ein. Liebe aber braucht Raum zur Entfaltung. Sie kann nicht auf nur eine Person beschränkt werden. Ihr werdet entdecken, dass es viele Erfahrungen zu machen und es viel zu genießen gibt, wenn die Liebe mit vielen Menschen geteilt wird. Dieses warmherzige Teilen kann durch sexuelle Energie reizvoll und belebt werden, ohne jeden sexuellen oder genitalen Hintergedanken. Wenn du zu stark festhältst und deinem Partner keinerlei Raum gibst, mit anderen Menschen in Austausch zu sein, tötest du etwas ab. Vertraue deinem Partner. Gehe davon aus, dass jeder sich stets so verhalten wird, als sei der andere anwesend, und dass beide niemals wissentlich das gegenseitige Einvernehmen missachten werden, ob der Partner nun dabei ist oder nicht.

Sich auf allen Ebenen begegnen

Menschen berichten oft, dass sie viel Energie in den Sexualorganen spüren und viel Energie im Kopf, in den Körperbereichen dazwischen jedoch ziemlich wenig. Natürlich ist ein Mensch mit dieser Disposition nur zu sexuellem oder intellektuellem Kontakt in der Lage. Die Liebe spielt keine oder nur eine untergeordnete Rolle. Solche Menschen haben keine Probleme, Partner mit demselben Energiemuster zu finden. Die gibt es zuhauf. Hast du nicht schon häufig erlebt, dass mit jemandem die Chemie wunderbar stimmt und der Sex ganz fantastisch ist, es aber anschließend kaum etwas zu teilen gibt und ein seltsam abgetrenntes Gefühl zurückbleibt? Andererseits gibt es Menschen, mit denen es wundervoll ist, etwas zu unternehmen, mit denen du dich völlig verstanden, verbunden und genährt fühlst, doch da gibt es nicht die Spur von sexueller Anziehung. Oder es gibt Menschen, die spannend erzählen, mit dem du den ganzen Tag diskutieren und Ideen spinnen könntest, wo jedoch keinerlei Leidenschaft aufkommt. Meist verbinden sich Menschen auf *einer* gemeinsamen Ebene. Wenn du eine Verbindung auf zwei Ebenen erfährst, hast du schon fast das große Los gezogen. Tantrische Glückseligkeit in Beziehung bedeutet Energieverbindung in allen drei Körperzentren gleichzeitig:

- *Verstand* – klare Sicht auf die Dinge, ein gemeinsames Gefühl, worum es im Leben geht. Genug Geistesruhe, um eine klare Wahrnehmung zu ermöglichen. „Himmlische" Energie zum Wohl des Körpers;
- *Körper* – die sexuelle Energie ist vollständig aktiviert und auf einem höheren Niveau. Erdenergie wird ins Herz gebracht;
- *Herz* – Klarheit, die die Höchste Präsenz im Körper erkennen lässt. Grenzen, das Gefühl des Getrennt-Seins, werden überwunden.

Muster aus der Kindheit

Sigmund Freud betonte, dass die sexuelle Energie in jedem Kind machtvoll wirke und dass jede Kind-Eltern-Beziehung eine Liebesbeziehung sei. Dieser sexuelle Aspekt wird aufgrund gesellschaftlicher Tabus ins Unbewusste verdrängt, wirkt jedoch von dort andauernd weiter im Leben der Menschen und beeinflusst alle nachfolgenden Beziehungen nachteilig. Diese Thematik zeigt sich auf mannigfaltige Weise, doch für fast jeden Menschen gilt, dass die blockierte Energie wieder fließen muss, damit sie sich von ihrem Einfluss befreien können.

Der Ödipuskomplex. Viele Männer erleben, dass sie zu Beginn einer Beziehung Lust und Leidenschaft spüren, wird die Liebesverbindung jedoch intensiver, dann schwindet die sexuelle Energie mehr und mehr. Diese Männer sind durchaus noch sexuell ansprechbar, jedoch nur von Frauen, denen gegenüber sie keine wirkliche Liebe empfinden. Das ist ein Muster, welches aus der Kindheit übrig geblieben ist. Jeder kleine Junge ist in seine Mami verliebt. Sie ist der Quell seines Lebens, der Nahrung und der Liebe, die für sein Überleben so wesentlich ist. Sie ist seine Göttin. Er wünscht ihre ganze Aufmerksamkeit und will sie mit niemandem teilen. Vater und Geschwister sind seine Konkurrenten. Freud war sich der Macht des Ödipuskomplexes bewusst, wie die griechischen Dramatiker bereits lange vor ihm. Der unbewusste Drang, den Vater zu vertreiben, ihn sogar zu töten, scheint ein grundlegender Teil der männlichen Psyche zu sein.

Die normale männliche Entwicklung. Im Alter von etwa vier oder fünf Jahren erreicht diese Energie ihren Höhepunkt. Normalerweise erkennt der Junge etwa zu dieser Zeit, dass er seine Mutter niemals für sich allein haben kann und dass sein sexuelles Begehren unerfüllt bleiben wird. Er beginnt dann, dem Vorbild des Vaters nachzueifern, in der Hoffnung, eines Tages jemanden, der wie die Mutter ist, für sich zu finden. So wird Konditionierung im Elternhaus von einer Generation zur nächsten weitergegeben.

Der kleine Junge assoziiert die liebende, nährende Herzensenergie mit seiner Mutter, erkennt aber, dass diese sexuell nicht zugänglich ist. Also erschafft er eine Trennwand zwischen sexueller und Herzensenergie. Das Zwerchfell trennt Brustkorb und Bauchhöhle. Es wird chronisch verspannt, ein Panzer, der die sexuelle und die Liebesenergie davon abhalten soll, sich zu verbinden. Männer finden es schwierig, sich auf eine – egal welche – Frau verbindlich festzulegen. Solange es diese Spaltung in ihnen gibt, tragen sie die tiefe Gewissheit in sich, dass es zumindest zwei Frauen für sie geben muss, eine für die Liebe und eine für den Sex. Viele Kulturen, insbesondere die europäischen, haben dieses Problem in der Vergangenheit gelöst, indem sie Männern erlaubten, eine Geliebte zu haben. Der Mann hatte eine Ehefrau, die ihm die Kinder gebar und der seine unsterbliche Liebe gehörte, und eine Mätresse für seine Lust und Leidenschaft. Über Jahrtausende haben die Gesellschaften die Rollen der heiligen Ehefrau bzw. Mutter und der begehrenswerten, aber ehrlosen Hure oder Mätresse genährt. Frauen wurden der einen oder der anderen Gruppe zugerechnet, je nachdem, ob sie Spaß am Sex hatten oder nicht. Die männliche Beziehung zu den Frauen basierte auf dieser Unterscheidung. Und die Ehefrauen haben sich darauf eingelassen, weil so ihre Beziehungen aufrechterhalten werden konnten. Tatsächlich waren alle beteiligten Parteien insgeheim einverstanden. Der verborgene Antrieb dahinter ist der Versuch, mit der Kraft der sexuellen Energie zurechtzukommen oder ihr zumindest zu widerstehen.

Frauen sind von Natur aus sowohl liebend und nährend als auch sinnlich und sexuell. Sie müssen sich heute nicht länger für nur eine Hälfte ihres ganzen Wesens entscheiden. Zugegeben, viele Frauen haben den einen oder den anderen dieser beiden Aspekte in sich verdrängt, womöglich sogar beide. Sowohl die eigene sexuelle als auch die eigene liebende Natur vollständig zu leben und die innere Spaltung durch tantrische Arbeit zu heilen ist das Heldenhafteste, was ein Mensch vollbringen kann. Es ist die großartigste Erweiterung für eine Beziehung und das edelste Geschenk für den Geliebten. Die Zwerchfellsperre (*Uddiyana Bandha*) ist eine wunderbare Übung, um das Zwerchfell zu lockern (siehe Anhang, dort unter „Energietechniken für dich allein", Seite 319 ff.).

Ein Schüler berichtete: *Ich hatte nicht erwartet, dass meine Hingabe an diese Verehrung und Dankbarkeit so viel Lust in mir hervorbringen würde. Der Strom vom Herzen zum Becken (Sex) fließt in beide Richtungen, vielleicht auch abwechselnd. Der Sex ist ausgedehnter geworden, tiefer und reicher.*

Die unterbrochene männliche Entwicklung. Wenn in dieser kritischen Entwicklungszeit des Jungen (im Alter von vier oder fünf Jahren) der Vater die Mutter verlässt, sich die Eltern scheiden lassen oder der Vater stirbt, „gewinnt" Ödipus, „gewinnt" der Junge die Mutter. Zwar kann er sie noch immer nicht sexuell besitzen, doch emotional bindet er sich so sehr an sie, dass es nahezu unmöglich wird, sich tief mit einer anderen Frau zu verbinden. Wie auch immer das Ödipus-Drama ausgeht – normal oder unterbrochen – es ist für den Mann eine große Herausforderung.

Der Elektrakomplex. Ähnlich wie der Junge zur Mutter hat jedes kleine Mädchen eine starke sexuelle Verbindung mit ihrem Vater. Vielleicht gibt es sich, um seine Aufmerksamkeit zu bekommen, unverschämt verführerisch und kokett, oft in direkter Konkurrenz zur Mutter. Solange es sehr klein ist, erscheint sein sexuelles Gebaren niedlich. Aber etwa im Alter von fünf Jahren kann es für den Vater zum Problem werden. Er könnte eine feine, aber unangemessene Erregung verspüren.

Die normale weibliche Entwicklung. Oft findet der Vater keine andere Möglichkeit, seine widersprüchlichen Energien zu kontrollieren, als sich zurückzuziehen. Vielleicht haben sie immer gemeinsam gebadet – jetzt geht das nicht mehr. Das Mädchen darf auch nicht mehr zu ihm ins Bett kommen und sich ankuscheln. Er setzt eine Grenze und ist für das Kind auf der sinnlichen Ebene nicht mehr erreichbar. In manchen Fällen zieht sich der Vater auch emotional zurück.

Das kleine Mädchen fühlt sich verlassen, zurückgewiesen, nicht mehr liebenswert. Es zweifelt an sich, am eigenen Wert und fühlt sich zu emotional nicht verfügbaren Männern hingezogen. (Glücklicherweise gibt es davon eine Menge, dank der männlichen Programmierung.)

Die unterbrochene weibliche Entwicklung. Es ist möglich, dass der Vater seinen Drang nicht bezähmen kann und sich mit der Tochter sexuell verstrickt, um seine eigenen Bedürfnisse zu befriedigen. Das kann verschiedene Formen annehmen. Ist er in seinen sexuellen Annäherungen eher zart und liebevoll, kann das Mädchen sie vielleicht genießen und die besondere Verbindung schätzen. Das endet, wenn es lernt, dass Väter sich so nicht verhalten sollten. Es wird sich betrogen fühlen und zu Männern schwer Vertrauen finden. Ist der Vater dagegen gefühllos und zwingt sich einem unwilligen Kind auf, erlebt und erleidet es Gefühle der Wertlosigkeit, der Hilflosigkeit und der Scham. Mit der zunehmenden öffentlichen Diskussion des Themas „Inzest" wird deutlich, dass inzestuöses Verhalten viel weiter verbreitet ist, als bislang angenommen wurde. Auch hier gilt: Egal, ob der Elektrakomplex in normaler oder unterbrochener Weise ausgelebt wird – für die Frau ist dieses Thema eine Herausforderung. Glücklicherweise gibt es viele Eltern, die bewusst genug sind, in Kontakt mit den sexuellen Energien wach und wahrnehmend zu bleiben, und die sich weder verschließen noch das Kind missbrauchen. Sie vertrauen in ihre Fähigkeiten, mit den Energien auf gesunde Weise umzugehen. Eine gründliche Untersuchung der eigenen Inzestthemen und der Versuch, diese ggf. in liebende Bewusstheit zu bringen ist ein wesentliches Merkmal des *Ipsalu Tantra*-Kurses (Level 2), „Glückseligkeit in Beziehungen" (siehe Anhang, dort unter „Ipsalu Tantra International Community", Seite 346).

Die Beschneidung und ihre Auswirkungen

Die Vorhaut des Penis enthält Reflexpunkte, die mit dem Herzen verbunden sind. Die Entfernung der Vorhaut ist eine weitere Maßnahme, eine Herzensverbindung zur sexuellen Erfahrung zu unterbinden. Das macht Männer zu Kämpfern. In der Vorhaut liegen reichlich Nervenenden und so reagiert ein nicht beschnittener Penis weitaus empfindlicher auf Berührung. Die Reibung, die durch die Bewegung der Vorhaut über den Penisschaft entsteht, intensiviert die Stimulation zusätzlich. Beschneidung senkt die Empfindsamkeit.

Die Beschneidung treibt einen unbewussten Keil zwischen Männer und ihre Mütter. Die meisten beschnittenen Männer haben eine tiefe Verbitterung durch die Verletzung und den Schmerz erfahren. Sie tragen eine tiefe Traurigkeit und Unsicherheit in sich über das, was ihnen durch diese grausame Prozedur genommen wurde. Sie grollen und misstrauen ihrer Mutter (und in der Folge allen Frauen), dass sie das zugelassen und sie nicht geschützt hat. Niedergehalten zu werden und machtlos zu sein hat in ihnen eine furchtbare Wut entstehen lassen. Diese Wut loszulassen ist für einen Mann grundlegend wichtig.

Die Zyklen in der Beziehung

In Beziehungen scheint es Sieben-Jahres-Zyklen zu geben. „Das verflixte siebte Jahr" ist ein verbreitetes Phänomen. Die meisten Ehen werden nach sieben, vierzehn oder einundzwanzig Jahren geschieden. Zu Beginn einer Beziehung erwartest du, dass sich dein Partner verändert und hoffst, dass sich deine Unzufriedenheit mit ihm bzw. ihr auflöst. Hoffnung scheint sieben Jahre zu überleben. Wenn sich bis dahin nichts verändert hat, machst du dich mit dem Gedanken vertraut, dass es sich nicht mehr ändern wird. Entweder findest du dich mit der Situation ab, oder du entscheidest dich für eine Veränderung.

Wenn sich Veränderungen vollzogen und Probleme gelöst haben, nimmt das Paar zu Beginn des folgenden Zyklus normalerweise neue Herausforderungen in Angriff. Vielleicht gründen sie eine Familie oder ein gemeinsames Unternehmen, sie bauen gemeinsam ein Haus usw. Mache dir den Ablauf der Zyklen klar, damit du bewusster damit umgehen kannst.

Andere Formen von Beziehung

Nicht monogame sexuelle Beziehungsformen finden derzeit ein beachtliches Interesse. Rund um dieses Thema entwickeln sich Institutionen und Diskussionsforen. Verschiedene Paare haben Bücher zu ihren Erfahrungen in verschiedenen Familien- oder Ehekonstellationen mit mehreren Sexualpartnern verfasst. Fast immer war das ursprüngliche Paar nach einiger Zeit kein Paar mehr.

Die Menschen verabschieden sich von der Monogamie, weil sie nicht funktioniert hat. Sie glauben, dass die Veränderung der Form der Beziehung das Problem löst. Ohne die in diesem Buch beschriebene emotionale Heilung und die spirituelle Entfaltung werden andere Beziehungsformen jedoch ebenfalls keine Erfüllung bringen. Mehrere Sexualpartner zu haben bringt Ablenkung und der wiederholte Reiz neuer Beziehungen erzeugt Lust, doch weder heilen sie das Innere Kind, noch führen sie zu Glückseligkeit. Manche dieser Bewegungen sollen angeblich eine spirituelle Grundlage haben. Bei näherem Hinsehen erkennt man jedoch meist eine machtvolle Figur, die alles zusammenhält, einen Elternersatz für alle. Fehlendes Bewusstsein für diese Übertragung auf einen Elternstellvertreter kann die Menschen hoffnungslos verwirren in ihrer Anhaftung an die Gruppe und ihrer Führung und ihrer Unterordnung.

Selbst in der Praxis des Tantra wird Gelegenheitssex dich nicht in einen erleuchteten Zustand oder zur Glückseligkeit führen. In diesen Zeiten von AIDS und anderen sexuell übertragbaren Krankheiten ist es gesundheitsgefährdend, mit verschiedenen Partnern herumzuspielen. Und auf feinstofflicher Ebene hinterlässt jeder Partner, mit dem du genitale oder sexuelle Energie teilst, eine Restverbindung, die wie ein Leck in deinem Energiesystem wirkt. Wenn sie es wollen und du es unbewusst zulässt, können sie dir zu einem späteren Zeitpunkt Energie abziehen.

Du musst deinen Partner kennen. Liebe und gegenseitiger Respekt gehören dazu. Tantrischer Sex funktioniert nicht ohne Liebe.

Das Göttliche in deinem Partner ehren

Oftmals ist es einfacher, die Dinge von außen zu betrachten, als sie von innen zu erfahren. Bestimmt siehst du die Fehler der anderen leichter als deine eigenen. So ist es auch einfacher, das wunderbar göttliche Wesen deines Partners zu erkennen, als diese Seite in dir zu erleben. Sieht dein Partner deinen Liebreiz, kannst du diesen selbst auch leichter erkennen. Die Rollen von Mann und Frau und das Miteinander ihrer Persönlichkeiten waren einst durch die Gesellschaft klar definiert und vorgegeben. Heute jedoch fallen diese Rollen mehr und mehr auseinander. In der dadurch entstehenden Verwirrung kann es hilfreich sein, sich auf historische männliche und weibliche Archetypen zurückzubesinnen, wie die vollkommene göttliche Energie: *Shiva* sitzt hoch über dem Tumult des Lebens mit klarem Blick und wundervollen Ideen, in tiefer glückseliger Meditation. *Shakti* ist sinnlich, intuitiv, kreativ, manifestierend und nährend. Entdeckt dieses Potenzial im anderen und (an)erkennt es.

Viele Männer – selbst Männer mit spiritueller Neigung, jedoch ohne tantrisches Training – leben ihre Sexualität eher trieborientiert. Sie haben nicht gelernt, ihr Sexualverhalten in ihr spirituelles Leben zu integrieren. Die Zeiten ändern sich allerdings, und es gibt nun viele Männer, die zwar keine förmliche Praxis haben, aber wirklich tantrisches Verhalten.

In den Tempeln unterweisen traditionell die Frauen die Männer in Tantra und in den Dingen der Liebe. Frauen erleben Erregung und Orgasmus intensiver als Männer. Sie sind die Initiatorinnen. Männer tun gut daran, ihnen die Führung zu überlassen.

Wie du selbst dafür sorgst, dass du Single bleibst ...

Es gibt Zeiten im Leben, in denen du das, was gerade ansteht, am besten allein bewältigst. Du bewegst dich zwischen mehr introvertierten und mehr extrovertierten Zeiten hin und her. Manchmal brauchst du einfach deinen eigenen Raum. Der Verstand will diese Tatsache vielleicht nicht akzeptieren und bastelt dann ein Drama rund um den dringenden Wunsch nach einem Partner. Es ist aber gut möglich, dass dieser Wunsch dem aktuellen Plan deiner Seele nicht wirklich entspricht.

Vielleicht vermeidest du aber auch Beziehungen. Wenn frühere Beziehungen schmerzhaft waren (genauer, wenn sie Kindheitsthemen ans Licht brachten, die dann nicht bewusst aufgelöst wurden), gehst du vielleicht diesem Schmerz aus dem Weg und vermeidest Beziehung mit „vernünftigen" Argumenten. Du könntest etwa sagen: „Ich möchte ja eine Beziehung, aber es gibt keinen Mann [keine Frau] mit den Eigenschaften, die ich mir wünsche." Das Leben passt sich unaufhörlich an, um immer zu deinen Erwartungen zu passen. Mit solch einer schützenden Abwehr wirst du einen passenden Partner nicht sehen, nicht erkennen, nicht anziehen. Übernimm die Verantwortung dafür, dass du selbst diese Abwehrhaltung angenommen hast. Wenn du dir eingestehst, dass du Beziehung meidest, statt Umstände, die außerhalb deiner Macht stehen, dafür verantwortlich zu machen, wird diese Wahrheit dich aus deiner Not erlösen. Entweder entscheidest du dich, weiterhin Single zu sein und es zu genießen, oder du öffnest dich für die Möglichkeit einer Beziehung.

Einen Partner anziehen

Wenn du die Kobra-Atmung praktizierst, schaffst du um dich herum eine Art magnetisches Feld. Dein Charisma wird diese besondere Person anziehen. Menschen, die nur an sexueller Begegnung interessiert sind, meiden jemanden eher, der Herzensenergie ausstrahlt. Sie finden das beängstigend. Wenn du in deiner Herzensenergie bist, wird dir niemand nahe kommen, der sich auf einer niederen Bewusstseinsebene bewegt, weil du stets die Menschen anziehst, die in deiner Frequenz schwingen.

Zur Vertiefung

Einige Partnerpraktiken findet ihr im Anhang, dort unter „Energietechniken für Paare" (Seite 324 ff.).

Kapitel 12

Orgastisches Sein

Verständnis und Praxis der Sexualität im Tantra

Erleuchtung wurde als andauernder Orgasmus, als die letztendliche Glück seligkeit, definiert. Den Treibstoff für die tantrische Reise liefert die sexuelle Energie, die wir uns zunutze machen. Dieses Kapitel zeigt, wie diese Meisterschaft erlangt werden kann.

Die meisten Menschen werden von ihrer unbewussten sexuellen Kraft getrieben. Sie prägt ihre Handlungen und Entscheidungen. Gleichzeitig fühlen sich viele schuldig in Bezug auf diesen machtvollen (An-)Trieb, da sie einerseits eine verurteilende Haltung gegenüber Masturbation, oberflächlichen Sexualkontakten usw. hegen, andererseits genau solche Mittel nutzen, um mit dieser kraftvollen Energie umgehen zu können.

Für die spirituell Suchenden bestand die traditionelle Art des Umgangs mit sexueller Erregung darin, sie zu unterdrücken. In diesem Zusammenhang lebten sie häufig zölibatär. Das löst jedoch nicht das Problem. Viele Nonnenklöster haben geheime Begräbnisstätten für Neugeborene. Nicht zu vergessen sei hier auch die gegenwärtige öffentliche Diskussion über die Berichte sexueller Belästigung von Kindern durch Vertreter der Kirche. Es gibt zahllose Schilderungen über „Gurus" oder „fortgeschrittene Yogis", die heimliche sexuelle Beziehungen mit ihren Schülern unterhalten. Der Zölibat ist keine Entscheidung, die du triffst. Es ist ein Zustand, den du durch vollständige Erweiterung und Wandlung der sexuellen Energien erreichst. Verurteilst du dich selbst, so durchtrennst du deine Verbindung zum Göttlichen. Lass Schuld und Unterdrückung los, nur so kannst du in die Schwingung der Glückseligkeit– die ganzheitliche Energie des Menschlichen wie des Göttlichen – kommen.

Auf einer CD von Enigma (siehe Anhang, dort unter „Literatur-, CD-Empfehlungen und mehr", Seite 338 ff.) ist eine laszive weibliche Stimme zu hören. Über einem gregorianischen Hintergrundchor raunt sie verführerisch in englischer Sprache: „Die Regeln der Lust sind einfach zu verstehen. Tu, was du willst, und tu es bis zum Ende." Das erinnert an Oshos Rat. Es geht nicht darum, sexuelles oder anderes Verlangen zu vermeiden, sondern vielmehr darum, das Verlangen bewusst auszudrücken und zu erfüllen, in angemessener Art und Weise, bewusst beobachtend, ohne Schuld, ohne Urteil. Das Verlangen in dir kann sich nur befrieden, wenn du entdeckst, dass eine lüsterne, erobernde Begegnung doch nicht das ist, was du wirklich wolltest. Ein Schritt in Richtung spiritueller Reife besteht darin, zu lernen, die wilde, rohe sexuelle Kraft auf neue Art zu nutzen. Nachdem du die Transmutation eine Weile geübt hast, wird die Energie von allein, ohne dein Zutun, nach oben steigen. Die Kraft ist da, wenn du es wünschst, sie prickelt durch deinen Körper, verweilt nicht mehr nur in den Genitalien und bringt dich nicht mehr aus dem Konzept. Die Energie steht dann für die spirituelle Reise zur Verfügung. Viele Menschen leiden darunter, dass sie zu wenig sexuelle Energie haben. Es gibt eine Studie, die besagt, dass 24 Prozent der Frauen keinen Orgasmus und 33 Prozent gar kein Interesse an Sex haben. Ein erstaunlich hoher Prozentsatz an Männern hat nur wenig Sex im Leben. Unbewusste Überzeugungen und Einstellungen aus der Kindheit, traumatische Erlebnisse, Enttäuschungen mit gefühllosen Partnern und körperliche Einschränkungen durch ungesunden Lebenswandel haben ihre Energie zum Versiegen gebracht. Schwache Energie hinterlässt ein nagendes Gefühl der Unzulänglichkeit.

Sexualität ist die Grundlage von Spiritualität

Eine der kostbarsten Erfahrungen für uns ist eine nahe Begegnung mit einer anderen Seele auf körperlicher Ebene. Sexualität ohne Liebe nimmt beiden Partnern die Würde. Sexualität im Raum der Liebe dagegen ist heilig, ist als heiliges Sakrament zu verehren.

Sexuelle Energie ist Schöpfungsenergie. Wenn du lernst, diese Kraft zu erspüren und bewusst zu bewegen, eröffnest du dir die Möglichkeit, deine Göttlichkeit durch die Aktivierung der *Kundalini*-Kraft zu erwecken und in die Welt hineinzubringen. Die sexuelle Energie ist ein Ausdruck der allem zugrunde liegenden Lebenskraft, die es möglich macht, tief in Meditation zu gehen und dabei doch geerdet zu bleiben. Die *Kriya*-Praxis bringt sexuelle Energie in den feinstofflichen Kanälen des Körpers in Bewegung, das ist oft bereits ein orgastisches Erleben. Diese Praxis hat viele Wesen zur Erleuchtung geführt. Sexuelle Energie mit spiritueller Energie zu verbinden ist das Wesen der Alchemie. Der Schlüssel hierzu ist die kosmische Kobra-Atmung. In einem heiligen Raum gemeinsam mit dem Partner praktiziert, mischen sich durch die Kobra-Atmung männliche und weibliche Energie und die Partner katapultierten sich miteinander und gegenseitig in transzendente Zustände. Diese machtvolle Technik verdient tiefsten Respekt. Die in diesem Kapitel im Folgenden beschriebenen Praktiken (Seite 300 ff.) setzen voraus, dass du die Kobra-Atmung praktizierst. Wenn nicht, kann die Transmutationsatmung (siehe Anhang, dort unter „Energietechniken für dich allein", Seite 319 ff.) eingesetzt werden.

Deine sexuelle Energie ist die machtvollste Kraft, die dir zur Verfügung steht. Bei jedem Orgasmus erreichst du – zumindest für einen Augenblick – *Samadhi*, tiefe Glückseligkeit. In diesem glückseligen Zustand stehen die Gedanken still, die Atmung verlangsamt sich und du schwebst jenseits von Raum und Zeit. Es ist der Augenblick, in dem sich Gott in unserem menschlichen Drama zeigt. Manchmal kann dieser orgastische Augenblick auf 5, 10 oder mehr Minuten ausgedehnt werden und es scheint eine Ewigkeit zu sein. Frauen spüren diese orgastische Glückseligkeit oft intensiver als Männer, denn die meisten Frauen sind auf natürliche Weise offener für den inneren Energiefluss. Mit etwas Übung kann jedoch jeder diese Offenheit erlernen. Eine Teilnehmerin, die kürzlich die *Ipsalu*-Kurse abgeschlossen hat, teilte die Auswirkungen auf ihr sexuelles Erleben mit uns:

Ich habe sexuelle Erfüllung auf eine Art und Weise erfahren, die ich nie für möglich gehalten hätte. Die sexuelle Vereinigung wirkt immer länger nach, da ich die Energie des 2. Chakras nach oben zu meinem Herzchakra transmutiere. Der Unterschied, den ich durch die Herstellung dieser Verbindung spüre, hat Sex für mich völlig verändert. Ich erlebe den gewöhnlichen Geschlechtsakt als etwas Außerordentliches. Ich erlebe innere Orgasmen durch energetischen Sex, ohne dass ich wirklich Sex haben muss. Nachdem mein Partner sich nach dem Akt aus mir zurückgezogen hat, erlebe ich weitere Orgasmen durch das Gefühl der Energie, die noch in meiner Yoni *ist. Auch wenn sein* Lingam *nicht mehr in mir ist, bleibt er doch energetisch deutlich spürbar. Das ist energetischer Sex. Ich bin so erfüllt und ich muss nicht gleich noch einmal Sex haben. Die Erinnerung und die Präsenz der Energie bleiben mir einige Tage erhalten. Mein Partner und ich liegen dicht beieinander und unser Atem wird zu einem. Unsere Körper transzendieren für Stunden in einen erweiterten Bewusstseinszustand. Die innere Ruhe, die wir dabei empfinden, ist mit nichts, was wir vorher erlebt haben, zu vergleichen. Viele meinen, ich sähe um Jahre jünger aus, und fragen mich, was ich dafür tue … Die Praxis kehrt den Alterungsprozess meiner Zellen um. Ich bin für die vielen Auswirkungen von* Ipsalu Tantra *auf mein Leben ewig dankbar.*

Konditionierungen überwinden

Den Menschen, die in dieser christlichen Kultur groß geworden sind, wurde beigebracht, dass im Sex etwas von Natur aus Entwürdigendes ist und dass sie alle durch die sexuelle Sünde ihrer Eltern in dieses Leben gekommen sind. Diese heimtückische Ansicht gibt es schon so lange, dass sie sich in unsere DNA eingearbeitet hat. Wie unglaublich erleichternd ist die Erkenntnis, dass das falsch ist und dass alle deine Anteile heilig sind. Es gibt nichts Schmutziges, nichts, was man unterdrücken muss. Es ist ein großer Bewusstseinssprung, wenn man anerkennt, dass Sexualität und Spiritualität Ausdruck derselben Energie sind. Sie gemeinsam zu erfahren macht beide noch vollständiger. Die sexuelle Vereinigung, *Maithuna* genannt, ist das Wesen deiner Verbindung zur Existenz.

Sex und Macht

Sex liegt den meisten gesellschaftlichen Problemen zugrunde. Diese Urenergie wurde jahrtausendelang von Menschen, die nach Macht strebten, pervertiert und vergiftet. Politiker und Geistliche haben sexuelle Beschränkungen aufgebaut, um das Volk zu kontrollieren. Kontrollierst du jemandes sexuelle Energie, machst du diesen Menschen zum Sklaven. Denke an den temperamentvollen Stier und den fügsamen Ochsen, sein kastriertes Gegenstück. Der Stier ist voll unermüdlichem Feuer, der Ochse trottet dahin, nutzbar, klaglos, ohne Schwung.

Wenn eine Religion die sexuelle Energie zu etwas „Bösem" erklärt und schwere Strafen dafür vorsieht, wenn man sie unerlaubt lebt, schafft sie eine innere Spaltung, schneidet sie die Gläubigen von ihrer eigenen schöpferischen Kraft ab. Schon in sehr jungen Jahren werden die Kinder einer Gehirnwäsche unterzogen; man lässt sie glauben, ihr eigentliches, wahres Wesen sei schlecht. Schuld und Scham, zwei der lähmendsten inneren Haltungen, werden tief ins Wesen eingewoben und zerstören seine Authentizität. Die wahre Natur wird verleugnet, ein falsches Selbst erschaffen. Der wahrhaftige Geist kann nicht fortbestehen, wo Schuld und Scham vorherrschen. Als Resultat hat der Gläubige keinen direkten Zugang mehr zu Gott und muss sich auf die Kirche, die Sakramente und die Priesterschaft verlassen, um seine spirituellen Bedürfnisse zu stillen.

Würden die Menschen ihre sexuelle Energie ausdrücken, wären sie unkontrollierbar – für Regierung, Kirche und Gesellschaft. Sexualitätsfeindliche Glaubenssätze, sexuelle Tabus und gesellschaftliche Normen helfenden Herrschenden, die schöpferische Kraft der Menschen zu beschneiden und dann in ihrem eigenen Sinne zu kanalisieren.

Die Unterjochung wird weiter verstärkt, indem das Erleben von Liebe eingeschränkt wird. Ein Tabu muss ein Quäntchen Wahrheit enthalten, um zu funktionieren. Daher lehrt die Gesellschaft jeden, wie wundervoll die Liebe ist. Während der Ruhm „höherer" Liebe gepriesen wird, verunglimpft man zugleich die „niedere" Liebe. In Wahrheit aber ist die niedere Liebe ein vitaler Bestandteil der höheren Liebe. Das Körperliche muss angenommen, umarmt, transformiert und eingebunden werden, um spirituelles Erwachen zu erlangen. Das herrschende System möchte nicht, dass die Menschen diese Erfahrung machen.

Wird einem Kind die Liebe in Form von Berührung und Streicheln vorenthalten, wird es – obwohl gut ernährt und gepampert – schwächlich wachsen und sich geistig nicht richtig entwickeln. Manchmal stirbt es sogar. Viele Menschen sind erwachsen geworden und doch ist etwas im Inneren nicht erblüht. Ausgehungert nach körperlichem Ausdruck von Liebe, leiden die Menschen an diesem Mangel an Zuwendung.

Mache dir klar, dass dieses ganze Szenario eine große betrügerische Inszenierung ist, an der alle mitspielen.

Die von der Gesellschaft aufgestellten Verhaltensregeln und Normen spiegeln deine eigenen Begrenzungen wider.
Sie schützen dich davor, verletzlich zu sein und verletzt zu werden.

Sexuelle Energie auszuleben wurde bis vor gar nicht so langer Zeit nur verheirateten Männern und Frauen zugestanden. Bei dem Versuch, diese Lebensenergie zu kontrollieren, kann es dir passieren, dass sie vollständig versiegt und dann selbst im Kontakt mit dem Einen und Einzigen nicht mehr hervorsprudeln will. Sie kommt dann leicht als Gewalt zum Ausdruck, sei es offen oder auf passiv-aggressive Weise. Tantrische Praktiken lassen die sexuelle Energie frei fließen, lenken sie jedoch nach oben. So kann sie sich durch das Herz ausdrücken, ohne genitalen Anteil (wenn das nicht angemessen ist). Wer mit vielen Partnern zusammen ist, ist normalerweise enttäuscht von der Qualität des beiläufigen, zwanglosen genitalen oder sexuellen Erlebens. Die Befriedigung ist gering und währt nur kurz und doch treibt es uns immer wieder in eine neue sexuelle Begegnung. Dort werden dieselben Ängste, Abwehrhaltungen und Abgrenzungen hineingetragen – die Ergebnisse bleiben dieselben. Sind die Menschen verliebt und fühlen sie sich vereint mit der geliebten Person und eins mit der Welt, kommen ihre schöpferischsten, empfindsamsten und schönsten Seiten zum Vorschein. Sie haben keine Angst, ein Wagnis einzugehen oder neue Möglichkeiten zu erforschen. Ohne die Liebe bleiben die Beteiligten uninspiriert und einfallslos.

Bekommst du, während du dies liest, das Gefühl, das Opfer eines repressiven Systems zu sein? Das ist eine Falle, die es zu vermeiden gilt. Solange du im Außen nach einer Lösung für deine Probleme suchst, solange sich etwas da draußen ändern muss, bevor du deinen eigenen Ausdruck finden kannst, solange du dich als ein Opfer der Umstände jenseits deines Einflusses erfährst – so lange steckst du hoffnungslos fest.

In der Nähe von Berlin besuchte ich eine Lebensgemeinschaft, die sich dafür engagierte, soziale und religiöse Beschränkungen der sexuellen Freiheit der Menschen zu überwinden. Einigen der leitenden Köpfe versuchte ich, meine Perspektive zu vermitteln. Sie konnten einfach nicht begreifen, dass die wahren Hindernisse auf dem Weg zur Freiheit und Glückseligkeit in unserem Inneren liegen und dass das System lediglich ein Spiegel unserer eigenen Unterdrückung ist.

Die Erfahrung von Glückseligkeit ist nur im Hier und Jetzt möglich – dabei kann alles genau so sein, wie es ist. Nichts muss verändert werden. Der Kampf gegen äußere Grenzen kann wertvoll sein, wenn er bewusst geführt wird. Dann hilft er dir dabei, die eigenen inneren Beschränkungen zu entdecken.

Tantrische Praxis

Kobra-Atmung mit wechselnden Partnern

Es kann Leid verursachen, die Kobra-Atmung kurz nacheinander mit mehreren Personen in sexueller Vereinigung zu praktizieren. Dasselbe gilt für die Praxis außerhalb einer festen Beziehung. Die gemeinsame Praxis der Atmung erzeugt eine kraftvolle energetische Verbindung. Wenn einer der Partner bereit ist, mit dem anderen Glückseligkeit zu erleben, und offen und verwundbar wird, während der andere Partner sich noch schützt und einfach seinen inneren Bewegungen folgt, kann die entstehende Verbindung schmerzhaft werden. Dieser Zustand ähnelt dem unerwiderter Liebe. Mit den höheren Ebenen der Kobra-Atmung wird die Beziehung noch intensiver. Der offene, empfindsame Partner kann oft die Emotionen, sogar die Gedanken, des anderen spüren und dabei seine eigenen Grenzen verlieren. Das kann verwirrend und störend sein. Es gibt eine Reihe von Übungen, die du gemeinsam mit jedem Freund machen kannst, die Macht der Kobra-Atmung sollte jedoch verehrt und sexuell nur mit einem wohlbekannten und vertrauten Partner praktiziert werden.

Der tantrische Liebesakt

In dem umfassenden Angebot der heute verfügbaren „tantrischen" Bücher beschäftigen sich viele fast ausschließlich mit „Super-Sexualität". Es gibt zahlreiche Bücher und Videos zur Massage und Stimulation des „Heiligen Punktes", der Prostata beim Mann und des G-Punktes bei der Frau (siehe Anhang, dort unter „Literatur-, CD-Empfehlungen und mehr", Seite 338 ff.). Diese Methoden werden angeboten als ein Weg, die Erregung zu erhöhen und die Intensität des Orgasmus zu steigern, aber offensichtlich stimulieren sie auch *Kundalini.* Die Anleitungen sagen nichts dazu, was in diesem Fall zu tun ist. Es gibt verschiedene, sehr detaillierte und ausführliche Bücher und Videos über sinnliche Massagen und Methoden der sexuellen Erregung. Das *Kamasutra* und Bücher zu Taoistischen Sexualpraktiken schildern unzählige Sexstellungen und -techniken. Der Klassiker der Sexualliteratur *Das große Buch des Tantra: Sexuelle Geheimnisse und die Alchemie der Ekstase* von Nik Douglas und Penny Slinger (siehe Anhang, dort unter „Literatur-, CD-Empfehlungen und mehr", Seite 338 ff.) und viele andere Quellen bieten zahllose Informationen und Anregungen.

Einige Partnerpraktiken sind im Anhang unter „Energietechniken für Paare" (Seite 324 ff.) beschrieben und eine Anleitung für einen Liebesakt ist am Ende dieses Kapitels zu finden. Es handelt sich dabei um grundlegende Informationen einschließlich einiger Sexualtechniken, die die Intensität des Liebesakts steigern können. Es sei daran erinnert, dass der Geschlechtsakt nicht das Herzstück des Tantra ist. Beim Tantra geht es vielmehr darum, Energie zu spüren und sie durch den materiellen und ätherischen Körper zu bewegen. Dazu braucht es kein gewaltiges Repertoire von Sexualtechniken. Sobald du eine Technik beherrschst, kannst du sie wieder vergessen und dich dem hingeben, was die Energie will. Dann bist du frei; das ist der Augenblick, in dem die tantrische Magie wirkt. *Ipsalu* arbeitet nicht direkt mit besonderen Sexualtechniken. Die Erfahrung der Transzendenz entsteht als Nebeneffekt deiner Praxis, indem du ausgeglichener wirst und mehr im Jetzt sein kannst und willst.

Vama Marga

Vama Marga ist der „linkshändige" Pfad des Tantra, über Jahrhunderte gefürchtet und verdammt. Da die linke Hand (verbunden mit der rechten Hirnhemisphäre) Kreativität und Intuition kontrolliert, ermöglicht der linkshändige Pfad den Zugang zu diesen Eigenschaften und ihren Ausdruck. In *Vama Marga* praktizierst du mit einem Partner, dabei ist jeder von euch sich der Göttlichkeit des anderen bewusst. Mit yogischen Techniken wird Energie bewegt. Du spürst gleichzeitig und deutlich deinen inneren Mann und deine innere Frau und vereinst schließlich diese Gegensätze im Augenblick des Orgasmus. *Vama* ist Sanskrit und bedeutet „Ausspucken" oder „Erbrechen", *marga* heißt einfach „Weg". Die Praxis von *Vama Marga* hilft dir, alle Illusion von Trennung, davon, wer du bist und wie du in der Welt stehst, loszulassen. Bist du von den Illusionen befreit, dann bist du bereit, in eine neue Dimension des Liebens und des Seins in Liebe einzutreten.

Bewusste Zeit, eigener Raum

Nimm dir für deine tantrischen Abenteuer wenigstens 2 Stunden Zeit: etwa eine Stunde zum Aufwärmen, Stunde für das Liebesspiel und Stunde für die Transmutation sowie Stunde zum Abkühlen. Quickies können dir Energie abziehen, besonders wenn du hastig und verkrampft einem Orgasmus nachjagst. Beobachte, wie du dich danach fühlst. Entscheidest du dich, mehr Zeit zu für dein Liebesspiel zu haben, wirst du dich schnell an die befriedigendere Erfahrung gewöhnen und dich nicht mehr mit weniger zufriedengeben wollen.

Steht nur wenig Zeit zur Verfügung, dann nutzt sie, um nah und entspannt miteinander zu sein, Energie auszutauschen mit Spielen und Erzählen. Vielleicht ist dir der Sex im Dunkeln lieber, die Körper zugedeckt oder teilweise angezogen, weil du Gefühle der Scham oder Schuld empfindest. Du beeilst dich, es hinter dich zu bringen, anstatt diese göttliche Verbindung zu feiern und zu genießen. Viele Paare bestehen darauf, dass alles bei ihnen erledigt und auch die Stimmung gut ist, bevor sie Sex haben: kein Kopfschmerz, die Arbeit erledigt, die Kinder im Bett, Geschirr abgespült, Haustiere gefüttert, nicht zu müde. Selten kommt das alles zusammen, und so haben sie Quickies, kurz bevor sie in die Nacht hineingleiten. Tantra lehrt, nicht darauf zu warten, dass alles perfekt ist. Erschaffe den Augenblick, indem du dich für deinen Partner öffnest und die Energie für den Einstieg aufbaust. Dafür kannst du *Vajroli Mudra*, *Sahajoli Mudra* oder *Aswini Mudra* oder eines der sexuellen Aktivierungsmittel des *Kriya* (siehe *Juwel im Lotos*, Seite 184 ff.) einsetzen.

Zwei Liebesakte täglich können als Morgen- und Abendgebet betrachtet werden. Penetration oder Orgasmus müssen nicht sein. Einige Augenblicke der Berührung, des Austausches, des Herzens und Haltens sind sehr nährend und gesund. Dabei wird auf feinstofflicher Ebene Energie ausgetauscht. Die Löffelchen-Position eignet sich dafür gut. Das Paar liegt auf der rechten Seite, der Mann hinter der Frau. Sein linker Arm umfasst sie, seine linke Hand kann auf ihrem Herzen liegen, so empfängt er ihre liebende Energie. Sein Herz befindet sich genau hinter ihrem, so kann sie spüren, wie seine Liebe in ihr Herz fließt. Es ist schön, in dieser Position einfach nur gemeinsam zu atmen. Am Morgen in eine Haltung von Liebe hinein zu erwachen prägt den ganzen Tag. Du kannst nicht bedrückt sein, wenn du die erotische Energie in deinem Körper erlebst. Sie zaubert ein Lächeln auf dein Gesicht. Halte diese Energie ohne den Druck nach Entladung in dir. Wird die Erregung zu stark, dann transmutiere sie mithilfe der Kobra- oder der Transmutationsatmung. Intime

Begegnung am Morgen wird oft vermieden, weil man sich beim Aufwachen fühlt, als schmecke und rieche man einfach nicht gut genug. Das ist meist so, weil man am Vortag ungesund und unklug gegessen hat. Hast du deine Ernährungsgewohnheiten verändert und isst drei Stunden vor dem Schlafengehen nichts mehr, muss dein Körper sich nicht mehr allnächtlich reinigen und der frühe Morgen wird viel reizvoller. Ein paar Veränderungen würden deinem Körpertempel wirklich guttun und ihn ehren, sodass er dich höchsten Genuss erfahren lässt. Ein ausgedehnter tantrischer Liebesakt, bei dem Energie bis in jede einzelne Körperzelle hineingezogen wird, empfiehlt sich 1- bis 2-mal wöchentlich. Ihn öfter zu praktizieren könnte dein System zuerst einmal energetisch überladen. Letztendlich entschließt du dich vielleicht, den Liebesakt in deine tägliche spirituelle Praxis aufzunehmen.

Deinen Tantra-Tempel einrichten

Verwandle dein Schlafzimmer in einen wahren Tempel für die tantrische Begegnung. Wirf den Fernseher hinaus. Meditiere dort, damit sich diese Energie im Raum aufbaut. Richte einen Altar ein: mit Räucherwerk, Kerzen, frischen Blumen, Gegenständen und Bildern, die dir etwas bedeuten. Mach den Raum zu einem Ort höherer Bewusstheit – er sollte mehr sein als nur der Raum, in dem deine Kleider auf den Boden wirfst und ausschläfst. Dann wird sogar die Zeit nützlich, in der du schläfst, deine Träume werden heilsam und instruktiv.

Die Beleuchtung ist wichtig für eine sinnliche Atmosphäre. Zünde Kerzen an, die du mit Bedacht auswählst und arrangierst. Nutze farbiges Licht: rotes oder bernsteinfarbenes, um die Energie von Mutter Erde einzuladen; UV-Licht oder kobaltblaues, um dich beim Liebesakt in spirituelle Räume zu führen. Auch Musik trägt zur passenden Stimmung bei. Wie schon beschrieben, liegen sowohl die Frequenz der Erdenergie (Schumannresonanz) als auch die Hirnfrequenz in Meditation (obere Thetawellen) und die Frequenz eines liebenden Herzens bei etwa 7 bis 8 Hertz. Klassische indische Musik – wie

Ragas – baut auf Obertönen dieses Frequenzbereiches auf. Indische Musik eignet sich ausgezeichnet. *New Age*-Musik ist meist entweder zu abgehoben oder zu einfach. Es ist wichtig, diese beiden Extreme zusammenzubringen. Suche etwas aus, was erdet und doch weitet.

Tantra für Singles

Der „rechtshändige" Pfad, *Dakshini Marga*, verwendet viele der Techniken, die auch dem linkshändigen Pfad eigen sind, jedoch ohne einen Partner. Durch Selbststimulation kannst du deine eigenen feinstofflichen Energien anregen, dich in einen Zustand intensiver Erregung bringen. Im Augenblick des Orgasmus transmutiere die Energie. Das schließt den Energiekreislauf und hält deine Energien in dir, während der Druck in den Genitalien abnimmt. Beim Ausatmen, wenn du entspannst, verteilt sich die Energie im ganzen Körper. Körperliche Selbstliebe ist der erste Schritt auf dem Weg zu der Fähigkeit, jemand anderem Freude zu bereiten. Vielen Frauen ist bislang ein Orgasmus mit Partner fremd. Sobald du die dynamische Energie in deinen Genitalien spüren kannst und lernst, diese Energie in höhere Körperzentren zu lenken, wirst du auch bei deinem Partner für diesen Prozess immer sensibler. Letztendlich wirst du einen Partner anziehen, mit dem du Energie teilen und die positiven und negativen Kräfte zusammenbringen kannst, was letztlich zur Erweckung der Glückseligkeit führt.

Tantrisches Tibetisches Rebirthing

Ein sehr fortgeschrittener Rebirthing*-Prozess aus Tibet wird im *Ipsalu Tantra*-Kurs (Level 3), „Glückseligkeit in kosmischer Einheit" (siehe Anhang, dort unter „Ipsalu Tantra International Community", Seite 346), angeboten. Besondere

* Rebirthing ist eine therapeutische Atemtechnik, die geeignet ist, alte und versteckte psychische Muster bis hin zum Geburtstrauma selbst an die Oberfläche zu bringen und diese zu integrieren.

Atemmuster und Mantras zusammen mit tief gehender sinnlicher und sexueller Stimulation führen viele Menschen zu einem mystischen Höhepunkt, einer tantrischen Hochzeit und zum Beginn einer neuen Ebene von Gewahrsein.

Ein kleiner tantrischer Liebesführer

Gesteigertes Gewahrsein, ein wenig Grundsatzwissen und ein paar Techniken können dein sexuelles Erleben in eine ekstatische Erfahrung von Verbundensein verwandeln. Es wird öfter auf die Kobra-Atmung verwiesen. Bist du nicht in sie eingeweiht, verwende die Transmutationsatmung (siehe Anhang, dort unter „Energietechniken für dich allein", Seite 319 ff.).

Das Vorspiel

Es heißt bewusst nicht „Vorarbeit". Sei also ruhig spielerisch und kreativ, der Liebesakt sollte nie vorhersagbar oder mechanisch werden.

Ohne Erwartung. Beginne das Liebesspiel ohne Erwartungen, insbesondere in Hinsicht auf einen Orgasmus. Geschieht er, gut, wenn nicht, auch gut. Manche Menschen berühren sich nie gegenseitig, es sei denn, sie suchen einen Orgasmus. Sie möchten nichts beginnen, was sie nicht zum Abschluss bringen können. Was spricht dagegen, den Beginn ebenso zu genießen wie das Ende? In einem tantrischen Liebesakt kannst du jederzeit würdevoll innehalten und fühlst dich vollständig dabei.

Lass dir Zeit. Das Vorspiel ist wundervoll, wenn es vor der Penetration wenigstens Stunde lang dauert. Die meisten Frauen brauchen diese Zeit, um zu entspannen, sich auf die Energie des Partners einzustimmen, bis ihre Säfte fließen und sie sich öffnen können. Es gibt verschiedene Wege, sich gegenseitig zu erfreuen – ein gemeinsames Bad, erotischer Tanz, eine Zeremonie, Massage, Küsse, Streicheln, Liebkosungen, orale Stimulation oder einfach nah beieinander sein und den Atem in Einklang bringen.

Nicht-tantrische Männer sind oft zwanghaft mit Sex beschäftigt. Sie sind begierig darauf, dass es endlich losgeht, und kommen schnell zum Ende. Ihre sexuelle Geschichte ist gekennzeichnet durch Hast, es scheint so, als wollten sie den Akt eilig beenden – bevor sie ihre Meinung ändert, bevor man erwischt wird, bevor er seine Erektion verliert.

Auch der sexuelle Akt ist von kurzer Dauer, aufgrund einer in den männlichen genetischen Code eingepflanzten Forderung aus früheren Zeiten, als es um die Zeugung von Nachwuchs ging. Ein stark ausgeprägter Instinkt drängt dazu, den Samen so schnell wie möglich in das fruchtbarste verfügbare Feld einzubringen, damit das Ei befruchtet werden kann. Sobald eine Frau erregt ist, beginnen die Vaginalsekrete zu fließen und die Muskelbewegungen im Bereich der Vagina gehen nach außen. Das macht dem Sperma den Weg zur Eizelle schwer. Viele Männer haben gelernt, auf ihre sexuelle Erregung mit Druckabbau zu reagieren. Dieser Impuls strebt nach eiliger Penetration und Orgasmus. Im Tantra lernen Männer, sich mehr Zeit zu lassen, ihre Energie sich aufbauen zu lassen. Sie entspannen sich in ein ausgedehntes Liebesspiel hinein. Einfallsreiche Variationen unterstützen die beständige Präsenz.

Halte Gefühle im Gewahrsein. Wird sexuelle Energie erregt und aufrechterhalten, kommt leicht emotionales „Material" ins Bewusstsein, das in der Nähe der sexuellen Energie gespeichert ist. Hast du einmal beim Liebesakt erlebt, dass die Frau plötzlich in Tränen ausbricht? Der Mann meint dann, er habe etwas falsch gemacht. Oder jemand zieht sich plötzlich zurück und du findest dich in einer mächtigen Auseinandersetzung wieder. Wahrscheinlich ist es alter „Kram" und nichts Persönliches. Tauchen bei dir oder deinem Partner plötzlich intensive Emotionen auf, dann sollte der andere mit im Gewahrsein des Prozesses bleiben und sich nicht mit hineinziehen lassen. Sei Beobachter und halte den Raum für die Gefühle deines Partners, damit sie zum Ausdruck gebracht und losgelassen werden können. Mit etwas Erfahrung werden sie schnell vorbeigehen und das Liebesspiel kann weitergehen, wenn ihr das wollt.

Wellenbewegung. Im Tantra ist es von entscheidender Bedeutung, muskuläre Spannungen rund um das Becken zu lösen. Die meisten Menschen sind im Becken durch Traumata, Missbrauch oder gesellschaftliche Konditionierung verspannt. Stell dir einen runden Holzstab vor, der von Hüftknochen zu Hüftknochen geht und an dem das Becken frei pendelt. Das fühlt sich wunderbar an. Wellenbewegungen des Beckens sind für Frauen besonders wichtig, um Erregung aufzubauen. Die Bewegung unterstützt auch das Erwecken von schlafender *Kundalini*. Mithilfe von Techniken wie der Beckenschaukel (siehe Anhang, dort unter „Energietechniken für dich allein", Seite 319 ff.) lenkst du mehr Energie und sauerstoffreiches Blut in die Sexualdrüsen und -organe.

Selbststimulation. Durch An- und Entspannen des Afterschließmuskels (*Aswini Mudra*) und des Harnröhrenringmuskels (*Vajroli Mudra*) kann sexuelle Energie erzeugt werden. Das steigert jede Form der manuellen Stimulation erheblich.

Shakti, aufgepasst. Da viele Techniken des Tantra geschaffen wurden, um Männer zu unterstützen, wurden die Unterschiede der Energieaktivierung bei Frauen und Männern nicht immer berücksichtigt. Die Analkontraktion gehört zu vielen taoistischen und yogischen Techniken. Diese Muskeln stimulieren die Prostatadrüse beim Mann (1. Chakra) und damit das *Kundalini*-Reservoir.

Der mit der Prostata vergleichbare Punkt im weiblichen Körper ist die Gegend des 1. Chakras an der Rückwand der Vagina, in der Nähe des Gebärmutterhalses. Analkontraktionen stimulieren diesen Punkt nicht annähernd so gut wie tiefe Vaginalkontraktionen. Passt eine Frau eine Technik dementsprechend an, werden die Ergebnisse weitaus intensiver sein.

Rubbelsex versus energetischer Sex. In unserer Kultur praktizieren die Menschen meist „Rubbelsex" – rein und raus, zum Höhepunkt treiben, dann explodieren, umdrehen und einschlafen. Die meisten Menschen kommen zum Orgasmus, indem sie ihre Muskeln anspannen und den Atem anhalten, so wird die sexuelle Energie in den Genitalien gehalten. Auf diese Weise bewirkt eine kleine Energiemenge einen Mini-Orgasmus begrenzter Intensität und Dauer, erlebt im Genitalbereich – quasi ein sexuelles Niesen. Im Tantra kannst du dich für eine Weile am Rubbelsex erfreuen und dann zum Energiesex übergehen, was heißt, dass ihr feinstoffliche Energie durch eure Körper bewegt. Das spiritualisiert deine sexuelle Energie, sodass ihr beide während des Liebesakts genährt werdet. Du lernst, inmitten der sexuellen Erregung die Körperspannung loszulassen. Du lernst, immer mehr Energie zu halten, den ganzen Körper dafür einzusetzen, anstatt eine genitale Schnellentladung anzustreben. Der ganze Körper wird zur erogenen Zone. Orgasmus wird zu der ganzkörperlichen, lang anhaltenden, überwältigenden Erfahrung, auf die du gewartet hast. Du verlierst Energie durch die Augen, die Zungenspitze, durch die Brustwarzen, die Finger, die Zehen, den *Lingam*, die Klitoris und den Anus. Um die Energie in dir zu halten oder im Kreislauf mit dem Partner kannst du die folgenden Techniken verwenden: Halte die Augen geschlossen oder bleibe in Augenkontakt; lass die Zungen sich berühren oder halte sie im *Khechari Mudra* (siehe Kapitel 3, Seite 82); die weiblichen Brustwarzen sollten in Kontakt mit dem männlichen Körper sein; berühre mit den Händen den Körper des Partners; mit den Füßen ebenso oder legt die Fußsohlen aneinander; verschließt den Anus des Partners mit sanftem Fingerdruck oder verwendet die Wurzelsperre.

Oraler Sex. Oraler Sex spielt in der tantrischen Erfahrung eine wichtige Rolle. Die orale genitale Stimulation ist wahrscheinlich die intensivste Sinnesempfindung bei der Vorbereitung des tantrischen Orgasmus. Sie wird als Teil des Vorspiels empfohlen, denn der kosmische Orgasmus geschieht meist in Vereinigung.

In der 69er-Position, bei der seine Zunge ihre Klitoris berührt (negativer Pol) und ihre Zunge seinen *Lingam* (positiver Pol), entsteht ein geschlossener Energiekreislauf, der eine hohe Aufladung möglich macht. Auch in dieser Position wäre ein Höhepunkt möglich, doch erfährt die Frau dabei keine Stimulation des G-Punkts, die einen Ganzkörperhöhepunkt erst möglich macht. Der durch bloße Stimulation der Klitoris ausgelöste Orgasmus ist in den Genitalien spürbar und nicht transzendent. In dieser Position wird ein Ganzkörperorgasmus für beide möglich, wenn der Mann ihren G-Punkt und die Frau sein Perineum manuell stimuliert. Jeder kann den Nektar des anderen in sich aufnehmen, auch dies ein Weg, die Essenz der Sexualsekrete zu teilen. Wenn du deine Zunge an deinen Gaumen legst (*Khechari Mudra*; siehe Kapitel 3, Seite 82), schließt du einen Kreislauf und erlaubst der durch die Wirbelsäule aufsteigenden Energie, das Gehirn zu erreichen. Praktiziert eine Frau oralen Sex, wobei sein *Lingam* (positiver Pol) mit ihrem Gaumen (*Palatum durum*) in Kontakt ist, wird *Kundalini* (negative Energie) der Frau durch *Sushumna* nach oben in ihr Gehirn hineingezogen. Im Augenblick des Orgasmus wechseln die Polaritäten und der Lingam wird empfänglich für die aufsteigenden Energien der Frau. Der Kreislauf wird gegenüber dem Normalzustand umgekehrt. Oral-Genital-Kontakt und jede andere Form von Sexualkontakt ist aufgrund der Verbreitung von AIDS und anderen sexuell übertragbaren Krankheiten erst dann ratsam, wenn sich die Partner kennen und einige Grundvereinbarungen miteinander getroffen haben. Ein Test auf AIDS und andere Indikationen schafft Entspannung, sodass ihr euch ohne Zurückhaltung aneinander erfreuen könnt.

Anale Stimulation und innere Prostatamassage. Für viele Menschen ist die Stimulation des Anus äußerst angenehm. Zudem stellt sie eine weitere Möglichkeit dar, *Kundalini* zu erwecken. Viele Menschen halten jedoch in der Analregion eingefrorene Emotionen fest, Gefühle, die während einer Stimulation dieses Bereichs an die Oberfläche kommen könnten. Daher scheuen manche Menschen anale Berührung und Stimulation. Über den Weg der Analmassage kann eine Frau ihrem männlichen Partner vermitteln, wie sich eine Penetration anfühlt. Der Mann kann so die weibliche Erfahrung teilen. Das kann ihm helfen, mit seiner Inneren Frau in Verbindung zu kommen. Bei den ersten paar Malen solltet ihr euch im Voraus darauf einigen. Sind Ernährung und Darmtätigkeit des Mannes gut, wird er sich wohl gut und vorzeigbar fühlen. Ist sein System eher träge, will er sich vorab vielleicht ein paar Tage für eine Darmreinigung nehmen oder sich mit einer Darmspülung oder einem Einlauf vorbereiten. Die Fingernägel sollten kurz und glatt gefeilt sein. Benutze einen gut befeuchteten Fingerling oder Latexhandschuhe, beides in der Apotheke erhältlich. Die Frau massiert in langsamen Kreisen um den Anus, bis dieser sich ganz entspannt anfühlt. Sie wartet, bis sie eingeladen wird, und gleitet dann sanft mit dem Mittelfinger bis zum zweiten Gelenk in den Anus des Mannes. Die Prostata sitzt direkt vor dem Rektum und der Finger kann sie durch die vordere Darmwand ganz einfach erreichen und streicheln. Ärzte tun dies, um die Prostata abzutasten. Sie gehen dabei oft unsensibel vor und die Erfahrung ist schmerzhaft. Sei äußerst sanft und langsam. Das gilt auch, wenn ein Mann eine Frau anal stimuliert. Manche Menschen, Männer wie Frauen, haben Traumata durch analen Missbrauch oder andere Themen zu verarbeiten, die Gefühle von Verwundbarkeit, Scham oder Beschämung beinhalten. Gelegentlich ist der Anus angespannt, dass das Eindringen schmerzt. Andere Menschen finden es geradezu außerordentlich angenehm. Mit dem eingeführten Finger kannst du sanfte Vibrationen ausführen. Du kannst sogar einen kleinen Vibrator einführen und ausprobieren, wie sich das anfühlt. Nur lass ihn dir nicht entwischen – es ist bei der Notaufnahme im Krankenhaus so schwer zu erklären. Sonst sollte nichts in den Anus eingeführt werden. Die Darmwand ist keine allzu robuste Membran und für aggressiven Umgang nicht geeignet.

Beim normalen Geschlechtsverkehr wird automatisch das 1. Chakra der Frau stimuliert. Der G-Punkt ist nicht der tatsächliche Chakra-Punkt, ist aber energetisch eng damit verbunden und zur Stimulation gut geeignet. Das ist einer der Gründe, warum Frauen beim Orgasmus weit öfter einen Ansturm von *Kundalini* erleben als Männer. Männer bekommen diese Form der Stimulation normalerweise nicht. Stattdessen können sie dafür *Aswini Mudra* (Analkontraktionen) anwenden. Homosexueller Austausch schließt häufig

Analverkehr ein und eröffnet damit Zugang zu einer Erfahrung weitaus höherer energetischer Intensität, als sie heterosexuellen Männern üblicherweise zur Verfügung steht. Heterosexuelle Menschen können die Tiefe dieser Erfahrung durch eine Erweiterung ihres Liebesspiels unter Einbeziehung analer Stimulation erreichen. Es unterstützt den Mann, seine *Kundalini* zu erwecken. Analverkehr ist aus hygienischen Gründen für Heterosexuelle nicht empfehlenswert.

Die Vereinigung

Die Penetration ist für eine Frau am befriedigendsten, wenn sie vollständig erregt ist und ihre Sekrete zu fließen beginnen. Dringt ein Mann ein, bevor ihre Säfte fließen, wird das Gewebe gereizt und sie empfindet es als unangenehm. Er kann bis vor den Eingang kommen, dort anhalten und warten, bis er eingeladen wird. Fließen ihre Sekrete nicht (etwa um die Wechseljahre herum), empfiehlt sich ein Gleitmittel auf Wasserbasis. Bei der tantrischen Vereinigung teilen sich Mann und Frau die obere Position zu gleichen Teilen. Etwa die Hälfte der Zeit entspannt der Mann und die Frau ist aktiver, die Säfte beginnen zu fließen und die Energien zu vibrieren. In der Position oben kann sie die Bewegungen kontrollieren und auch Tiefe und Winkel der Penetration.

Einmal in Vereinigung, sollte das Paar mindestens 15 Minuten vereint bleiben, bevor er ejakuliert. Für eine vollständigere tantrische Erfahrung sind 30 Minuten besser. Während dieser Zeit haben die Hormone eine Chance, im Überfluss zu fließen und einen Verjüngungseffekt zu schaffen. Verzögert das Paar und lässt die Energie sich aufbauen, ist der Höhepunkt letztlich weitaus intensiver. Ist der Mann aktiv, kann er sanft eindringen, sich wieder zurückziehen, kreisen, um die Frau eingehender zu stimulieren. In den meisten Positionen ist es nicht notwendig, tief in die *Yoni* einzudringen. Die Energie kann bereits fließen, wenn nur die Spitze des Lingam die Klitoris oder Vulva berührt. Alle Nervenenden der *Yoni* befinden sich in den ersten 2 bis 5 Zentimetern. Dahinter ist wenig Gefühl. Es ist ein kosmischer Schoß, ein Vakuum.

Viele Frauen finden den Kopf eines weichen Lingam erotischer als einen harten *Lingam*, weil er sich wie eine Zunge anfühlt. Die Empfindung für einen Mann ist am intensivsten, wenn der Lingam zu zwei Dritteln erigiert ist. Es gibt eine tantrische Redensart, die lautet: „Sanft dringst du ein, hart kommst du raus."

Der Kopf des *Lingam* ist sein empfindlichster Teil. Dort werden die Sekrete und Energien ausgetauscht. Bleibst du beim Liebesakt mit dem Lingam im vorderen Teil der *Yoni*, stimulierst du alle Nervenenden, die zum Kreuzbein führen. Das regt Heilung und Verjüngung an. Nach einer Weile kann er beginnen, tiefer einzudringen. Lass sie die Führung übernehmen. Sie weiß, welche Art der Penetration sie wünscht. Berührt der *Lingam* das 1. Chakra nahe dem Muttermund, wird eine großartige energetische Verbindung möglich. Auf dem Weg dorthin muss sie ihn leiten. Männer sind aufgefordert, in diesen Dingen die Kontrolle abzugeben. Frauen sind in Bezug auf Sex und Energie auf eine natürliche Art weiser. Manche Männer meinen, sie müssten tief eindringen, aber das ist nicht unbedingt zum Besten der Frau. Psychologisch gesehen wollen diese Männer erobern und der Geschlechtsverkehr enthält ein starkes Element von Dominanz. Sie sind der Meinung, je tiefer sie eindringen, umso mehr nageln sie die Frau fest und halten sie in sexueller Umklammerung. Das ist eine patriarchalische Sicht auf die Sexualität.

Es ist Zeit, dass sie durch einen ausgeglicheneren, ehrenderen Ansatz ersetzt wird. Die Tendenz zu tiefer Penetration rührt auch aus dem andauernden Verlangen des Mannes nach der Rückkehr in den kosmischen Schoß. Das ist in der männlichen Natur tief verankert, wie es ein wesentlicher Teil der weiblichen Natur ist, die Göttliche Mutter zu sein. Dringt der Mann tief ein, dann versucht er, den Muttermund zu berühren. Der dort empfundene Druck ist eine angenehme Empfindung für den Kopf des *Lingam*. Unglücklicherweise irritiert dieses Reiben den Muttermund, und wenn das Stoßen und Drängen zu heftig ist, kann es letztendlich zur Entstehung von Gebärmutterhalskrebs beitragen. Es angenehmer für beide Partner, wenn der *Lingam* in

Kreisen um den Muttermund herumstreicht, ohne direkten Kontakt. Zieht sich der *Lingam* aus tiefer Penetration zurück, erzeugt er ein Vakuum in der *Yoni*, was für die Frau sehr angenehm ist. Ebenfalls sehr angenehm wird die Stimulation in den ersten 2 bis 5 Zentimetern der *Yoni* empfunden, da dort die Empfindsamkeit größer ist. Um die Vorteile beider Genüsse zu vereinen, rät das taoistische System dem Mann zu sieben flachen Stößen im Wechsel mit zwei tiefen. In dieser Situation tatsächlich zu zählen ist vermutlich eher irritierend. Daher erinnere einfach das Prinzip einiger flacher und eines gelegentlichen tiefen Stoßes. Dringt der Mann dauerhaft tief in die *Yoni* ein, bekommt die Frau nicht genug Stimulation und ihre Säfte werden versiegen. Dadurch entsteht Reibung. Dringt der Mann nur wenige Zentimeter ein, sanft und zart, hilft das *Shakti*, feucht zu bleiben. Auf diese Weise nährt dich die Energie der ausgeschiedenen Hormone dauerhaft. Spielarten und Abwechslung sind wichtig. Keine dieser Techniken sollte rigide wiederholt werden. Sind Liebende vollständig präsent, sensitiv wie meditativ, kommen *Shiva* und *Shakti* auf natürliche, harmonische Weise zu voller Blüte.

Sekrete. Liebessäfte, die während des sexuellen Miteinanders entstehen, enthalten Hormone, die beide Partner bereichern. Sie sind Elixiere der Verjüngung, der heilige Nektar der Langlebigkeit. Durch ein ausgedehntes Vorspiel ermöglichst du diesen Hormonen, ins Fließen zu kommen. Wird der Orgasmus verzögert, baut sich mehr und mehr Energie auf, die die Ausschüttung von immer mehr Hormonen anregt. Der Mann kann die Hormonproduktion darüber hinaus dadurch anregen, dass er seine Hoden vor dem Liebesspiel in kaltem Wasser badet. Manche Frauen produzieren ein Ejakulat, das durch die Harnröhre ausgeschieden wird. Im Sanskrit wird es *Rasha* genannt, die Feueressenz. Es ist reich an Hormonen und Nährstoffen für den Körper. Es gibt Sexworkshops, in denen Frauen sich ihrer Fähigkeit rühmen, ihre Säfte durch den Raum zu schießen. Welches Missverständnis eines solch großartigen Geschenks! Einige Lehrer weisen die Frauen darauf hin, diese Flüssigkeit mit großer Achtsamkeit und Ehrfurcht zu nutzen. Häufiges Ejakulieren ist für den weiblichen

Körper kräftezehrend und kann zu vorzeitigem Altern führen, wie das auch für den männlichen Körper gilt. *Rasha* ist eine kostbare Flüssigkeit und von großem Wert, wenn es vom Partner aufgenommen wird. Dies ist ein besonderer Brauch, nur selten gepflegt, wie vielleicht in einem *Maithuna*-Ritual. Viele Frauen, die nicht selbstverständlich ejakulieren, können durch G-Punkt-Massage dazu stimuliert werden. Es ist nicht sicher, ob das zum Vorteil der Frau ist. Für diese Ejakulation sinkt solare Energie durch das Kronenchakra nach unten. Eine verfrühte Öffnung des Kronenchakras macht es dem Bewusstsein schwer, im Körper zu bleiben. Es ist viel sicherer, diese Energie durch die *Medulla* aufzunehmen, wie beim Inneren Lächeln (Seite 116 f.) beschrieben.

Beim tantrischen Liebesakt lernst du, die Sekrete des Partners zu aufzunehmen und die Energie im Körper aufzunehmen. Das hat eine verjüngende Wirkung und führt zu einer Erweiterung des Bewusstseins. In der Vereinigung werden die Säfte der Frau über den Kopf des *Lingams* ihres Liebhabers aufgenommen (fortgeschrittene Tantra-Techniken lehren den Mann, die weiblichen Säfte aktiv einzuziehen). Wenn er in die Frau ejakuliert, empfängt sie seine Essenz. Wenn die Frau im Augenblick der männlichen Ejakulation die empfangene Energie (mithilfe der Kobra- oder Transmutationsatmung) transmutiert, durchflutet diese Essenz ihr gesamtes Nerven- und Drüsensystem. Sperma, durch das Vaginalgewebe absorbiert, kann die Stimmung und das Wohlsein der Frau beflügeln. Sperma galt in alten Zeiten in alchemistischen Zusammenhängen als heilig. Frauen, deren Partner die taoistische Methode der Ejakulationsvermeidung anwenden, empfinden das, als ob ihnen etwas vorenthalten wird. Durch die Teilhabe an dieser Essenz entsteht eine energetische Bindung. Allgemein entsteht durch den Austausch von Körpersäften eine psycho-emotionale Bindung. Ein chemischer Austausch entsteht auch. Die weiblichen Sekrete sind reich an Kupfer, das männliche Ejakulat ist magnesiumreich – das sind genau die Elemente, die der jeweils andere Körper benötigt.

Verhütung. Transmutation, das Zurückhalten des Spermas oder kräftiger Druck auf das Perineum wurden auch als Verhütungsmethode verwendet.

Es gibt eine ganze Reihe von Kindern auf diesem Planeten, die als Beweis gelten können, dass keine dieser Methoden sich zur Familienplanung oder Verhütung eignet. Osho befürwortete die *Vasektomie* (Sterilisation des Mannes) und versicherte den Männern, dass dies nicht zum Verlust von Energie führt. Viele Frauen entwickeln eine hohe Sensibilität für ihre Körperzyklen, sie kennen den Zeitpunkt ihres Eisprungs und können sich daran orientieren.

Sexuelle Stellungen. Die Kobra-Atmung kann in zahlreichen Sexualstellungen praktiziert werden. Einige sind in *Juwel im Lotos* (Lektion 11, „Stellungen und Energiekreisläufe", Seite 237 ff.) angeführt. Viele weitere sind in anderen Büchern zu finden. Einige tantrische Stellungen (*Yab Yum*, *Shiva* oben, *Shakti* oben) erzeugen eine Spannung im Kreuzbein. Das befreit die Spinalflüssigkeit, die der *Kundalini*-Kraft entspricht, und pumpt die Energie die Wirbelsäule hinauf. Daran ist nichts Mystisches. Durch den tantrischen Liebesakt lernst du, die Flüssigkeit mit elektromagnetischer Energie aufzuladen. Die Stimulation der Vagina erschließt die *Kundalini-Shakti*-Energie – unsere Lebenskraft – für spirituelles Erwachen. Tantrische Positionen schaffen psychische Bahnen und Energiekreisläufe im Körper. Ist der Kopf nach hinten gelehnt, durchflutet *Prana* das Gehirn und schenkt Erleuchtung. Erscheinen dir manche Stellungen zu schwierig, dann stelle sie dir einfach vor. Visualisierung ist ein machtvolles Mittel und führt zum gleichen Ergebnis.

Den Orgasmus ausdehnen. Der Schlüssel zu tantrischer Praxis ist: 1. bis kurz vor den Orgasmus kommen und 2. die Energie transmutieren, um den Höhepunkt hinauszuzögern. Es ist ein Tanz auf Messers Schneide. Im Körper wird dynamischer Druck erzeugt, der die sexuelle Energie die Wirbelsäule empor und durch das (endokrine) Chakra-System pumpt.

Mit einiger Praxis können Männer lernen, ihre Ejakulation hinauszuzögern. Häufige Ejakulationen erschöpfen die spirituelle Energie eines Mannes. Statt diese schöpferische Energie zur Entspannung oder für die Zeugung zu verwenden, lässt der Mann sie im Tantra zur Unterstützung von Langlebigkeit und körperlicher Verjüngung durch den Körper kreisen.

Manche Männer sind besorgt über „Kavaliersschmerzen" (Spannungsgefühle bis hin zu Schmerzen durch Blutandrang im Hoden- und Prostatabereich, auch *epidemische Hypertonie*), wenn sie nicht ejakulieren. Das ist ziemlich unwahrscheinlich, solange die Energie in Bewegung bleibt. Zwar schwillt die Prostata an, doch nach 2 bis 3 Minuten schrumpft sie auf ihre normale Größe zurück. Eine sanfte Massage des Hodensacks und des Perineums hilft, diesen Druck zu entlasten. Der Mann kann das selbst tun oder seine Partnerin darum bitten. Beginnt ein Paar mit dem tantrischen Liebesakt, dann bewegen sie sich sehr langsam und meditativ. Immer, wenn einer der beiden fast am Punkt ohne Wiederkehr angelangt ist, atmen beide 2- oder 3-mal die Kobra-Atmung, um die aufgebaute orgastische Energie zu transmutieren.

Will dein Partner das nicht, kannst du die Kobra-Atmung für dich selbst praktizieren. Kläre deinen Partner darüber auf, was du tust, damit es ihn oder sie nicht verunsichert. Atme zurückhaltend, sodass es nicht störend ist. Die Transmutation hält den Mann vom Höhepunkt ab und er verliert etwa die Hälfte seiner Erektion. Die Frau verliert das Gefühl des unmittelbar bevorstehenden Höhepunktes. Nähere dich dem Orgasmus unter Einsetzen der Transmutation wenigstens 3-mal, bevor du dich dem Orgasmus hingibst. Die Transmutation unterstützt die Gesundheit von Frauen und Männern gleichermaßen und steigert ihre Vitalität. Je mehr sexuelle Energie du hast, umso gesünder bist du. Möchte ein Paar ein „Sternenkind" (Indigokind) zeugen, dann sollte die Frau ihre Energie permanent aufbauen. So kann sie eine außergewöhnliche Eizelle und eine ideale Umgebung für die Empfängnis erschaffen.

Nach mehreren Transmutationen, die von einem Orgasmus abgeschlossen werden, rollt die orgastische Welle durch das gesamte Nervensystem und ist nicht lokal auf die Genitalien beschränkt.

Orgastische Alchemie. Haben zwei Menschen mit tantrischen Methoden einen gemeinsamen Orgasmus, verschwindet die männlich-weibliche Dualität. Beide erreichen eine Neutralität, die das Kosmische Feuer von *Kundalini* erweckt. Kommt einer zum Orgasmus, sollten beide die Kobra-Atmung anwenden und können so eine enorme Energieladung aufbauen. Es geht keine Energie verloren, da sie von einem zum anderen zirkuliert.

Der bewusste gemeinsame Energieaufbau kann in einen simultanen Orgasmus münden. Wenn das geschieht, verlierst du deine Identität, erweiterst du dich ins Universum, das Reich ohne Denken, in vollkommene Glückseligkeit, hinein.

Hänge dich aber nicht an das Ziel eines gemeinsamen simultanen Orgasmus. Das bringt dich aus dem Jetzt und in den Kopf. Sieh den Liebesakt besser als ein spontanes Erforschen und eine spielerische Erfahrung mit gelegentlichen genussvollen Überraschungen.

Weiblicher Orgasmus. Für die meisten Frauen sind Weg und Zeit zum Orgasmus länger als für die meisten Männer. Die tantrischen Techniken unterstützen den Mann bei der Verzögerung seines Höhepunktes, bis seine Partnerin ihren höchsten Gipfel erreicht hat. Die Frau sei ermutigt, ihn um das zu bitten, was sie sich wünscht und was sie braucht. Zudem verfügt sie über innere Möglichkeiten, ihre Energien zu stimulieren und zu formen. Ist eine Frau erregt, lässt das Blut in ihrem Becken die Geschlechtsorgane anschwellen. Erreicht sie keinen Orgasmus, dauert es Tage, dieses Blut wieder abzuleiten. Nicht-tantrische Paare fallen oft in ein Gewohnheitsmuster, in dem der Mann schnell kommt und die Frau unbefriedigt zurückbleibt. Ist sie der Meinung, er sei dafür verantwortlich, sie zum Höhepunkt zu bringen, kann es sein, dass sie sich gereizt, ablehnend oder für weiteren Sex unzugänglich fühlt. Sie wird diese frustrierende, nicht erfüllende Erfahrung vermeiden wollen, die auf Dauer sogar zu Krankheiten der Fortpflanzungsorgane führen kann. Fühlt der Mann sich in der Pflicht oder verantwortlich, könnte er sich darüber ärgern, dass er seiner Partnerin „zu Diensten" sein muss, insbesondere wenn der Weg zum Höhepunkt für sie ein langer ist. Sie kann selbst dazu beitragen, zum Orgasmus zu kommen, indem sie ihre eigene Energie aktiv aufbaut. Geben sich beide Partner den schöpferischen Möglichkeiten ihres sexuellen Miteinanders hin, dann übernehmen auch beide die Verantwortung für die jeweils eigene Erfüllung und beide erfreuen sich daran, dem Partner Genuss zu bereiten. Liebevoller Umgang miteinander, ohne direkten Bezug zu sexueller Interaktion (Schmusen, Umarmungen, Küsse), hilft, die Energie der Frau in Bewegung zu bringen. Sex ist so viel mehr als nur eine Aktivität, die zu orgastischer Entladung führt. Lass diese Energie sich entfalten, sie sich ausdehnen. Gibt sich ein Mann der orgastischen Energie seiner Partnerin hin, führt sie ihn in den kosmischem Orgasmus.

Ejakulation. Nach etwa 30 Minuten in Vereinigung, einschließlich wenigstens 3 Transmutationen, kann der Mann – vorausgesetzt die Partnerin ist bereit – sich entscheiden, zu ejakulieren. Das Timing ist entscheidend. Die alten Meister haben es entschlüsselt und formuliert. Nach etwa 30 Minuten Geschlechtsverkehr schaltet die elektrische Polarität zwischen den Partnern um. Jeder hat sowohl eine männliche als eine weibliche Seite. Im Orgasmus tauschen die Energiekörper ihre Polarität. Sie wird männlich, er weiblich.

Kommst du an den Punkt ohne Wiederkehr und führst du dann die Kobra-Atmung aus, führst du damit die eigene physische Energie in deinen Körper zurück. Wartest du die empfohlene Zeit ab, wird dein Orgasmus dir keine Energie entziehen. Die Ejakulation wird noch immer etwas erschöpfend wirken, aber längst nicht in dem Ausmaß wie bei normalem Sex.

Innerer Orgasmus. Mit ein wenig Praxis sind Männer in der Lage, einen inneren Orgasmus zu erleben, also einen Orgasmus ohne Ejakulation. Die Energie saust die Wirbelsäule empor, statt zum *Lingam* hinaus. Viele Männer schildern, dass sie in diesem Augenblick kein Bedürfnis haben, zu ejakulieren und sich wunderbar befriedigt fühlen.

Bleibt der Mann in tiefer Entspannung, kann er viele Orgasmen haben. Sie vibrieren durch seinen Körper ohne Ejakulation. Die Erektion geht nicht zurück. Der Lingam bleibt blutgefüllt, auch wenn die Essenz in die Wirbelsäule geleitet wird. Ein Mann kann seine Erektion halten, bis seine *Shakti* in ihren orgastischen Fluss kommt. Dann können sie gemeinsam die Energiewelle reiten. Verliert ein Mann seine Erektion, deutet das oft darauf hin, dass seine Aufmerksamkeit wandert. Die Situation dann zu analysieren oder zu beurteilen würde ihn lediglich mehr in den Kopf hinein und aus dem Körper heraus bringen. Am besten verwendet er die Situation als Erinnerung, im Jetzt präsent zu sein.

Kobra-Atmung. Verwende die Kobra-Atmung, um beim Liebesakt mehrmals die sexuelle Energie zu transmutieren. Wenn du nach etwa 30 Minuten bereit bist für den Höhepunkt, nimm die Kobra-Atmung zu deinem Orgasmus hinzu. Wenn du beim Ausatmen entspannst, beobachte, ob du das verstärkte Beben eines Ganzkörperorgasmus spürst, der sich über den genitalen Orgasmus hinaus ausweitet. Die Energie verteilt sich, während Körper und Geist insgesamt licht und hell werden. Das ist der Unterschied zwischen „spiritualisiertem" und „normalem" Sex. Der Schlüssel ist die Kobra-Atmung.

Die Berührung der Zungen. Energie entlädt sich an der Zungenspitze. Berühren sich die Zungenspitzen zweier Liebender in der Vereinigung, schließt sich ein Energiekreislauf. Zwischen der Zungenspitze und dem *Lingam* bzw. der Klitoris besteht eine psychische Verbindung. Sind die Genitalien und die Zungenspitzen beim Orgasmus in Kontakt, so ist das Energiesystem geschlossen.

Mystische Vereinigung. Gleichen sich die Energien eines Paares aus und wecken sie *Kundalini*, schickt jeder Orgasmus diese transformierende Energie direkt in ihre Gehirne. Etwas Wundervolles geschieht. Die beiden getrennten Selbst verschwinden in eine göttliche kosmische Vereinigung hinein. Die Egos werden transzendiert und es bleibt die Erfahrung von Ekstase, reinem Gewahrsein, reiner Glückseligkeit.

Das Nachglühen

Fühlt sich das Liebesspiel abgeschlossen und vollständig an, verbringt wenigstens 15 Minuten, besser mehr, mit Kuscheln und in vollem Gewahrsein des Nachglühens. Bist du wirklich in deinem Herzen, bist du jenseits der Zeit und hast kein Gefühl dafür, wie sie vergeht. In diesen Momenten seid ihr beide sehr verwundbar, sehr berührbar. Geht achtsam miteinander um. Reden lässt euch leicht aus diesem feinstofflichen Zustand herausfallen. Tiefe Meditation ist in diesen Augenblicken die bessere Wahl. Du bist schon dort.

Den Raum kosmischen Bewusstseins betreten

Im Folgenden beschreibt eine Schülerin ihre Erfahrungen, die sie mit tantrischer Vereinigung nach den Prinzipien und Techniken des *Ipsalu Tantrischen Kriya-Yoga* gemacht hat. Ihre Erfahrung kosmischen Bewusstseins war der Höhepunkt einer persönlichen Zeit der Läuterung. Sie zeigt, dass die Kunst des Tantra uns den Schlüssel zur Erleuchtung, zur Tür des kosmischen Bewusstseins, in die Hand gibt. Werden die *Ipsalu*-Praktiken im Geist von Liebe, Hingabe, Ehrfurcht und Verehrung der geliebten Person angewendet, können sie Wunder zeitigen.

Bodhi sprach von der alles durchdringenden Qualität des kosmischen Bewusstseins. Obwohl ich beim Meditieren flüchtige Eindrücke von diesem erweiterten Zustand hatte, habe ich seine ganze Fülle bis vor Kurzem nie wirklich begriffen. Bodhi erwähnte einmal, dass alle Frauen den inneren Wunsch haben, mit der Göttlichen Mutter eins zu sein. Ich war mir sicher, dass ich keine solchen Gefühle hatte. Ich konnte nicht einmal verstehen, was das bedeuten sollte, bis es eines Tages auf nahezu magische Weise in mein Leben trat! Ich möchte diese großartige Erfahrung gern mit euch teilen. Als ich mich in die tantrische Vereinigung begab, erlebte ich vollständige Freude, Ekstase und Unbegrenztheit. Mein Liebhaber und ich vereinten uns und wurden eins: ein Geist, ein Wesen, ein Sein. Dann war ich mehr als das! Die unteren Dimensionen begannen zu schwinden und ich fühlte, wie ich mich ins Universum hinein erweiterte. Ich spürte, wie sich meine eigenen persönlichen Grenzen auflösten, und wurde eins mit dem unbegrenzten Geist, dem ewigen Ganzen, dem alles durchdringenden Sein. Ein vertrautes Bild der

Göttlichen Mutter erschien vor meinem inneren Auge, und plötzlich wusste ich: Das bin ich! Ich fühlte mich unendlich erweitert, als sei ich gleichzeitig überall. Ich war die Energie des Kosmos und eins mit jedem lebenden Ding darin. Ich war vollständiger Friede, allwissend, reine Klarheit und Harmonie. Ich war die vollständige Erfüllung und es gab nichts mehr, wonach ich mich sehnte. Alles war in mir und durch mich. Ich war die Ausdehnung des Geists, das innere Wesen unbegrenzten Wissens und Gewahrseins. Ich konnte die Empfindungen und Emotionen aller Menschen, die ich liebte, wahrnehmen. Trotz der energetischen Begrenzungen dehnte sich mein Wesen aus und wurde eins mit ihnen. Ich fühlte meinen Liebhaber und mich selbst hin- und hergespült zwischen unseren Ufern, wie Ebbe und Flut der Gezeiten. Ich schaute durch die Augen Gottes und sah, dass meine Schöpfung gut war. Alles war in göttlicher Ordnung. Friede und Harmonie erfüllte jede Zelle meines Körpers, ich war Friede und Harmonie. Es gab nichts außerhalb von mir. Ich war der Quell der Schöpfung, die Mutter des Universums. Ich hielt die ganze Welt in meinen Händen und alle Liebe in meinem Herzen.

Das war die Welt der Stille ... jenseits von Gedanken, jenseits von Zeit und Raum. Diese Nicht-Dimensionalität trug eine unendliche Weite in sich. Ich war Höchstes Sein, vereint mit Allem. Diese Fähigkeit, mich auszudehnen, hat sich seither viele Male wieder eingestellt, oft begleitet von dem wundervollen Bild der Göttlichen Mutter, wie ich es an jenem ersten Morgen gesehen hatte. Ich war nicht genug geerdet, um diesen Zustand aufrechtzuerhalten, doch er hielt sich oft über Stunden, nahm zu und wieder ab, den ganzen Tag über. Ich war vollkommene Weiblichkeit, vollkommener schöpferischer Geist. An diesem Tag erblühte eine unglaubliche Kreativität in mir und die Inspiration ist seither mein ständiger Begleiter. Ich komme immer wieder zu meinem wahren Sein, zu dem, wer ich wirklich bin – Erfülltheit und Vollständigkeit – zurück. Bestimmt sehnen sich alle Frauen danach, mit ihrem tiefsten Wesen eins zu sein – dieses gewaltige, liebende, mitfühlende, sich allausdehnende Sein zu sein, das alle Schöpfung in Händen hält, das ewig und bedingungslos

liebt, das nährt, erhält und hält – wie es seine natürliche Wesensart ist. Ja, wer will das nicht sein! Ich wähle inzwischen bewusst, mich mit Allem-Was-Ist zu verbinden, Göttliche Mutter zu sein. Wann immer ich es vergesse und mich als weniger fühle, erinnere ich mich bewusst an die wahre Wirklichkeit. Das kann ich jederzeit …
Nanji Cohran

Zur Vertiefung

1. Lies in *Juwel im Lotos* Lektion 9 bis 11 (Seite 181 ff.).
2. Experimentiert mit den Partnerpraktiken im Anhang unter „Energietechniken für Paare" (Seite 324 ff.).

Versucht gemeinsam *Trataka* (siehe Anhang, dort unter „Energietechniken für dich allein", Seite 319 ff.): Setzt euch vis à vis und seht euch gegenseitig 15 Minuten tief in die Augen und die Seele.

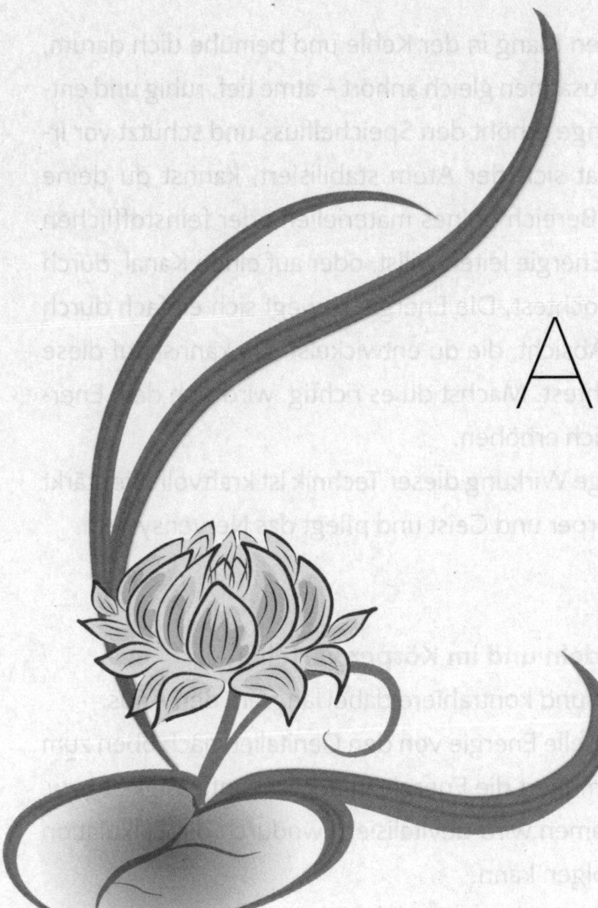

Anhang

Energietechniken für dich allein

Bewusstes Atmen verbindet den physischen Atem mit Gewahrsein. Bewusstes Atmen setzt das *Khechari Mudra* (siehe Kapitel 3, dort Seite 82) ein, bei dem die Zungenspitze die weiche Gaumenplatte berührt und die Stimmritze im Rachen zusammengezogen ist. Der Atem fühlt und hört sich an wie ein weiches Schnarchen, das tief aus der Kehle kommt.

Konzentriere dich auf den Klang in der Kehle und bemühe dich darum, dass er sich beim Ein- und Ausatmen gleich anhört – atme tief, ruhig und entspannt. Die Position der Zunge erhöht den Speichelfluss und schützt vor Irritationen des Rachens. Hat sich der Atem stabilisiert, kannst du deine Aufmerksamkeit auf einen Bereich deines materiellen oder feinstofflichen Körpers richten, in den du Energie leiten willst, oder auf einen Kanal, durch den du Energie schicken möchtest. Die Energie bewegt sich einfach durch deine Vorstellung und die Absicht, die du entwickelst. Du kannst auf diese Art atmen, solange du möchtest. Machst du es richtig, wird sich dein Energieniveau mit der Zeit deutlich erhöhen.

Die seelische und geistige Wirkung dieser Technik ist kraftvoll. Sie stärkt die Beziehung zwischen Körper und Geist und pflegt das Nervensystem.

Transmutationsatmung –
Sexuelle Energie umwandeln und im Körper verteilen

1. Atme durch die Nase ein und kontrahiere dabei langsam den Anus.
2. Ziehe mit dem Atem sexuelle Energie von den Genitalien nach oben zum Dritten Auge. Das transmutiert die Energie in der Samenflüssigkeit bzw. im Vaginalsekret. Der Samen wird devitalisiert, wodurch die Ejakulation ohne Energieverlust erfolgen kann.
3. Denke oder intoniere beim Ausatmen und der Entspannung des Anus das Mantra *Ih – ah – oh.* (Spüre das *Ih* im Kopf, das *Ah* im Brustkorb und das *Oh* im Bauch.) Die Energie breitet sich im Körper aus.

Trataka – den Geist in die Stille führen

Werden die Augen nicht bewegt, beruhigt sich der Denkprozess und der Geist wird still. Diese Übung unterstützt zudem die Erweckung des Dritten Auges (*Ajna-Chakra*).

1. Sitze bequem in einem abgedunkelten Raum, und achte darauf, dass es nicht zieht.

2. Stelle eine brennende Kerze in Augenhöhe in etwa 60 Zentimeter Entfernung vor dir auf. Die Flamme sollte nicht flackern.
3. Sitze aufrecht, mit geradem Rücken, schließe die Augen und entspanne dich. Der Körper ist bewegungslos.
4. Fühlst du dich ruhig, dann öffne die Augen und fokussiere deinen Blick auf die Flamme, mit möglichst wenig Zwinkern oder Augenbewegung. Richte deine ganze Aufmerksamkeit auf die Flamme.
5. Nach ein paar Minuten ermüden die Augen vermutlich. Schließe sie, aber sei des negativen Nachbildes der Kerzenflamme (auf der Netzhaut) gewahr. Wenn dieses Bild verblasst, öffnest du die Augen wieder und setzt lässt deinen Blick wieder auf der Kerzenflamme ruhen.

Die beste Zeit für *Trataka* ist kurz vor der Morgendämmerung oder spät in der Nacht – in diesen Zeiten ist alles still. 15 bis 20 Minuten Praxis reichen aus.

Trataka kann auch mit einem Punkt, dem Vollmond, einem Kristall, einem *Yantra* oder einem Bild praktiziert werden. Du kannst dein eigenes Spiegelbild oder die Augen einer anderen Person in den Fokus deiner Aufmerksamkeit rücken. Die Bilder können sich verschieben und verändern, wenn Schichten deiner Wahrnehmung wegfallen und sich unterschiedliche Gesichter zeigen.

Uddiyana Bandha – die Zwerchfellsperre

Uddiyana Bandha massiert und stimuliert die inneren Organe sowie *Manipura-Chakra*, den Speicher des *Prana*. Es löst chronische Verspannungen, die die Sexualkraft vom Herzen fernhalten.

1. Sitze bequem, die Handflächen ruhen auf deinen Knien. Entspanne dich, schließe die Augen und konzentriere sich auf das 3. Chakra (*Manipura-Chakra*, das Nabelchakra).
2. Atme vollständig aus. Aktiviere die Kinnsperre (den Atem anhalten, den Hinterkopf in aufrechter Haltung ein bisschen nach hinten oben schieben [wie ein balinesischer Tänzer], das Kinn bewegt sich dabei ein wenig in

Richtung Brust). Die Arme sind durchgestreckt, die Schultern werden nach oben und nach vorn gezogen.

3. Ziehe die Bauchmuskeln nach oben und innen. Halte diese Stellung, solange es bequem ist.
4. Entspanne die Muskeln, hebe den Kopf und atme ein.
5. Wenn die Atmung sich wieder normalisiert hat, kann das Ganze maximal 10-mal wiederholt werden.

Warnung: Nur mit leerem Magen praktizieren, nicht mit Magengeschwüren oder während einer Schwangerschaft.

Die Beckenschaukel

Dieser Bewegungsablauf ist wesentlich für den Geschlechtsakt und außerdem eine grundlegende Möglichkeit, sexuelle Energie zu erzeugen. Jeder Mann praktiziert ihn, meist aber nur im „amerikanischen Stil", d. h. nur 1 bis 2 Minuten lang. Ein ausgedehnter Liebesakt jedoch verlangt mehr Durchhaltevermögen, und da es keine anderen Techniken gibt, die diese Bewegung mit einschließen, muss sie geübt werden.

1. Achte darauf, dass dein Brustkorb unbeweglich bleibt und die Bewegungen nur mit dem Becken durchgeführt werden. Einige Menschen können das Becken separat bewegen, doch bei den meisten ist es eher steif und unbeweglich. Beobachte dich im Spiegel, um sicherzugehen, dass du deinen Brustkorb nicht bewegst. Mithilfe dieser Bewegung kann eine Frau ihre Klitoris stimulieren.

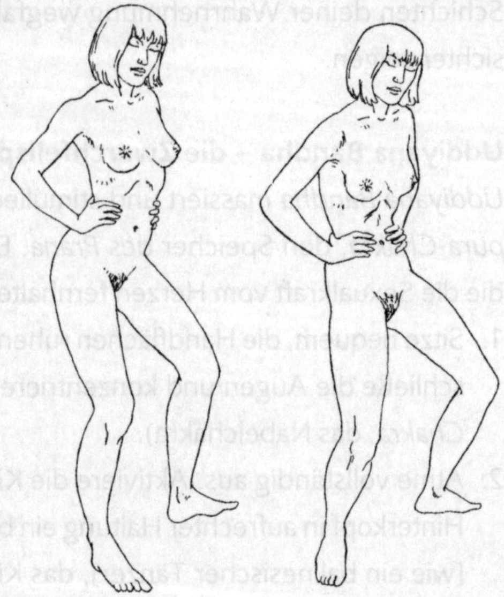

Jede Frau, die auf diese Bewegungen beim Sex verzichtet, versagt sich selbst den vollen Genuss. Sogar ohne Partner ist diese Übung sehr anregend.

2. Wenn du den Bewegungsablauf beherrschst, intensiviere die Übung, indem du die Bewegungen mit der Atmung in Einklang bringst. Stoße das Becken nach vorn, während du durch den Mund ausatmest; lass es nach hinten gehen und ein Hohlkreuz entstehen, während du durch die Nase einatmest.
3. Einen zusätzlichen Energiestoß schenken dir Beckenbodenkontraktionen: Ziehe beim Beckenstoß nach vorn die Anal- bzw. die Vaginalmuskulatur zusammen; lass los, wenn du das Becken nach hinten bewegst.
4. Nimm Armbewegungen hinzu, um die Atmung zu intensivieren und den ganzen Körper mit einzubeziehen. Ziehe beim Beckenstoß nach vorn die Arme kräftig nach hinten. Bewege die Arme entgegengesetzt zum Becken, um das Gleichgewicht zu halten.

Der Goldene-Kugel-Atem – allein

1. Du sitzt mit geschlossenen Augen. Wende das *Mudra* „Den-Geist-Anhalten" an: Daumen und Zeigefinger der rechten Hand bilden einen Kreis, durch welchen der Daumen der linken Hand von der Handinnenseite her geführt wird. Der linke Daumen ruht sanft in der rechten Handfläche. Die rechte Hand liegt in der linken in deinem Schoß. Richte deine Aufmerksamkeit auf das Kronenzentrum.
2. Atme tief ein und lasse dabei die Energie deine Wirbelsäule entlang nach oben steigen. Intoniere dazu lautlos das Mantra *Hing* in dir, höre es innerlich klingen und spüre, wie es vibriert. Wiederhole dies, jedes Mal mit dem Klang eines langen *Hinnnnng*, insgesamt 3-mal.
3. Visualisiere eine kleine, kühle, goldene Kugel direkt über deinem Kronenchakra. Sei dir ihrer Kühle bewusst. Richte deine ganze Aufmerksamkeit auf diese Kugel.

4. Atme sanft ein und ziehe dabei die Energie der goldenen Kugel die Wirbelsäule hinab in dein Wurzelchakra. Spanne die Muskulatur des Beckenbodens sanft an und halte die Energie dort.
5. Entspanne die Muskeln allmählich und atme dabei die Energie an der Vorderseite des Körpers hinauf aus. (Dort verläuft der vordere Energiekanal, direkt unter der Hautoberfläche.) Entspanne den gesamten Körper. Spüre, wie die Energie durch den vorderen Kanal den Körper entlang emporsteigt, bis zu deiner Zungenspitze. Wende deine Aufmerksamkeit nun wieder dem Kronenchakra und der goldenen Lichtkugel zu, die über ihm schwebt.
6. Atme erneut ein, und nimm wahr, wie die goldene Lichtkugel mit dem Einatmen die Wirbelsäule entlang hinabsinkt. Erreicht sie *Muladhara-Chakra*, spanne die Muskeln im Beckenboden erneut an.
7. Löse die Wurzelsperre und atme wieder den vorderen Energiekanal entlang nach oben aus. Lass die Energie bis zur Zungenspitze kommen. Kehre mit der Aufmerksamkeit zurück zum Kronenchakra.
8. Du kannst den gesamten Ablauf – Einatmen der Energie der goldenen Lichtkugel die Wirbelsäule hinab zum Beckenboden, Halten mit leicht angespanntem Beckenboden, Ausatmen die Vorderseite hinauf – so oft wiederholen, wie es sich gut für dich anfühlt.

Energietechniken für Paare

Goldene-Kugel-Atem mit Stimulation

1. Ihr sitzt euch mit geschlossenen Augen im Schneidersitz bequem gegenüber. Eure Knie berühren sich leicht. Beginnt, wie oben unter „Der Goldene-Kugel-Atem – allein" (Seite 323 ff.) beschrieben, mit mindestens 3 Atem-Zyklen durch den vorderen Kanal. Fahrt damit so lange fort, bis euer Atem synchron ist.

2. Löst das *Mudra* „Den-Geist-Anhalten" dann auf. *Shiva* legt seine rechte Hand um seine Hoden. *Shakti* führt ihren Mittelfinger in ihre Vagina ein und stimuliert sich mit kreisenden Bewegungen. Die Aufmerksamkeit ruht auf dem Kronenchakra.
3. Inhaliert die goldene Lichtkugel die Wirbelsäule hinab und spannt dabei den Beckenboden an. Um die Energie genau dort zu halten, drückt *Shiva* sanft seine Hoden und *Shakti* massiert sanft ihre Klitoris.
4. Atmet aus, löst die Wurzelsperre und lasst die Hoden bzw. die Klitoris los. Erlaubt der Energie (wie oben beschrieben), den vorderen Energiekanal hinaufzusteigen. Entspannt euch ganz in diesen Strom hinein, lasst sie nach oben fließen ... und die Zunge kitzeln. Legt eure Zungen an den Gaumen. Vielleicht schmeckt ihr sogar etwas.
5. Kehrt mit der Aufmerksamkeit zum Kronenchakra zurück und wiederholt den ganzen Atemzyklus.
6. Bringt die Aufmerksamkeit nun ins Zentrum des Kopfes und haltet sie dort. Ihr sitzt und atmet ganz entspannt einige Sekunden lang, lasst die Zunge langsam sinken und öffnet die Augen.

Hong-sa, Rücken an Rücken

Bereitet euch mit den Übungen *Rishi Isometrics* vor, um euch auf die feinstoffliche Energie einzustimmen. Setzt euch Rücken an Rücken und werdet der Wirbelsäule und des Kreuzbeines eures Partners ganz deutlich gewahr. Beginnt mit der *Hong sa*-Meditation. Bringt euren Atem in Einklang. Schon bald lösen sich eure Grenzen auf. Ihr werdet nicht mehr in der Lage sein, festzustellen, wo der eine Körper aufhört und wo der andere beginnt. Euer Denken wird sehr ruhig werden.

Konzentriert euch auf den kleinen Hohlraum, der am unteren Ende eurer Wirbelsäulen entsteht, dort, wo sie nicht in Kontakt sind. Hier mag eine leichte Schwingung oder ein leichter Druck zu spüren sein. Lehnt eure Köpfe aneinander, lasst eure Körper in Kontakt kommen. Setzt das Atem-Mantra ein, damit sich die Energie die Wirbelsäule hinauf- und hinabbewegt und ihr ein Gefühl des Eins-Seins erfahren könnt.

Zieht beim Einatmen den Anus sanft zusammen. Entspannt ihn beim Ausatmen. Wiederholt das 2-mal. Beim erneuten Einatmen und Zusammenziehen intoniert ihr *Hong* im Geiste. Beim Ausatmen und Entspannen des Anus lasst den Klang *sa* im Geist ertönen. Wiederholt das möglichst oft. Atmet ein und haltet die Wurzelsperre. Atmet aus und entspannt die Muskeln.

Bleibt in einem gemeinsamen Atemrhythmus. Spürt den Lebensstrom mit *Hong sa* die Wirbelsäule hinauf- und hinabströmen. Beginnt dein Körper zu zittern, entspanne dich und lass es einfach zu. Das ist lediglich ein Ausdruck der Energie, die sich durch deinen Körper bewegt. Versucht, die Lebenskraft des Partners zu spüren, wie sie sich in seiner Wirbelsäule nach oben und nach unten bewegt. Lasst jetzt das Mantra gehen. Lasst eure Oberkörper auf den Gesäßbacken kreisen, erst in die eine, dann in die andere Richtung, das stimuliert das Kreuzbein. Findet und haltet einen gemeinsamen Rhythmus. Das Kreisen bringt die Energie ins Fließen. Entspannt euch schließlich wieder und bleibt in diesem vollkommen stillen Raum, offen dafür, den Partner und seine Präsenz ganz wach wahrzunehmen.

Jetzt könnt ihr euch dem Liebesspiel hingeben, das euch neue Dimensionen eröffnen kann.

Energetische Einstimmung

Bringe deine Schwingungen auf allen drei Ebenen mit denen deines Partners in Einklang – im Kopf, im Herzen und in den Genitalien.

Kopf – Lehnt eure Stirnen gegeneinander im Tantrischen Kuss. Diese Technik ist weitaus intensiver, wenn sie als Teil der Kobra-Atmung ausgeführt wird. Seid ihr in der *Yab Yum*-Position, kommt die Stirn der Partner automatisch zusammen, wenn der Kinnverschluss angewendet wird.

Herz – Bringt eure Brustkörbe in Kontakt und lasst den Atem in der Wechselatmung in Einklang kommen: Während ein Partner ausatmet, atmet der andere ein und anschließend umgekehrt. Ist euer Atem in dieser Weise aufeinander eingestimmt, schickt einen Energieball hin und her ... von einem Herzen zum anderen: Mit dem Ausatmen wird der Energieball weggeschickt, mit dem Einatmen wird er empfangen.

Genitalien – Genitale Vereinigung erzeugt in jeder Position Resonanz, solange ihr mit eurer bewussten Aufmerksamkeit dabei seid. Resonanz kann aber auch ohne körperliche Vereinigung entstehen, z. B. indem man in der *Yab Yum*-Position *Vajroli Mudra* oder eine der Atemtechniken praktiziert, die die Energie bis in die Genitalien hinabfließen lässt.

Die Wirbelsäulenspirale

Dieser Energiekreislauf ist eine fortgeschrittene taoistische Praxis, die „Mikrokosmischer Kreislauf" genannt wird. Dabei atmet man der Wirbelsäule entlang den Rücken hinunter ein und die Vorderseite des Körpers hinauf aus. Der vordere Energiekanal verläuft direkt unter der Haut, der Rückenkanal direkt hinter der Wirbelsäule, aber noch im Körper. Dies ist kein genau festgelegter Prozess, Variationen sind möglich. Hast du den grundsätzlichen Ablauf einmal verinnerlicht, kannst du damit experimentieren.

Diese Praxis wird in der *Yab Yum*-Position ausgeführt:

1. *Shiva* legt seine rechte Hand hinten in Höhe des Herzens auf die Wirbelsäule seiner Partnerin. Mit der linken Hand massiert er die Basis ihres Kreuzbeins mit kreisenden Bewegungen. Die Zungenspitzen der Partner berühren sich. *Shakti* hilft mit, die Energie durch Atem und Visualisierung zu lenken.
2. *Shiva* lässt jetzt die kreisenden Bewegungen seiner linken Hand spiralförmig ihre Wirbelsäule hinaufwandern und bewegt damit die Energie von ihrem Kreuzbein hinauf zu ihrem Herzen (siehe Abbildung rechts). Er lässt seine Hand dabei immer wieder zum Kreuzbein zu-

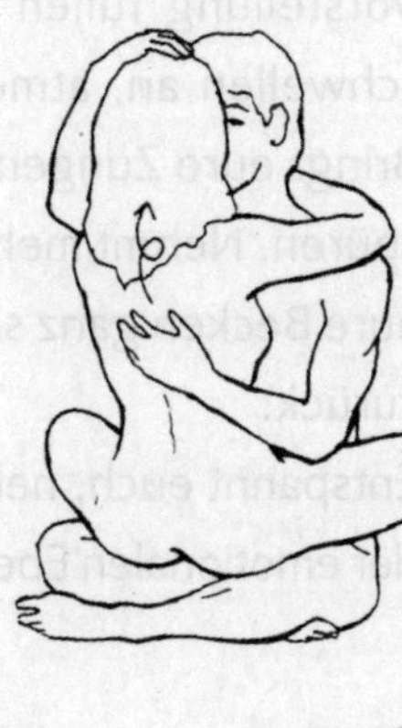

rückkehren und führt wieder und wieder mit spiralförmigen Bewegungen die Energie nach oben. *Shakti*, lass zu, dass sich die niederen Energien durch das Herz transformieren, bevor sie weiter hinaufsteigen.

3. *Shiva* hält seine rechte Hand nun über das Kronenchakra seiner Partnerin, während seine linke Hand die Energie spiralförmig von ihrem Herzen weiter nach oben zum Kronenchakra führt.
4. Eure Zungenspitzen berühren sich. *Shiva* atmet ein und hebt dabei beide Hände bis über ihren Kopf. Beim Ausatmen führt er die Hände nach unten, die Konturen ihres Körpers nachzeichnend, jedoch ohne jede Berührung (siehe Abbildung rechts). Er badet seine Göttin in der Energie, umspült das Feld ihrer Lebenskraft, schafft eine Schutzschicht um sie herum und breitet die Energie auf dem Boden um sie herum aus. Wiederholt das mehrmals.

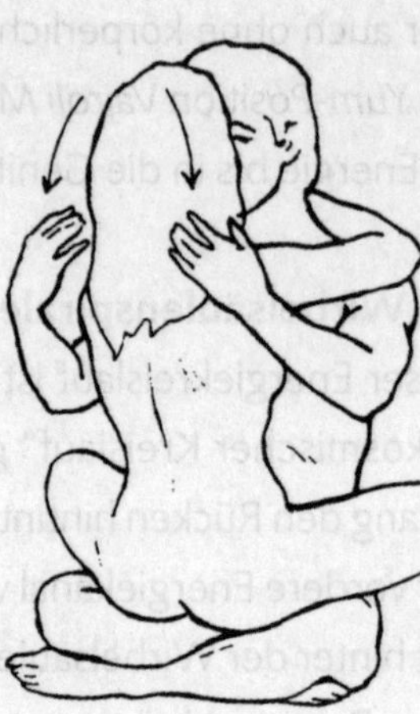

5. Löst sanft und langsam den Zungenkontakt. Schluckt die ausgetauschte Energie hinunter zum *Manipura-Chakra*.
6. Lasst eure Atemrhythmen in Einklang kommen – wobei die Frau führt –, und atmet die Wirbelsäule hinunter ein, die Vorderseite des Körpers hinauf aus. Beim Einatmen spannt ihr den Beckenboden an. In eurer Vorstellung füllen sich nun Penis bzw. Schamlippen mit Blut und schwellen an, atmet dann die Vorderseite des Körpers hinauf aus. Bringt eure Zungen in Kontakt, vielleicht könnt ihr darin ein Pulsieren spüren. Nehmt mehrere solche Atemzüge und schiebt beim Ausatmen eure Becken ganz sanft aneinander; beim Einatmen zieht ihr sie wieder zurück.
7. Entspannt euch, nehmt wahr, was in euren Körpern geschieht, was auf der emotionalen Ebene zu spüren ist. Spürst du, wie etwas in deinem Her-

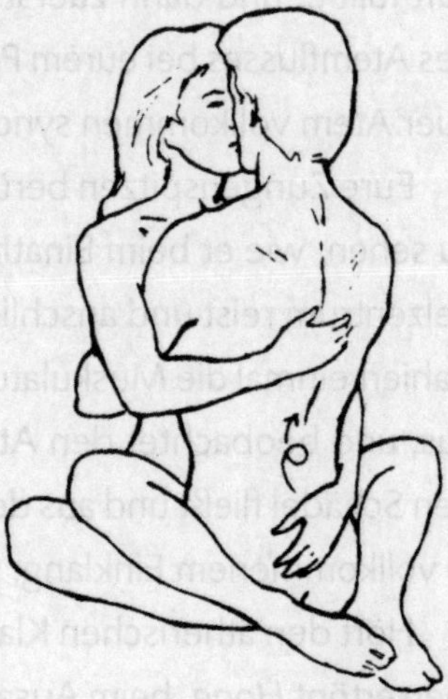

zen aufsteigt, nimm es zur Kenntnis und lass es dann wieder gehen. Sei dir gewahr, was in deinem Geist auftaucht, und lass es wieder los.

8. Löst den Zungenkontakt und tauscht die Rollen bei der Energieführung. Jetzt legt *Shakti* ihre linke Hand auf sein Kreuzbein und die rechte auf seinen Rücken in Höhe seines Herzens (siehe Abbildung rechts). Nun wiederholt sich der Ablauf, wie er in 2 bis 7 dargestellt wurde, nur eben mit vertauschten Rollen.

Die Verschmelzungsatmung

Legt euch zusammen in die Löffelchen-Position, jeweils auf die linke Körperseite, sodass ihr in dieselbe Richtung schaut. Der Mann liegt hinter der Frau und umfasst sie mit dem rechten Arm. Ihr seid nackt und habt so viel Hautkontakt wie möglich. Winkelt eure Knie ein wenig an, nun sehen eure Körper aus wie zwei Löffel, die aneinandergeschmiegt in der Schublade liegen.

Bringt euren Atemrhythmus in Einklang, atmet gemeinsam ein ... und aus. Ihr liegt einfach still da und achtet auf euren Atem. Er wird vermutlich ziemlich flach sein. Nehmt genau wahr, wie sich der Brustkorb – der eigene und der des Partners – hebt und wieder senkt. Richtet eure gesamte Aufmerksamkeit ausschließlich auf die Bewegung des Atems ... auf den eigenen und den des Partners. In dieser Phase gibt es keinerlei Bewegung und nichts, was euch sexuell erregt. Seid einfach vollkommen präsent.

Nach einigen Minuten kann die Frau ihren Atemrhythmus verändern – vielleicht wird er viel tiefer und langsamer. Sie nimmt einen sehr entspannten Atemzug (Ganzatmung), wobei sich zuerst der Bauch und dann die Brust mit

Luft füllt ... und dann zuerst die Brust und dann der Bauch leert. Seid euch des Atemflusses bei eurem Partner vollkommen bewusst. Im besten Fall fließt euer Atem vollkommen synchron.

Eure Zungenspitzen berühren den eigenen Gaumen. Beginnt, den Atem zu sehen, wie er beim Einatmen in das Dritte Auge eintritt, durch das Schädelzentrum reist und anschließend wieder die Wirbelsäule hinabfließt. Kontrahiert einmal die Muskulatur des Anus bzw. des Gebärmutterhalses. Atmet aus, und beobachtet den Atem, wie er die Wirbelsäule emporsteigt, durch den Schädel fließt und aus dem Dritten Auge austritt. Euer Atem bewegt sich in vollkommenem Einklang, perfekt aufeinander abgestimmt.

Hört den ätherischen Klang des Atems, das Mantra *Hong sa.* Beim Einatmen ertönt *Hong*, beim Ausatmen *sa.* Praktiziert das einige Minuten, bis euer Geist völlig ruhig ist und ihr euch vollkommen im Jetzt fühlt, vollkommen einverstanden mit allem, was ist. Lasst das Mantra dann wieder gehen. Wenn euch danach zumute ist, könnt ihr jetzt einfach einschlafen, vielleicht habt ihr aber auch Lust, mit dem Liebesspiel zu beginnen. Denkt daran, die Energie mithilfe der Kobra-Atmung zu transmutieren.

Ist euch danach, weiterzumachen, so fährt der Mann fort, beim Einatmen die Energie nach unten zu ziehen, er sendet diese Energie beim Ausatmen jedoch aus seinem Wurzelchakra in das Wurzelchakra seiner Partnerin und begleitet dies mit einer ganz sanften Vorwärtsbewegung des Beckens. Wenn sie spürt, dass sein Körper sich zu bewegen beginnt, ändert sich ihr Atemrhythmus – nun atmet sie ein, während er ausatmet ... und sie empfängt dabei die von ihm ausgeatmete Energie. Ihr Becken bewegt sich mit seinem. Einer atmet ein, der andere aus, und eure Becken schwingen sanft miteinander.

Nach ein paar Minuten sendet er die Energie zu ihrem 2. Chakra. Er atmet weiterhin ganz nach unten zum Wurzelchakra ein, kontrahiert einmal den Anus, atmet dann die sehr kurze Distanz die Wirbelsäule hinauf bis zu seinem 2. Chakra aus und lässt die Energie von seinem *Lingam* aus zu ihr fließen. Seine Hand ruht leicht auf ihrem Schambein. Sie atmet weiter durch das 1. Chakra ein, zieht den Atem hinauf zu ihrem 2. Chakra und empfängt die einströmende Energie. Sie atmet sanft aus und bewahrt die Energie in ihren ersten beiden Chakras.

Fühlen sich beide Chakras aktiviert an, bewegt er seine Hand zu ihrem Bauch und sendet Energie in ihr *Manipura-Chakra*. Sie atmet weiterhin vom Wurzelchakra zu dem Chakra, das energetisiert werden soll, hinauf, und empfängt gleichzeitig seine Energie direkt von hinten. Fühlt es sich stimmig an, bewegt er seine Hand zu ihrer Brust und sendet Energie von seinem Herzchakra zu ihrem.

Nun könnt ihr euch umdrehen und die Rollen tauschen. Beim Einatmen zieht die Frau die Energie direkt von der Wurzel zu den höheren Chakras hinauf und sendet sie beim Ausatmen zu ihm. Stufenweise arbeitet sie sich empor, vom Wurzelchakra bis zum Herzchakra. Ihre linke Hand stimuliert dabei ihren Partner an den Bereichen, die energetisiert werden: Perineum, Hoden/Penis, Nabel und Brust.

Der gesamte Prozess des Aufeinander-Einstimmens und der gegenseitigen Aufladung kann 60 Minuten oder länger dauern, aber vergesst besser die Uhr. Diese Praxis bereitet euch auf einen Liebesakt vor, der jenseits euer kühnsten Träume liegen könnte. Denkt daran, eure Orgasmen mit der Kobra-Atmung hinauszuzögern, und erlaubt der Energie, euch in den Raum der Glückseligkeit hineinzutragen.

Tibetische Alchemistische Meditation – Der Goldene Lichtkörper

Diese Meditation lehrt dich, wie sexuelle Energie durch ein Prinzip, das als *Backward Flow Method* (Rückflussmethode) bezeichnet wird, zurückgeführt werden kann. Diese Technik verstärkt die Universelle Lebenskraft, die durch den Körper fließt, und verbindet dich mit dem Kosmischen *Prana*. Dadurch nimmt die Vitalität zu und es geschieht Heilung. In der klassischen Variante, wie sie in buddhistischen Klöstern praktiziert wird, dauert diese Meditation etwa 2 Stunden. Für den eher rastlosen westlichen Geist wurde sie auf etwa

30 Minuten gekürzt, ohne dass Energie und Intensität der Tibetischen *Tantra Rasa*-Tradition verloren gehen:

1. Du sitzt mit aufgerichtetem Rücken und geschlossenen Augen. Lege die Zunge an den oberen Gaumen direkt hinter deinen Schneidezähnen, die Zungenspitze berührt die Zähne leicht. Atme durch die Nase.
2. Vor deinem geistigen Auge siehst du dich selbst, wie du auf einem blauen Lotos sitzt. Seine Blütenblätter umschmeicheln deine Hüften. Du siehst nun, wie der blaue Lotos dich anhebt. Du bist leicht wie eine Seifenblase und der Lotos hebt dich in einen endlosen blauen Himmel hinein ... höher und höher, mühelos, als ob du von einer riesengroßen Hand nach oben gehoben würdest.
3. Jetzt nimmst du direkt über dir einen gewaltigen Lichtstrahl wahr, warm und schimmernd. Die Farbe des Lichts ist ein strahlendes Gold, wie das der Sonne. Während du dich dem Strahl flüssigen Lichts näherst, spürst du seine Wärme. Geh noch näher heran. Begib dich in den Goldenen Lichtstrahl hinein. Du kannst fühlen, wie das Goldene Licht wie ein Wasserfall über deinen Kopf flutet. Du gleitest höher und höher in den Strahl hinein, und das goldene, flüssige Licht ergießt sich wie eine Dusche über dein Haupt. Nimm wahr, wie das Goldene Licht in deinen Schädel hineinfließt ... nach innen, hinter deine Augen.
4. Jetzt strömt dieses warme, strahlende Licht hinab zu deiner Nase, dann zum Mund und zum Kinn. Es fließt deinen Nacken hinab zu deinen Schultern und zu deiner Brust. Jede einzelne Zelle deines Körpers wird durch dieses Goldene Licht erwärmt und angeregt. Nun rinnt es von deiner Brust in deinen Bauch hinab und schließlich zu *Manipura-Chakra*, dem Vorratsspeicher dieser Goldenen Lebensenergie. Nun teilt es sich und

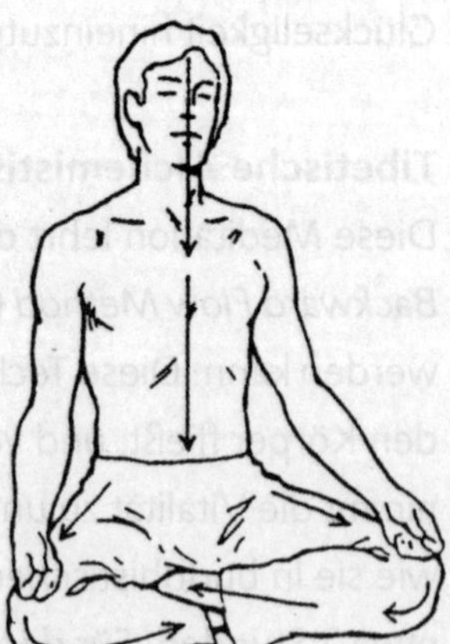

strömt gleichzeitig an der Außenseite beider Beine entlang hinab zu deinen Füßen.

5. Das warme Goldene Licht hat deine Fußsohlen erreicht. Du spürst, wie warm es ist und wie es jede Zelle, die es in deinem Körper berührt, mit Lebendigkeit erfüllt. Langsam bewegt sich der warme, goldene Strom wieder an den beiden Innenseiten deiner Beine gleichzeitig empor ... und erreicht deine Knie. Er erreicht die Genitalien und bewegt sich weiter zum Steißbein, wo sich die beiden Ströme wieder vereinigen.

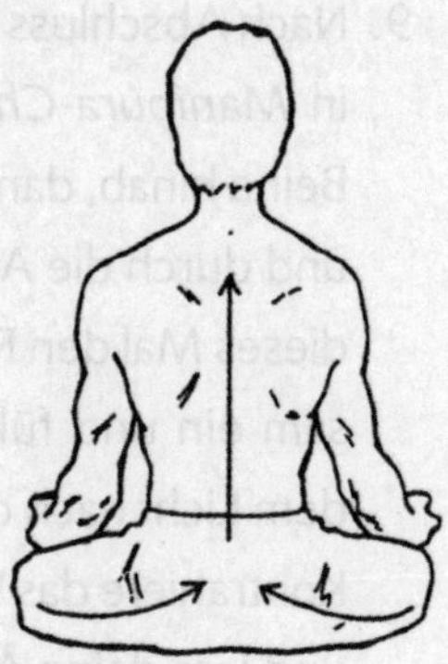

6. Jetzt ist die warme, goldene Strömung an deinem Kreuzbein angelangt. Von dort fließt sie die Wirbelsäule entlang hinauf zur Mitte des Rückens.
7. Sie fließt zwischen deine Schulterblätter und dann an den Innenseiten der Arme hinab in deine Hände, von dort an den Außenseiten der Arme wieder hinauf zu deinen Schultern. Dann zurück zur Wirbelsäule, zwischen die Schulterblätter, in die Schultern ... nach oben zum Nacken und zur Schädelbasis. Erlaube dem Energiestrahl, durch deinen Kopf nach oben aufzusteigen. Dein Schädel und dein Hirn werden von dieser warmen, goldenen Kraft durchspült.

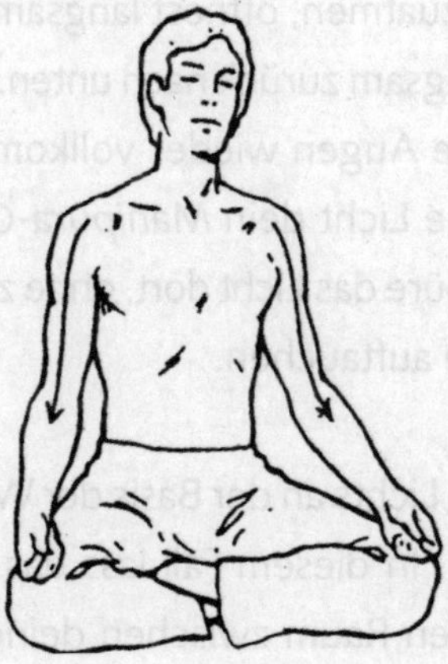

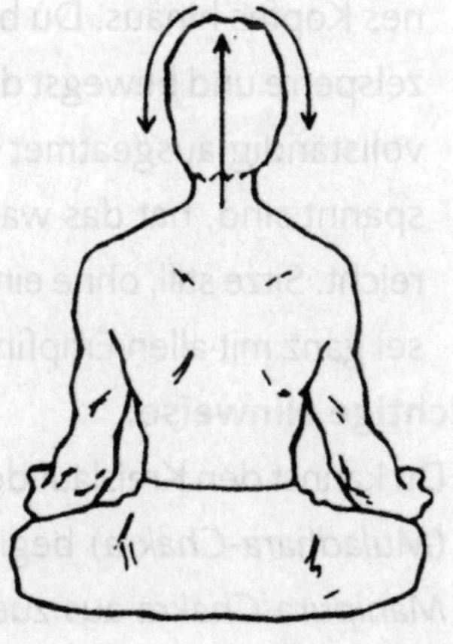

8. Wiederhole diesen Zyklus noch 3-mal. Erreichst du beim 4. Zyklus wieder *Manipura-Chakra*, das der Vorratsspeicher dieses goldenen Lebensenergiestromes ist, lass ihn dort ein paar Minuten ruhen. Versuche, die Kraft dort zu spüren. Sitze still, in vollem Gewahrsein des Lichts in deinem *Manipura-Chakra*. Fühle es, ohne zu denken. Spüre, wie diese goldene Kraft und Wärme in deinem besonderen Kraftzentrum ruht.
9. Nach Abschluss dieser Phase stiller Meditation in *Manipura-Chakra* führst du das Licht die Beine hinab, dann zurück ... den Rücken hinauf und durch die Arme. Wenn das Goldene Licht dieses Mal den Rücken hinauffließt, atme langsam ein und führe den Atem zusammen mit dem Licht nach oben zur Krone deines Kopfes. Kontrahiere das Wurzelzentrum beim Einatmen und lass deine Augen mit dem Aufsteigen des Atems und des Lichts nach oben schauen. Die Augenlider bleiben geschlossen. Erreicht das Licht dein Schädeldach, hältst du den Atem, der Blick ist nach oben gerichtet, ein paar Sekunden lang an und lässt das Licht den gesamten Schädel durchstrahlen.

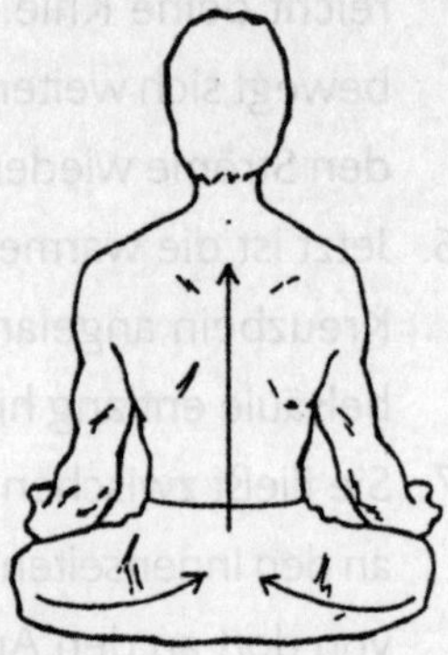

10. Das Licht bewegt sich langsam vorwärts und strömt über die Krone deines Kopfes hinaus. Du beginnst auszuatmen, öffnest langsam die Wurzelsperre und bewegst die Augen langsam zurück nach unten. Wenn du vollständig ausgeatmet hast und die Augen wieder vollkommen entspannt sind, hat das warme Goldene Licht dein *Manipura-Chakra* erreicht. Sitze still, ohne einzuatmen, spüre das Licht dort, ohne zu denken, sei ganz mit allen Empfindungen, die auftauchen.

Wichtige Hinweise:

- Du kannst den Kreislauf des Goldenen Lichts an der Basis der Wirbelsäule (*Muladhara-Chakra*) beginnen lassen. In diesem Fall lass das Licht von *Manipura-Chakra* aus zuerst durch den Raum zwischen deinen Beinen zur Basis deiner Wirbelsäule fließen. *Manipura-Chakra* ist der Ort, an dem die Lebenskraft wohnt.

- Der Anfangsteil (bei dem du dich dem Goldenen Lichtstrahl näherst und in den Strahl hineintrittst) kann jeweils wiederholt werden, wenn du den Kreislauf an der Krone des Kopfes beginnst. Jedes Mal, wenn das Licht Rücken, Nacken und Kopf hinaufgeströmt und bereit ist, sich erneut über die Krone deines Kopfes zu ergießen, näherst du dich dem Wasserfall des Goldenen Lichts in deiner Vorstellung und tauchst in ihn ein.
- Achte darauf, dass das Licht sehr langsam fließt. Nimm wahr, wie jede einzelne Körperzelle bei der Reise des Lichts durch deinen Körper in der Wärme und dem Glanz dieses warmen Goldenen Lichts badet. Das ist die konzentrierte Lebensenergie (*Prana*), in Tibet als *Lung* bekannt.
- Betone besonders das anfängliche Strömen des warmen Goldenen Lichts über die Krone deines Kopfes und das Gefühl von Licht in *Manipura-Chakra* beim abschließenden stillen Sitzen. Beende die Meditation stets mit dem Ruhen in *Manipura-Chakra*. So stellst du sicher, dass die Energie nicht blockiert oder verwässert wird. Zur Erinnerung: *Manipura-Chakra* ist die Batterie, der Energiespeicher des Körpers.
- Praktiziere den Kreislauf Goldenen Lichts jeden Morgen 5 Minuten lang. Nach und nach kannst du die Übung insgesamt 18-mal wiederholen.
- Diese Meditation steigert deinen Sexualtrieb und bringt ihn in innere Balance. Sie lässt Heilung geschehen in jedem Teil des Körpers.
- Du wirst feststellen, dass du als Nebenwirkung dieser Meditationspraxis die Fähigkeit entwickelst, andere zu heilen. Du magst auch andere Erfahrungen übersinnlicher oder okkulter Natur machen. Tauche nicht in sie ein und nutze sie nicht aus, sondern strebe nach dem Absoluten jenseits von Zeit und Raum, der einzig wahrhaftigen Quelle des Glücks und der inneren Ruhe.

Glossar

Ajna: das 6. Chakra oder Dritte Auge. Dieses Zentrum repräsentiert Intuition und Objektivität.

Anahata: das 4. Chakra, im Herzen lokalisiert, das Zentrum der Hingabe

Asana: im *Hatha-Yoga* eine Körperhaltung

Atman: das Wesen der Vollständigkeit, das in allen Geschöpfen verborgen ist, der göttliche „Funken" im einzelnen Menschen

Bandha: ein Muskel- und Energieverschluss

Bindu: der Zustand ausgeglichenen Bewusstseins; das Mond-Chakra; die Stelle am Scheitel, an dem die Seele in den Körper eintritt und ihn wieder verlässt; das Zentrum eines *Yantras*; ein Samentropfen

Chakra: wörtlich „Rad". Die Chakras sind astrale (nicht-physische) Lebenszentren im Körper, die entlang der Wirbelsäule an den Stellen angeordnet sind, die mit den endokrinen Drüsen in Verbindung stehen.

Chakrapuja: ein tantrisches Ritual, ausgeführt im Kreis, bei dem jede beteiligte Frau jedem beteiligten Mann begegnet. Kann mit *Maithuna* verbunden sein.

Granthi: energetische Blockade in den zentralen Energiekanälen, im Becken, Solar Plexus oder Hals.

Guru: einer, der Unwissen vertreibt; ein Lehrer

Hong sa: „Ich bin Er."

Hatha: die Sanskrit-Wurzeln ha (Sonne) und tha (Mond) verbunden, symbolisch für Seele und Körper des Menschen

Ida: der linke oder negative Pol der drei Haupt-*Nadis*; verläuft parallel zu *Sushumna* im Rückgrat und liegt *Pingala* gegenüber

Jalandhara Bandha: der Kinnverschluss

Khechari Mudra: eine Stellung, in der die Zunge zum Hals hin zurückgerollt und mit der Zungenunterseite an den oberen Gaumen gelegt wird, um die Verbindung zur Nase, zum Rachen und zur Luftröhre zu verschließen

Kriya: innerer Reinigungsvorgang; Handlung
Kundalini: die kosmische Energie, die das Bewusstsein aktiviert

Lingam: das männliche Geschlechtsorgan

Maha: groß
Maithuna: rituelle geschlechtliche Vereinigung
Manipura: das 3. Chakra, im Solarplexus lokalisiert; repräsentiert Kraft
Mantra: ein Wort, das wegen seiner Schwingungswirkung auf den Menschen verwendet wird
Medulla oblongata: die Stelle im oberen Teil des Genicks, an der Rückgrat und Gehirn zusammentreffen
Mudra: eine Haltung der Hände und Finger, die verwendet wird, um feinstoffliche Energien im Körper zu aktivieren oder miteinander zu verbinden
Muladhara: das 1. Chakra, liegt am Steißbein; steht für den Überlebenswillen

Nadis: astrale Kanäle, die den Nervenbahnen entsprechen

Pingala: der rechte oder positive Pol der drei Haupt-*Nadis*
Prana: die Lebenskraft des Universums, die vom Körper mit dem Atem und aus natürlichen Nahrungsmitteln aufgenommen wird. Die Lebenskraft des Menschen.
Pranayama: yogische Atemübungen zur Energiekontrolle

Sahasrara: das 7. Chakra, das seinen Sitz am Scheitel hat; der tausendblättrige Lotos, der das kosmische Bewusstsein repräsentiert
Samadhi: Zustand tiefer Meditation
Shakti: der weibliche Aspekt von *Kundalini*; kinetische Energie; wird auch für den weiblichen, göttlichen Aspekt verwendet, der in der Person der Frau zum Ausdruck kommt
Shiva: der männliche Aspekt der *Kundalini*; statische Energie; wird auch für den männlichen, göttlichen Aspekt verwendet, der in der Person des Mannes zum Ausdruck kommt
Sushumna: der mittlere Pol der Haupt-*Nadis*; der Pol der Erleuchtung; entspricht dem Rückenmark in der Wirbelsäule

Swadhisthana: das 2. Chakra, im Genitalbereich gelegen, verkörpert die sexuelle Erregung und die sexuelle Energie

Tantrika: ein Praktizierender tantrischer Praktiken und Lehren, meist im Zusammenhang mit Rotem Tantra.

Uddiyana Bandha: der Zwerchfellverschluss

Vishuddha: das 5. Chakra, auf Höhe der Kehle gelegen. Dieses Zentrum verkörpert Kreativität und Kommunikation.

Literatur-, CD-Empfehlungen und mehr

Literaturempfehlungen

Philosophie und Mystik

Dalai Lama, Franz Alt: *Der Appell des Dalai Lama an die Welt*, Benevento Publishing, 2015. Als E-Book zum kostenlosen Download erhältlich.

Hazrat Inayat Khan: *Musik und kosmische Harmonie: Aus mystischer Sicht*. Heilbronn Verlag, 2013

Elaine Pagels: *Versuchung durch Erkenntnis. Die gnostischen Evangelien*. Suhrkamp Verlag, 2000 (Ein Buch über Maria Magdalena; Hinweise ägyptischer Schriftrollen, die 300 n. Chr. vergraben wurden, weisen darauf hin, wie Jesus Maria Magdalena verehrte, sie häufig freimütig auf den Mund küsste und von ihr als einer Wissenden sprach.)

Paramhansa Yogananda: *Autobiographie. Übersetzung der Originalausgabe von „Autobiography of a Yogi" aus dem Jahre 1946*. Hans-Nietsch-Verlag, 2006

Eckhart Tolle: *Jetzt! Die Kraft der Gegenwart*. Kamphausen Verlag, 2000

Spiritualität und Wissenschaft

Fritjof Capra: *Das Tao der Physik: Die Konvergenz von westlicher Wissenschaft und östlicher Philosophie*. O. W. Barth Verlag, 2012

Lao und Walter Russel: *Universal Law, Natural Science and Living Philosophy, A Home Study Course*. Zu finden auf *www.philosophy.org*

Gary Zukav: *Die tanzenden Wu Li Meister. Der östliche Pfad zum Verständnis der modernen Physik: vom Quantensprung zum schwarzen Loch*. Rowohlt Verlag, 2012

Yoga und Tantra

Dr. Raymond Bernard: *The Serpent Fire*. Kessinger Publishing, 1959 (zum Verhältnis Sushumna-Aktivierung und Atem)

Nik Douglas, Penny Slinger: *Das große Buch des Tantra: Sexuelle Geheimnisse und die Alchemie der Ekstase*. Ariston, 2004.

Moola Bandha, the Master Key. Satyananda Yoga Zentrum e.V. Ananda Verlag (in englischer Sprache)

Osho: *Sex Matters*. Osho International Foundation, 2002

Michaela Riedl, Klaus Jürgen Becker: *Lingam-Massage. Die Kraft männlicher Sexualität neu erleben*. Hans-Nietsch-Verlag, 2008

Michaela Riedl: *Yoni-Massage. Entdecke die Quellen weiblicher Liebeslust – sinnlich-energetisch-spirituell*. Hans-Nietsch-Verlag, 2006

Deborah Sundahl: *Weibliche Ejakulation & der G-Punkt*. Hans-Nietsch-Verlag, 2006

Shraddhanand Swami: *Tattwa Katha: A Tale of Truth, Part I*.
Zu beziehen von *www.ajapayoga.org (ausführliche Beschreibung der Theory des Ajapa Yoga* nach Janardan Paramahansa*)*

Swami Satyananda Saraswati: *Kundalini Tantra*. Satyananda Yoga Zentrum e.V. Ananda Verlag, 2008 (in deutscher Sprache)

Sunyata Saraswati und Bodhi Avinasha: *Juwel im Lotos. Ein Kurs in der Wissenschaft des Tantrischen Kriya-Yoga*. Hans-Nietsch-Verlag, 2015

Elmar & Michaela Zadra: *Tantra und Meditation. Herz und Geist öffnen durch Sinnenfreude und die Kraft der Liebe*. Hans-Nietsch-Verlag, 2008

Gesundheit und Körper

American Psychiatric Association: *Diagnostisches und Statistisches Manual Psychischer Störungen DSM-5*. Hogrefe Verlag, 2014

Hans Andeweg: *In Resonanz mit der Natur*. Michaels Verlag, 2000

Dr. med. Fereydoon Batmanghelidj: *Sie sind nicht krank, Sie sind durstig: Heilung von innen mit Wasser und Salz*. VAK, 2014 (Erkenntnisse aus dem Bereich der Körperchemie; *www.watercure.com*)

Victoria Boutenko: *Detox mit grünen Smoothies. Die 7-Tage-Entgiftungskur.* Hans-Nietsch-Verlag, 2015

Doc Childre: *Die HerzIntelligenz(R)-Methode: Gesundheit stärken, Probleme meistern – mit der Kraft des Herzens*. VAK, 2012 (*www.heartmath.org*)

Richard Gerber: *Vibrational Medicine for the 21st Century: A Complete Guide to Energy Healing and Spiritual Transformation*. Piatkus Books, 2001

Dr. Michael Gershon: *Der kluge Bauch. Die Entdeckung des zweiten Gehirns.* Goldmann Verlag, 2001 (über Forschung zum Enterischen Nervensystem, Bauchverstand)

Arnold Mindell: *Quantengeist und Heilung. Auf seine Körpersymptome hören und darauf antworten*. Via Nova Verlag, 2006

Sabine Wacker: *Basenfasten kurz & bündig. verstehen – anwenden – wohlfühlen*. Trias Verlag, 2010

Judita Wignall: *Raw Detox! Das Rezeptbuch*. Hans-Nietsch-Verlag, 2015

Dr. med. Benjamin Spock, Dr. med. Michael B. Rothenberg: *Säuglings- und Kinderpflege*. Ullstein Tb, 1997

Arthur M. Young: *Which Way Out?* enthält das Essay *The Brain Scale of Dr. Brunler*, Anodos Foundation, 1980 (zu finden auf *www.arthuryoung.com/aybooks.html*)

Therapie und Heilung

Itzhak Bentov: *Auf der Spur des wilden Pendels. Abenteuer im Bewusstsein*. Rowohlt Verlag, 1985

Manfred Clynes: *Auf den Spuren der Emotionen*. VAK, 1996

Peter Levine: *Trauma-Heilung. Das Erwachen des Tigers. Unsere Fähigkeit, traumatische Erfahrungen zu transformieren*. Synthesis Verlag, 1999 (eine bahnbrechende Arbeit zur Behandlung von Traumapatienten)

Männlich-weibliche Balance

Riane Eisler: *Kelch & Schwert. Unsere Geschichte, unsere Zukunft. Weibliches und männliches Prinzip in der Geschichte*. Arbor Verlag, 2005

(ein Buch über vorbiblische Zivilisationen, die auf Partnerschaft und Anerkennung beruhten)

Babaji

Marshall Govindan: *Babaji, Kriya-Yoga und die 18 Siddhas*. Hans-Nietsch-Verlag, 2010

V. T. Neelakantan, S. A. A. Ramaiah und Babaji Nagaraj: *Die Stimme Babajis, Eine Trilogie über Kriya-Yoga.* Herausgegeben von Babaji's Kriya-Yoga Order of Archaryas, Inc., 2007

CD-Empfehlungen

Swami Janakananda: *Erlebe Yoga Nidra. Inspirationen für ein reicheres Leben*. Bindu Verlag, 1997

Swami Satyananda Saraswati: *Yoga Nidra 1 und 2.* Ananda Verlag, 2002

Enigma: *MCMXC a.D.*, Virgin Records, 1990

Arbeitsmaterialien

- Bildliche Darstellung von Babaji sowie das seine Energie repräsentierende farbige *Yantra*
- Abbildung der Hindu-Gottheit Ganesha und das *Yantra* zum *Ganesha-Mantra*

... zu beziehen über *http://ipsalutantra.org/shop*

Für Ihre Gesundheit

Kräuterextrakte und Berichte zu Darmgesundheit, Nieren- oder Leberreinigung sowie zur sexuellen Gesundheit (auf Englisch) von Dr. Richard Schultze siehe *www.herbdoc.com*.

Im deutschen Sprachraum gibt es z. B. das Zentrum für Gesundeit, siehe *www.zentrum-der-gesundheit.de*.

Über eine Internetsuche können viele andere Seiten und Anbieter gefunden werden, die verschiedenste natürliche Heilmittel anbieten.

Verzeichnis der tantrischen Techniken

Über die Autorin

Bodhi Avinasha, die Begründerin von *Ipsalu Tantra*, ist schon ihr ganzes Leben lang eine spirituell Suchende und Lernende, die die ganze Skala an Angeboten zur menschlichen Entwicklung, die das Abendland zu bieten hat, erforschte. Als Sannjasin bei Osho (Bhagwan Shree Rajneesh), einem der führenden Tantra-Meister des 20. Jahrhunderts, durchlief sie eine tief gehende Ausbildung in seiner einzigartigen Mischung aus Psychologie und Mystizismus, die sie persönlich zutiefst transformierte.

In Zusammenarbeit mit Sunyata Saraswati und unter direkter Führung von Babaji, des unsterblichen Avatars, hat sie die Kunst und Wissenschaft des Tantrischen *Kriya-Yoga* im Kontext des westlichen *NeoTantra* verfügbar gemacht. Seit 1986 lehrte sie Tantra in unzähligen Seminaren in den USA, Kanada, Mittelamerika, Australien, Neuseeland und Europa und berührte damit Tausende von Menschen.

Zusammen mit Sunyata Saraswati hat sie bereits 1987 *Juwel im Lotos* veröffentlicht, einen Tantra-Klassiker, der mittlerweile in 14 Sprachen übersetzt wurde.

Viele Jahre lang hat Bodhi Kurse von außergewöhnlicher Tiefe und transformativer Qualität erschaffen und geleitet. Sie hat die Fähigkeit, Menschen in die tatsächliche Erfahrung höherer Geisteszustände hineinzuführen, die sie möglicherweise nie zuvor erlebt haben. Sie hat eine bodenständige Präsenz, die mit Verständnis, Weisheit, Humor und Mitgefühl direkt zum Wesentlichen durchdringt.

Heute lebt sie in Kalifornien und hat sich von der Lehrtätigkeit zurückgezogen. Von ihr gut ausgebildete Lehrer/innen bieten die *Ipsalu Tantra Kriya-Yoga*-Seminare weiterhin rund um die Welt an.

Der Geist und die Praxis des *Ipsalu Tantra Kriya-Yoga* sind ein Geschenk des Mahavatars **Babaji Nagaraj**, eines Meisters des Yoga, geboren in Indien im Jahr 203 n. Chr. Die Techniken und die zugrunde liegende Philosophie wurden von Bodhi Avinasha und Sunyata Saraswati in den 1980er- Jahren in eine höchst effektive, moderne Form gebracht. Seither hat Bodhi diese Form des Tantrischen *Kriya-Yoga* im Rahmen von *Ipsalu Tantra* weiterentwickelt, immer auf der Suche nach kraftvollen, aber sicheren Wegen für den heutigen spirituell Suchenden.

Die Ipsalu Tantra International (I.T.I.) Community

www.ipsalutantra.org bzw. *info@ipsalutantra.org*

Ipsalu Tantra International (I.T.I.) ist ein gemeinnütziger Verein, der sich dafür engagiert, möglichst vielen Menschen die Möglichkeit zu geben, ihr Leben zu transformieren und der Welt die reale Möglichkeit eines Lebens in Glückseligkeit zu schenken.

Um diese Ziele zu erreichen, stellt *I.T.I.* das umfassende *Ipsalu Tantra Kriya-Yoga*-System bereit:

- eine Technologie: kraftvolle Werkzeuge, die feinstofflichen Energien neu zu organisieren, die unsere Gesundheit, unser Wohlbefinden und unseren Grad von Achtsamkeit bestimmen
- ein Paradigma: eine Sichtweise auf das Leben, die weitreichende Veränderungen zulässt
- Materialien: zur Unterstützung des raschen Prozesses des Erwachens
- lebensverändernde Kurse: Einführung in vier Stufen der geistigen Entwicklung (und der Kobra-Atmung, siehe unten) sowie zusätzliche Kurse für Paare, zu besonderen Themen etc.
- ein Unterstützungsnetzwerk: um Menschen durch den Prozess zu begleiten
- Gemeinschaften: Jedes Jahr bilden sich in vielen Städten neue Gemeinschaften, in denen Menschen zusammenkommen können, um einen magischen Raum zu schaffen und ihre Entwicklungsschritte miteinander zu teilen.
- Lehrerausbildung: für diejenigen, die gern Gruppen leiten oder einfach nur gern tiefer in ihren Prozess einsteigen möchten, um sich auf ihre Weise als Unterstützer der Menschen einzubringen.

Die Kobra-Atmung, das Herzstück des Tantrischen *Kriya-Yoga*, wird von *I.T.I.* im Rahmen von genau darauf abgestimmten Wochenendseminaren vermittelt. Für jede Stufe der Atmung wird ein Seminar angeboten:

- Stufe 1: Leben in Glückseligkeit (*Learning to Live in Bliss*)
- Stufe 2: Glückseligkeit der inneren Einheit (*Bliss of Inner Union*)
- Stufe 3: Glückseligkeit der göttlichen Liebe (*Bliss of Divine Love*)
- Stufe 4: Glückseligkeit der kosmischen Einheit (*Bliss of Cosmic Union*)

Weitere Informationen zu den Seminaren unter *www.ipsalutantra.org* oder bei den angegebenen Kontaktadressen (siehe folgende Seiten). Die *Ipsalu*-Kursleiter kommen auch in deine Stadt, wenn sich eine interessierte Gruppe von Menschen zusammenfindet.

Ipsalu Tantra International wird durch die freiwillige Mitarbeit vieler engagierter Menschen sowie durch Spenden unterstützt. Allen, die zum Wachstum dieser Arbeit beitragen möchten, steht die Möglichkeit offen, dies auf ihre Weise zu tun. Wir freuen uns über jeden Kontakt.

Kontaktadressen

Claudia Weitkemper

Krankenschwester, Heilpraktikerin, Akupunkteurin (Master), *Anusara Yoga Teacher* und *Ipsalu Tantra Kriya-Yoga*-Lehrerin

www.naturalhealingways.com, naturalhealingways@gmail.com

Claudia ist eine *Ipsalu Tantra Kriya-Yoga*-Lehrerin, die auch *Ipsalu*-Kurse in Deutschland anbietet. Seit 2004 erlernte sie bei Bodhi Avinasha und Jan Robinson die Grundlagen und Anwendung des *Ipsalu Tantra Kriya-Yoga*. Das hat ihr Leben verändert, hin zu mehr Integrität, Zufriedenheit, Wahrheit und der Fähigkeit, im Augenblick zu leben. Neben den Seminaren bietet sie private Mentoring-Sessions sowie ein Online-Praktikum an, das die Lehre der Kosmischen Kobra-Atmung beinhaltet. Claudia lebt seit 1999 in Kalifornien, wo sie eine Klinik für chinesische und naturheilkundliche Medizin führt.

Wolfgang Anando Strobel

www.wolfgang-strobel.de, anando@wolfgang-strobel.de

Wolfgang Anando Strobel (Dr. med.) vermittelt Babajis Tantrischen *Kriya-Yoga* und die Kosmische Kobra-Atmung. Ausgehend von seinem Grundberuf als Psychiater, Tiefenpsychologe, Musik- und Körpertherapeut hat er es sich zu seiner Lebensaufgabe gemacht, Psychotherapie und Spiritualität miteinander zu vereinen. Er entwickelte und lehrt eigene Heilmethoden. Auf seiner Website *www.wolfgang-strobel.de* findest du u. a. umfangreiche Informationen zum Tantrischen *Kriya-Yoga* in deutscher Sprache.

Gabriele Trayati Impsal

www.tantra-spirit.at, office@tantra-spirit.at

Trayati hat die *Tantra-Kriya-Yoga*-Lehrer Ausbildung bei Bodhi Avinasha und Sunyata Saraswati in den 1990er Jahren in den USA absolviert und unterrichtet seither die *Kriya-Yoga*-Techniken in ihren Tantra-Trainings. Die tantrischen Atemtechniken sind u. a. die Grundlage für liebevolle Massagen, in denen das tantrische Wissen erlebt werden kann. Sie gibt Einweihungen in die Kobra-Atmung, bietet Unterstützung in Einzelberatung an und gibt tantrische Gruppenworkshops in Österreich.

Herbert Barkmann

www.tantra-experience.de, info@tantra-experience.de

Nach 15 Jahren Praxis des Tibetischen Buddhismus begann Herbert 1995, sich ausführlich mit Tantra und tantrischen Lehren zu beschäftigen. 2007 gründete er Tantra Experience in Freiburg, das wöchentliche Gruppen, Wochenenden und Tantra-Events anbot. Im selben Jahr erhielt er die Einweihung in die Kosmische Kobra-Atmung, deren langjährige Praxis zu einer tief greifenden persönlichen Transformation führte. Seit einigen Jahren entwickelt sich das Angebot von Tantra Experience zunehmend in Richtung des Tantrischen *Kriya-Yoga*, was sich u. a. ausgedrückt durch Herbert Barkmanns Ausbildung bei *Ipsalu Tantra International* und die Herausgabe der beiden Bücher von Bodhi Avinasha in deutscher Sprache. *Tantra Experience* bietet heute Seminare und Trainings auf Grundlage des Tantrischen *Kriya-Yoga*, die Einweihung in die Kobra-Atmung im Rahmen eines Mentoring-Verfahrens sowie *Ipsalu*-Seminare in Zusammenarbeit mit anderen *Ipsalu*-Lehrern an.

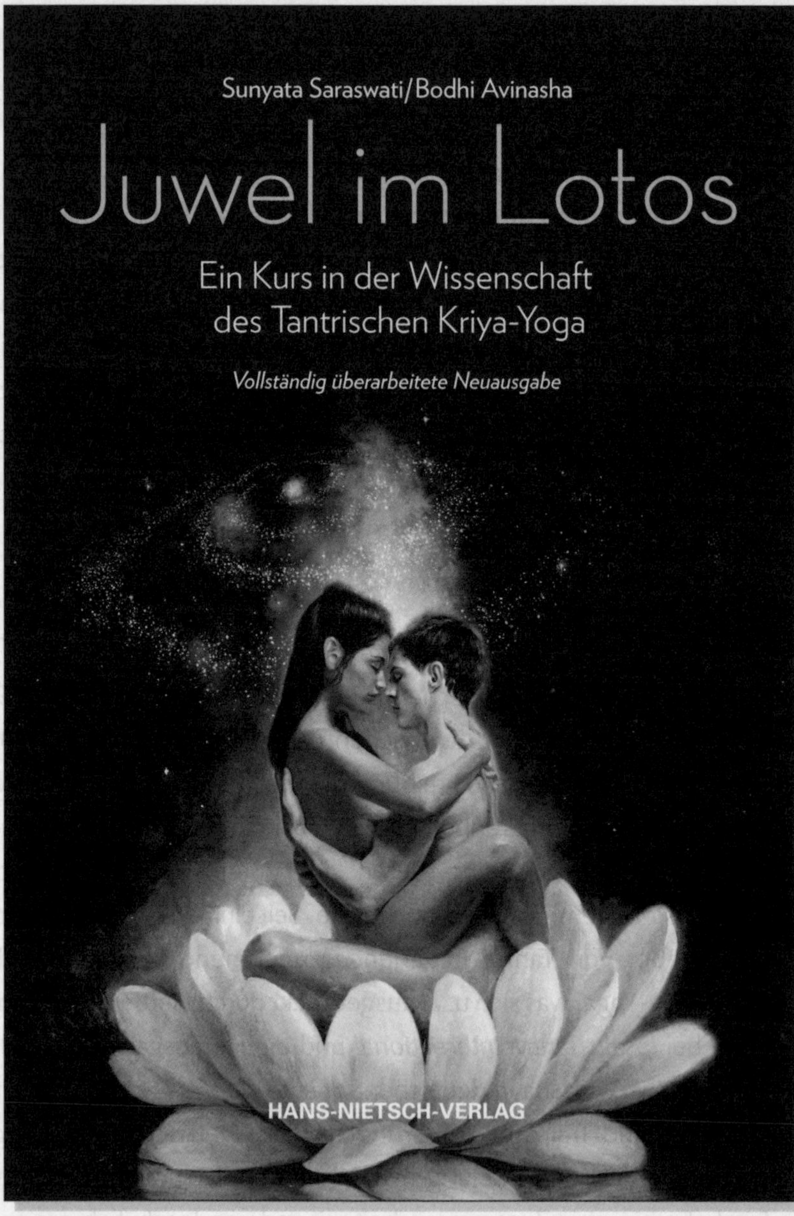

www.nietsch.de

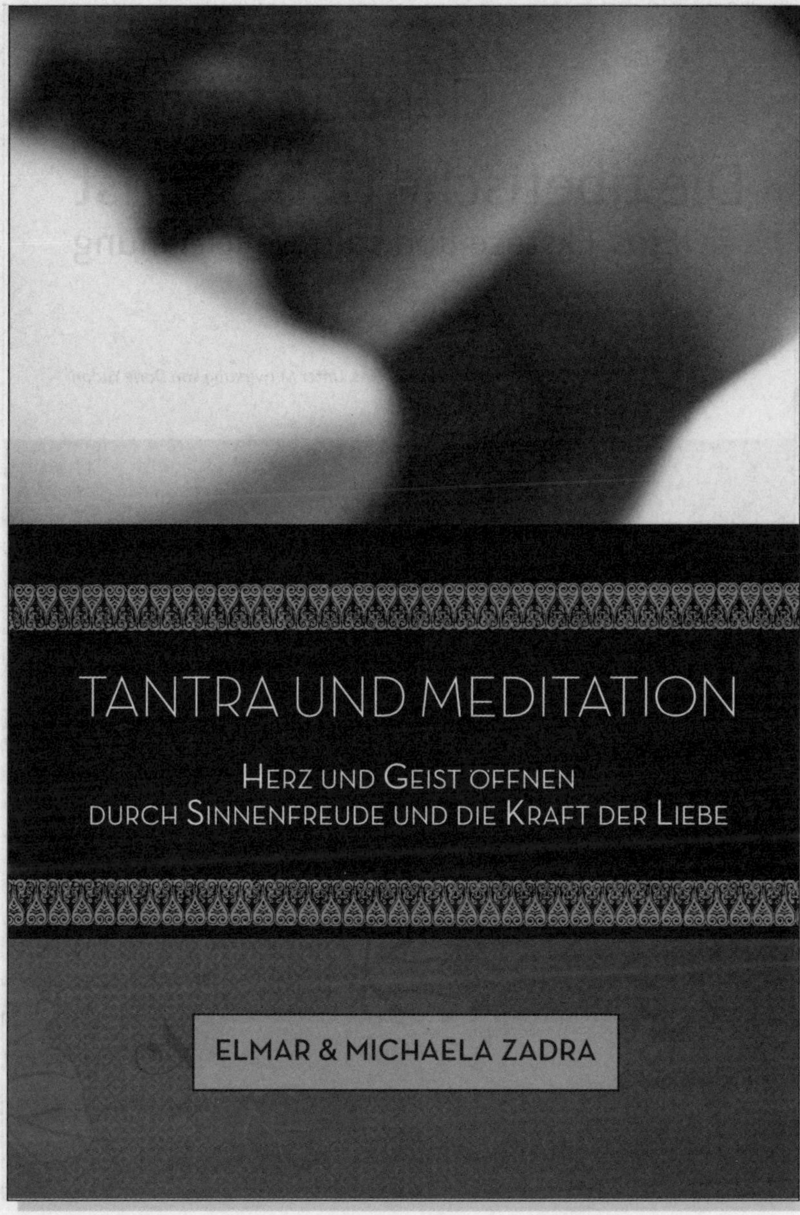

www.nietsch.de

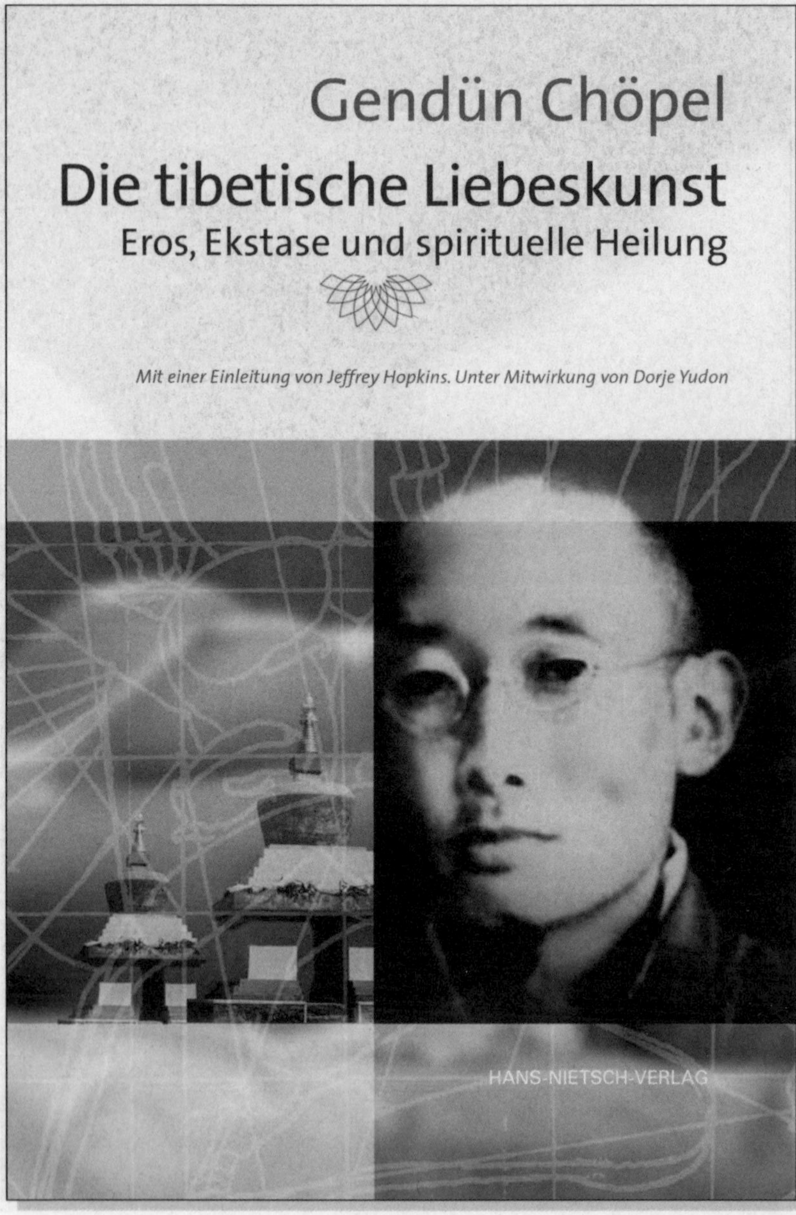

www.nietsch.de